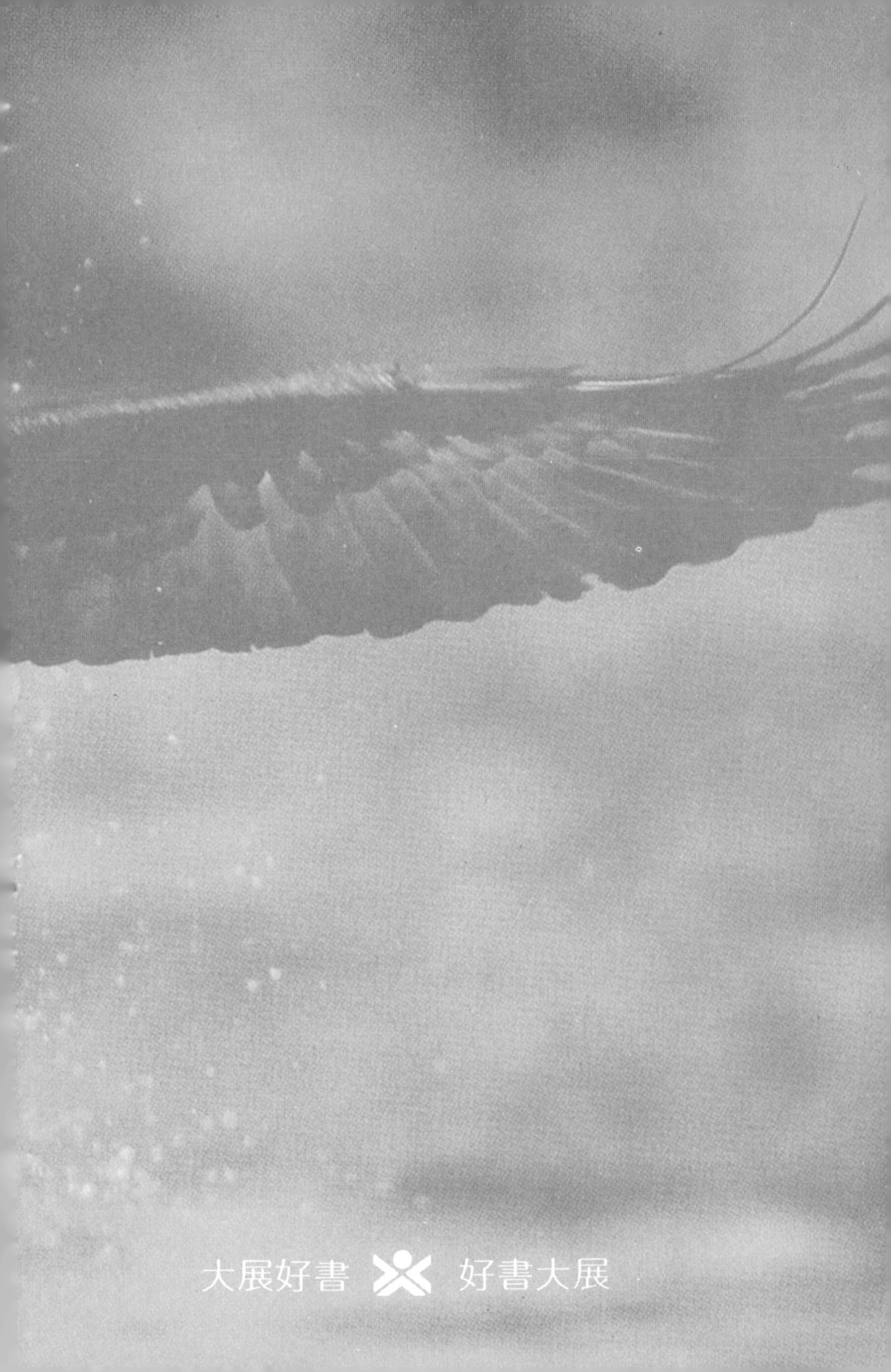
大展好書 好書大展

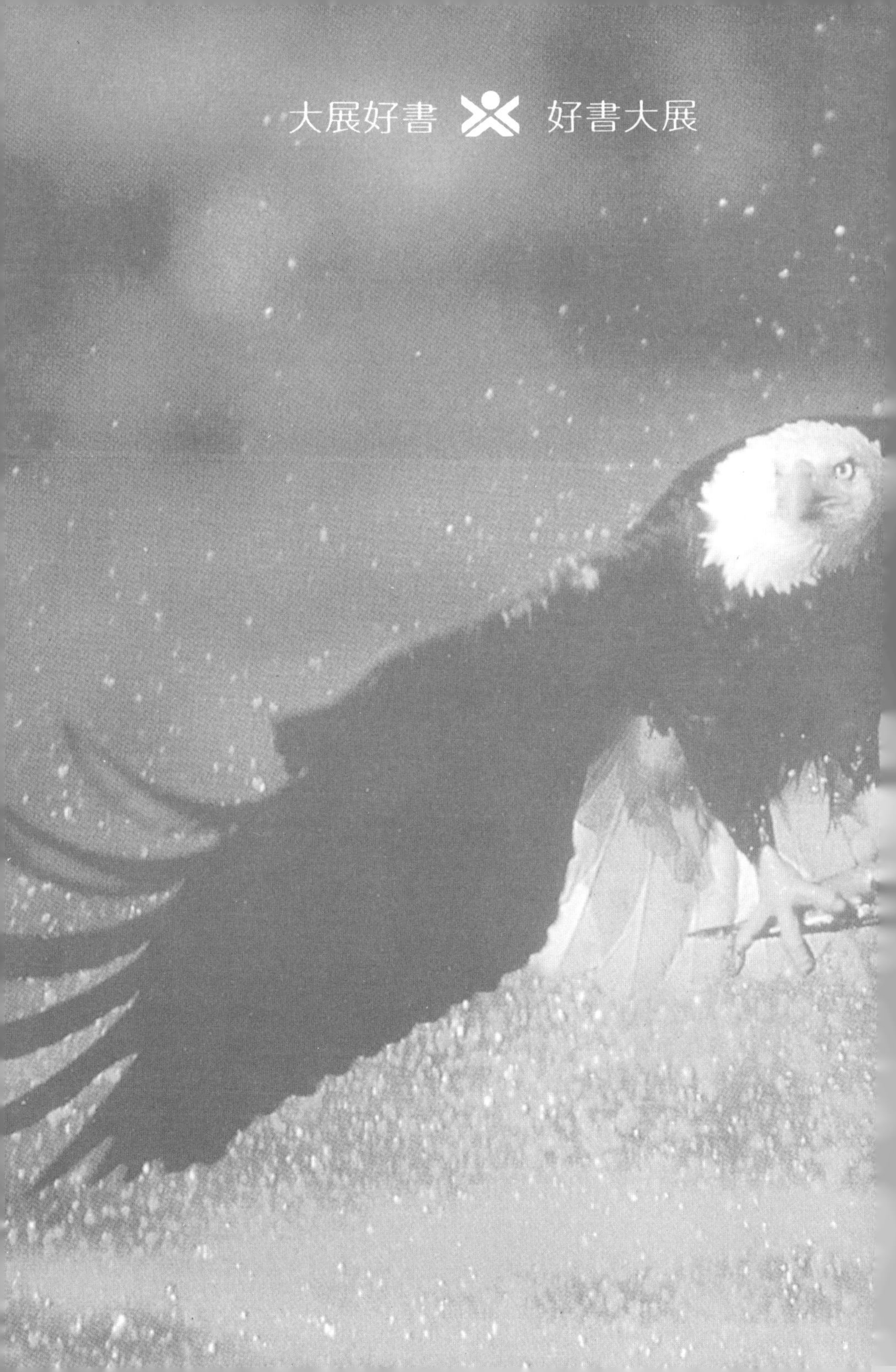
大展好書 好書大展

《飲食保健 19》

骨質疏鬆症有效的飲食

骨質疏鬆症最新醫療與每天的組合菜單

埼玉醫大附屬醫院中央檢查部教授 板橋 明
社團晴幸會診所院長 坪井 實 共著
料理指導 小山律子
劉小惠 譯

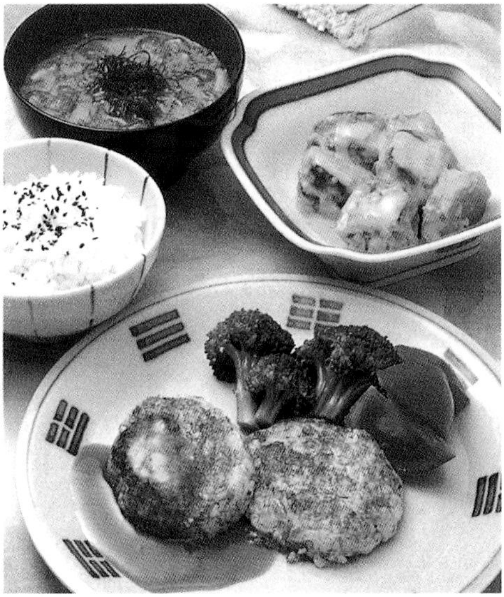

大展出版社有限公司

前言

近年來一般人特別關心的骨質疏鬆症，就是蓄積在骨內的鈣質減少，引起骨質疏鬆的疾病。疏鬆的骨骼非常脆弱，承受些許撞擊就容易折斷。此外，部分背骨遭受擠壓，因此腰和背部彎曲。駝背、拄枴杖的老人姿態並非老化現象，而是這種疾病的症狀。

骨質疏鬆症較常見於年紀較大的女性。但身處高齡化的現代社會，男性也可能罹患這種疾病。不僅如此，由於偏食或減肥等造成鈣質缺乏，導致年輕的一代也出現這種疾病。

目前對於變脆弱的骨骼並沒有優良的治療法，只能做到防止骨質繼續惡化的預防治療，或是出現疼痛、骨折時的對症療法。但不要氣餒，骨質疏鬆症並非無法治癒的疾病，只要勤加預防並謀求對策，即使骨骼脆弱，還是可以過正常生活。

首先應該採取的對策，就是多攝取含有製造骨骼的鈣質。不過並不需要特別的病人食內容，只要在平常的飲食中多注意就可以了。最重要的一點，就是養成每天攝取鈣質的習慣，同時選擇美味、吃不膩的菜單。

日常生活中必須多注意骨骼。

本書以「早、中、晚菜單」與「食材別菜單」為主，為各位介紹簡單、含豐富鈣質的料理。透過製造骨骼的構造，詳細介紹骨質疏鬆症的預防與對策。希望本書對於骨質疏鬆症患者及骨質疏鬆症預備軍有所幫助。

目錄

第三章　骨質疏鬆症的基本知識

●專　欄●

本書的使用方法

- 書中介紹的料理材料以容易製作的分量表示。根據 2 人份的材料想做成 4 人份時，材料與調味料必須加倍使用。
- 菜單的營養分析以一餐份（飯、味噌湯、配菜）合計，小數點以下採取四捨五入方式（鹽分沒有省略）表示。各配菜的營養分析請參照卷末的營養分析別索引，做為配菜時的參考。
- 計量基準 1 大匙為 15 cc／1 小匙為 5 cc 1 杯為 200 cc。

有效攝取鈣質可預防骨質疏鬆症

未雨綢繆，進行骨骼健康管理

骨質疏鬆症是骨骼中缺乏鈣質引起的疾病。鈣質為什麼會缺乏呢？

首先，起因於飲食生活。根據衛生署進行的國民營養調查，國人的營養攝取量中，蛋白質、脂肪、醣類、維他命、礦物質等幾乎所有營養素都達到必要量。唯有鈣質，只達必要量的百分之九十。

國人的飲食習慣和喜歡吃鈣質含量豐富的乳製品的歐美人士不同，因此，容易出現鈣質缺乏的傾向。

第二，原因來自鈣質這種營養素的特性。並非所有攝取鈣質都能被體內吸收。含較多鈣質的乳製品大約只有百分之五十能被體內吸收；魚類為百分之三十五；蔬菜為百分之十五。蛋白質和磷、鹽分、纖維攝取過多時，也會造成鈣質吸收不良。此外，還需要維他命D這個運送者幫忙，否則無法充分吸收。

第三，就是製造骨骼的構造發揮的作用。許多人認為骨骼非常堅硬，事實上，骨骼和毛髮一樣，老舊的部分會壞死、新的物質製造出來，因此經常反覆進行新陳代謝。

人類在健康成長期攝取所需營養，骨的密度也就是骨量在十到二十歲層時持續增加，一直維持到四十歲層為止。骨骼也會反覆代謝，維持一定的骨量。

但是，隨著年齡增長運動量減少，男性與女性的骨量都會減少。隨著年齡增加，骨骼的代謝失去平衡。尤其女性到了停經期後，受女性荷爾蒙影響，骨量更會減少。

因此，高齡女性較容易出現骨質疏鬆症。

但是，女性荷爾蒙減少不僅受停經影響，年輕女性如果荷爾蒙平衡失調，也會引起這種現象。

例如，不運動、減少食物攝取勉強減肥，造成飲食性慢性鈣質缺乏，加上女性荷爾蒙平衡失調，使得製造新骨的力量減弱。

與「臥病在床」、「痴呆」有關的骨質疏鬆症

骨脆弱時不會出現疼痛等自覺症狀。因此，會延遲骨質疏鬆症的早期預防與治療。由於不會影響日常生活，所以即使檢診時發現骨量較少，許多人都不怕這種疾病。如果未發生骨折等現象，根本不會謀求對策。

這並非表示這個疾病不可怕。衰弱的骨骼遇到些許衝擊就會輕易骨折。不僅如此，部分背骨受擠壓時會變形，因此出現腰痛和背痛等症狀。

尤其股骨頸部和背及腰的骨折，可能導致暫時無法步行。高齡者也許以此爲關鍵，導致臥病在床。即使沒有到達最惡劣的地步，但是一旦出現骨折經驗，可能會害怕外出，終日躲在家裏。

對高齡者而言，生活刺激減少容易引起「

●骨量低的人的比例●

●一生的骨量變化●

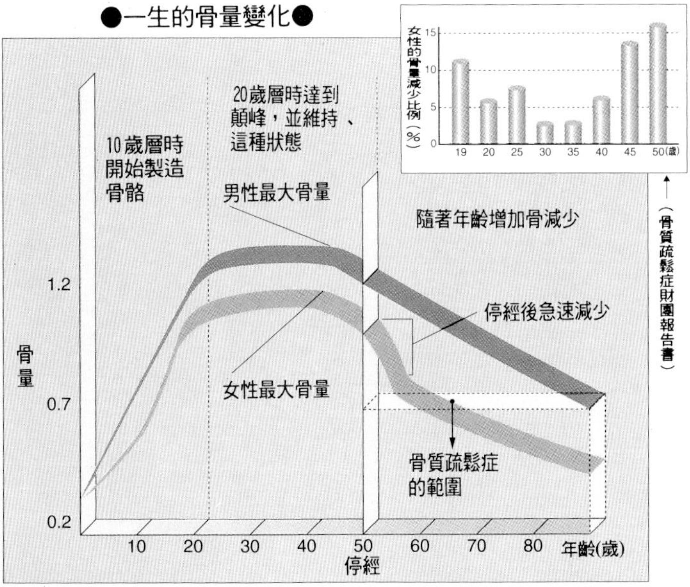

（骨質疏鬆症財團報告書）

痴呆症」。當這些狀態出現時，才是骨質疏鬆症真正可怕之處。

你也是骨質疏鬆症預備軍

從今天開始過著體貼骨骼的生活

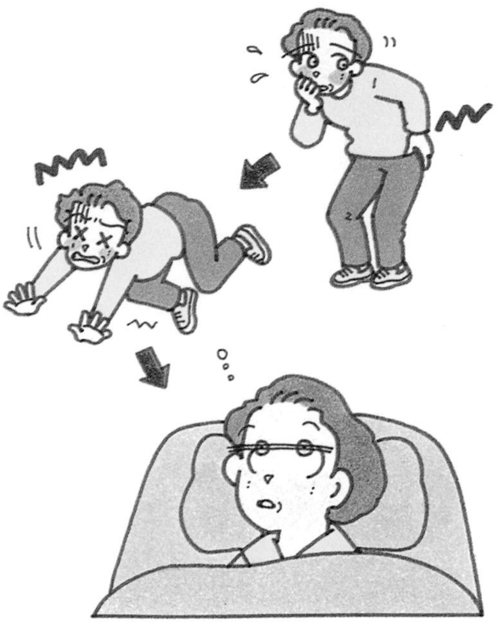

考慮骨骼成長與衰退的構造，所有人都可以說是骨質疏鬆症的預備軍。

所以，一定要儘早了解自己骨骼的健康狀態，努力預防疾病。

尤其如果妳是女性、容易吃得較少、不攝取牛乳或小魚、平常少做運動，或喜歡抽煙、喝酒等，就更需要注意了。

我們雖然無法親眼目睹骨量減少，但是最近利用精度較高的X光裝置進行骨量測定，即使骨量少許減少都能了解。只需要短時間就能進行攝影，因此不必擔心輻射量問題。

醫療人員有義務幫助患者過著品質較高的人生，因此必須提供考慮QOL（Quality Of Life）的醫療。

爲了迎接更充實、更好的老後生活，本書提出骨質疏鬆症的預防與治療對策。

書中詳細解說骨骼強韌的構造，以及有效攝取鈣質的飲食工夫及料理。從今天開始必須更注意自己的骨骼，每天過著健康的生活。

第1章

鈣質豐富的早、午、晚理想菜單

預防骨質疏鬆症的飲食、菜單

在早、中、晚菜單中巧妙納入鈣質含量較多的食材

發育旺盛的兒童、年輕女性、孕婦、更年期女性以及老年人等，不論在任何家庭中，最近都開始過著與鈣質有關的生活。尤其中高年齡到老年期的女性，對於骨質疏鬆症這個疾病非常敏感，因此，不斷努力學習積極攝取鈣質的方法，以及鈣質缺乏容易引起的疾病等知識。

每個人每天攝取自飲食的熱量依年齡不同而異。在意骨質疏鬆症的年紀從更年期到高齡者，平均每天需要一六〇〇～一八〇〇大卡熱量。攝取的鈣質最好是八〇〇～一〇〇〇毫克。

如果經由檢診醫生說明你的骨密度較低時，則必須攝取更多鈣質。一定要重新評估每天在家庭中攝取的飲食內容。

早、中、晚的飲食中到底吃了幾道含有鈣質的料理

早餐一道、午餐一道、晚餐一道，總計一天攝取三道含有鈣質的料理，則一天可以攝取百分之七十的鈣質。希望達到百分之百所需鈣質，最好是早餐二道、午餐二道、晚餐二道比較理想。主菜、副菜都要使用鈣質含量較多的食材，養成一天攝取六道菜的習慣。

但是，不能一直吃鈣質豐富的食材。

除了鈣質的食材外，還必須納入其他食材（魚、肉、大豆、蔬菜與海藻等）。搭配三～四種製作主菜或副菜。

成長期兒童、孕婦與老年人必須下意識多攝取鈣質

考慮孩子的成長，有孩子的家庭必須使用鈣質最容易吸收的牛乳或乳製品製作料理。成長期一天需要七〇〇毫克鈣質。孕婦甚至連嬰兒的鈣質都要一併攝取，所以一天必須攝取一〇〇〇～一二〇〇毫克鈣質。

老年人則因為女性荷爾蒙、雌激素減少，鈣質容易從骨骼流失。而且維他命D的生產減少，腸內的鈣吸收能力不良。

為了避免罹患骨質疏鬆症，進入更年期後一天必須攝取八〇〇～一〇〇〇毫克鈣質。

記住應該積極攝取的食品

乳製品

一杯牛乳的鈣質含量為二〇〇毫克，可以攝取一天必要量的三分之一

最近出現許多加入強化鈣質配方的乳製品。即使是沒有強化的普通牛乳，鈣質含量也很多、吸收力也不錯。每天喝二杯較好。兒童、孕婦、高齡者每天最好攝取二杯以上牛乳。

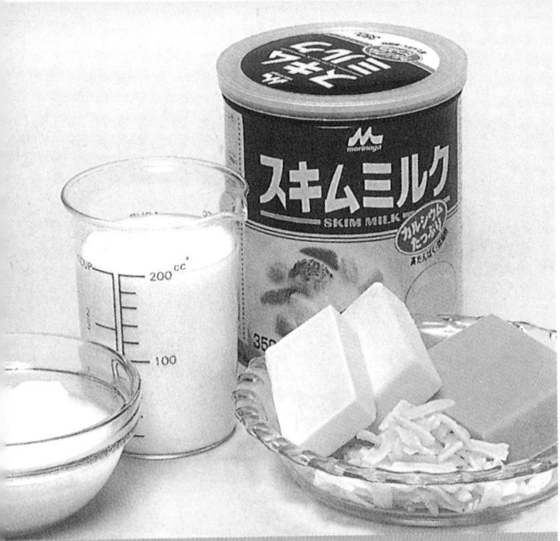

乳製品是鈣質之王

罹患動脈硬化或肥胖的人，如果想控制乳脂肪，最好選擇脫脂奶粉。

脫脂奶粉二大匙可以攝取一瓶牛乳的鈣質。

乳酪是鈣質塊

有些人非常不喜歡乳酪的味道，但乳酪的鈣質含量卻是牛乳的五倍。

二十公克加工乾酪含有三十毫克鈣質，二十公克加熱融化型天然乳酪含有一七〇～二五〇毫克鈣質，屬於適合用來攝取鈣質的食品。由於乳脂肪較多，因此，罹患動脈硬化或有肥胖傾向的人最好攝取加工乾酪。

此外，還有一種鬆軟白乾酪。不像牛乳一樣含有許多鈣質（為牛乳的四分之一左右），卻是低脂肪食品。因為不含許多乳脂肪，因此適合有肥胖傾向的高血脂症患者。混入沙拉中或甜味較少的蛋糕中使用。

優格的鈣質含量比牛乳更多

優格是發酵的乳製品，因此不必擔心下痢問題。具有整腸作用，能夠治療便祕，從兒童到老年人都很喜歡這個食材。與水果搭配，藉著水果具有的酸味維他命C的作用更能提高鈣質吸收。

早餐的沙拉或點心、飯後的甜點等，一次攝取五十公克優格就可以補充五五毫克的鈣質。

魚貝類（務必每天將連殼帶骨的魚貝類放在餐桌上）

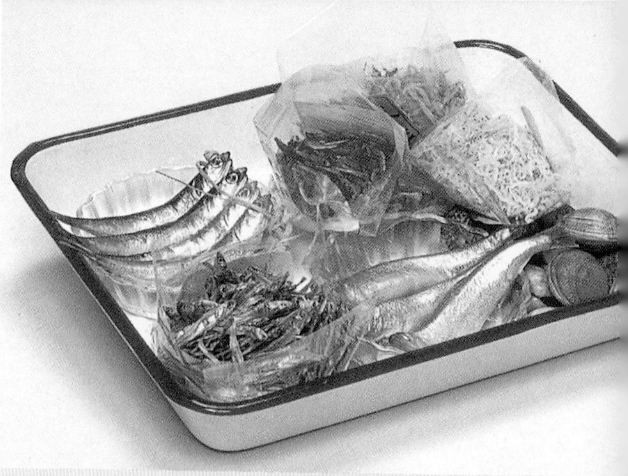

花點工夫當成主菜

魚貝類的鈣質攝取率為百分之三十，與乳製品相比較低，但是可以代替乳製品成為鈣質補給源。鈣質較多的魚是指可以整尾吃下的小魚或帶殼的蝦。

小魚乾或魩仔魚二大匙含有五十毫克鈣質，三條柳葉魚有一○○毫克鈣質。在一天二碗的味噌湯中加入三公克（五～六條）煮過的小魚乾，就可以攝取八十毫克鈣質。再加入一大匙蝦米，就可能攝取八十毫克鈣質。貝類也含有豐富鈣質，五十公克文蛤肉就可以攝取四十毫克鈣質。有些魚類中含有與鈣質有關的維他命D。像鰻魚、秋刀魚、香魚、沙丁魚等在當令時一定要積極攝取。

黃綠色蔬菜（綠色蔬菜中含有許多鈣質）

一天最好攝取三○○公克蔬菜，其中三分之一最好是鈣質含量較多的蔬菜。哪些蔬菜含有鈣質呢？

小油菜、青江菜、油菜、羊栖菜、辣椒葉、埃及皇宮菜、大蔥等黃綠色蔬菜鈣質含量較多。蕪菁或白蘿蔔等葉中的鈣質含量比根莖部更多。最近一般店頭也販賣新品種綠色蔬菜，其中許多是鈣質含量豐富的蔬菜。

蔬菜的鈣質吸收率只有百分之十八，與乳製品相比只有三分之一，但只要與鈣質含量較多的其他食品搭配組合，在飲食上下點工夫，就可以攝取很多。當令的蔬菜營養豐富，無論炒、煮，各種調理法都可以使用，每天盡量多吃點。

每天多吃一點

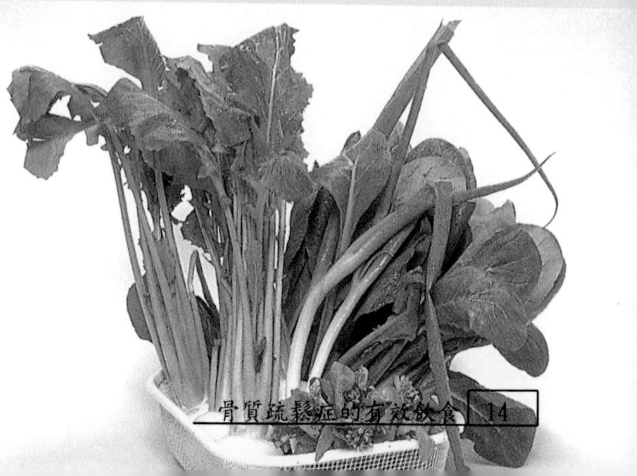

大豆製品（豆腐、油豆腐塊、納豆都不錯）

豆類中含有豐富蛋白質、維他命、礦物質、食物纖維的就是大豆。此外，能夠強健骨骼的鈣質含有量也僅次於牛乳和小魚。

製作配菜時經常利用大豆，使用加工食品也非常方便。大豆的鈣質吸收率為百分之十八，雖然不高，但是大豆加工食品，例如豆腐、納豆、油豆腐塊、豆腐皮等種類豐富，每天使用在一二道主菜或副菜中也吃不膩。利用大豆製品一天攝取一〇〇毫克鈣質。此外，納豆含有維他命K，具有強化骨骼的作用。可以在蕎麥麵、味噌湯、涼拌菜中巧妙使用納豆。一次份五十公克可以攝取四十五毫克鈣質。

二大匙黃豆粉可以攝取三十毫克鈣質。搭配牛乳或可可更美味。

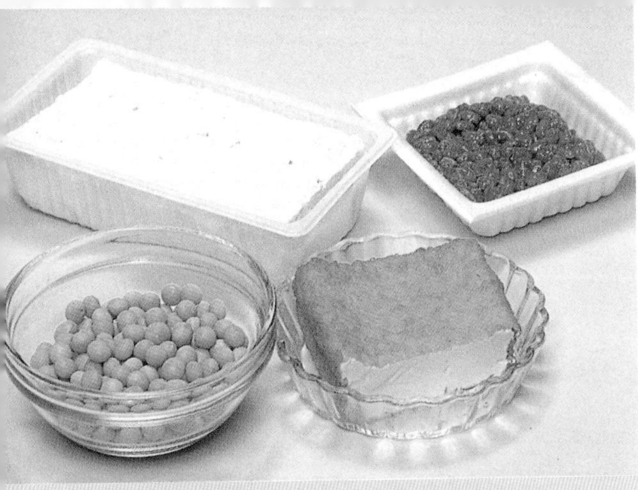

優良蛋白質源，同時含有豐富鈣質

海藻與乾貨（加上一道常備乾貨）

蘿蔔乾、乾香菇、葫蘆乾、羊栖菜、木耳等乾貨含有豐富鈣質、鐵質與食物纖維。尤其是經過太陽曬乾的自然乾燥品更優良。

鹽醃海帶芽、海帶、洋菜等海藻容易保存，是非常方便的食材，而且含有鈣質。

乾香菇不僅含有鈣質，同時含有提高鈣質吸收率的維他命D。

芝麻可說是種籽中含有優良鈣質的物質，一大匙炒芝麻含有七十毫克鈣質。

此外，芝麻含有豐富的維他命E，擔心動脈硬化的高齡者可以每天將芝麻使用在主菜或副菜中。

芝麻磨碎後做為涼拌材料，或將芝麻糊混入飲料中、塗抹在麵包上，也可以搭配味噌，做成串燒的沾醬。

這個材料可以攝取 100 毫克鈣質

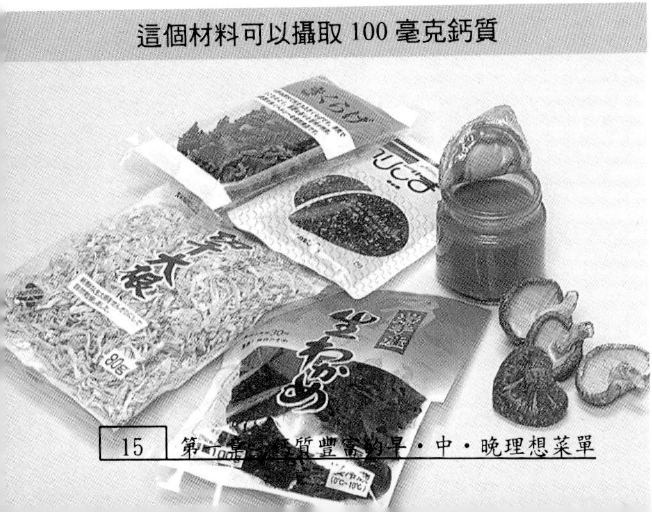

在每天的配菜中增加鈣質的構想

Hint1

不要光喝牛乳、脫脂奶粉，也可以當成調味料使用

除了直接喝牛乳外，也可以混入咖啡、紅茶、可可、抹茶、黃豆粉中，無論熱飲或冷飲都不錯。當成提味物質使用時，能產生濃厚的味道，例如做味噌湯。味噌和乳製品的相合性極佳，幾乎感覺不到牛乳的味道。也可以用來搭配白飯。脫脂奶可以用來焗菜、燉肉、做湯、肉丸子、加入漢堡中、做成茶碗蒸或煎蛋等都不錯。

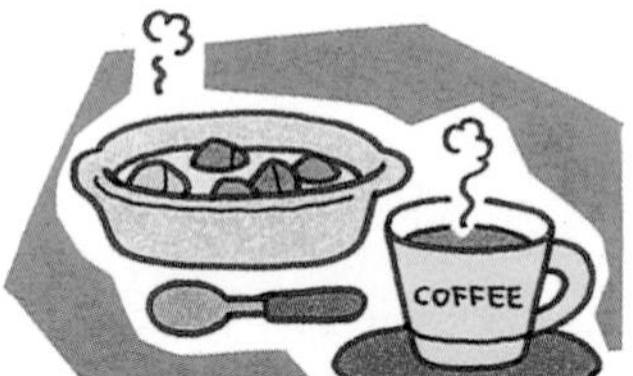

Hint2

油炸菜可以使用強化鈣質的麵衣

脫脂奶粉、乳酪粉等顆粒狀物質，可以用來製作油炸菜的麵衣。做天婦羅和油炸餅時，可以在麵粉裏加入脫脂奶粉。此外，炸雞時可以將乳酪粉混入麵包粉中做成麵衣。脫脂奶粉沒有異味，乳酪粉加熱後更美味。炸豬排或雞排時，肉排上加上薄薄的乳酪片更好吃。

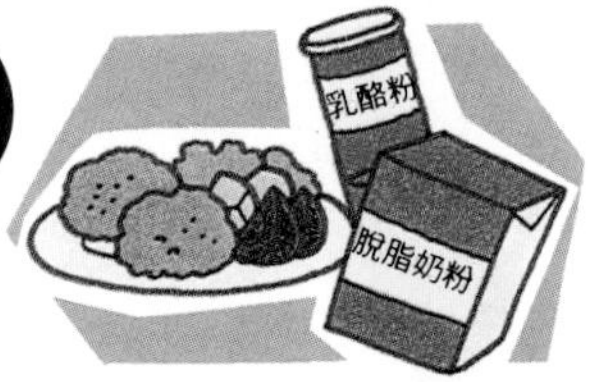

Hint3

製作拿手菜，不同的肉丸子或沙拉

一般人大都將蘿蔔乾或羊栖菜等煮成日式口味，雖然一次可以攝取很多，但還是會吃膩。因此，可以將這些材料變成西式的配菜。羊栖菜做成沙拉或炒來吃，加入炸牡蠣或肉丸子中也很好吃。蘿蔔乾加上美乃滋調味料拌沙拉，孩子們也愛吃。

Hint4

充分活用方便的加工素材

經過內臟處理的熟小魚乾非常方便。直接放入味噌湯中熬成高湯。高湯中含有豐富鈣質，剩下的小魚乾不要丟掉，可以直接吃。煮大豆或毛豆時，可以使用整年都可以買到的罐頭或冷凍食品。放入飯裏一起煮也不錯，或是煮好後放入冰箱保存，當成便當菜使用非常棒。不僅如此，也可以做成果凍當成茶點。

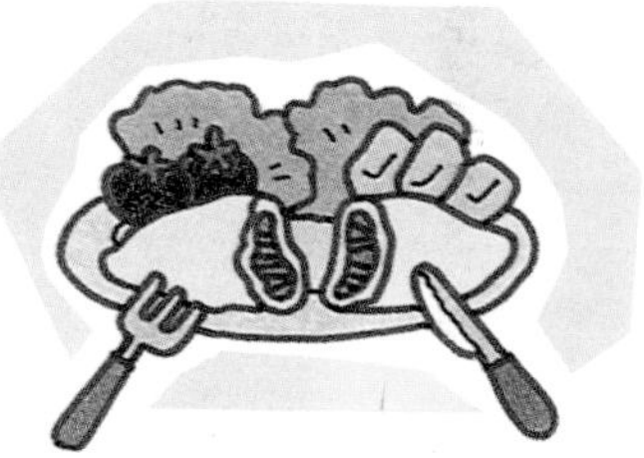

Hint5

吃美味納豆

納豆不僅可以淋在飯上，也可以加入蕎麥麵、通心粉、味噌湯或是涼拌菜中，必須經常攝取。許多人討厭納豆特有的味道，但是只要將納豆加熱，就不必擔心味道的問題。可以放入鋁箔盒中直接烤，或和牡蠣一起炸、混合絞肉一起拌炒，或者當成煎蛋捲、水餃或春捲的菜碼都不錯。

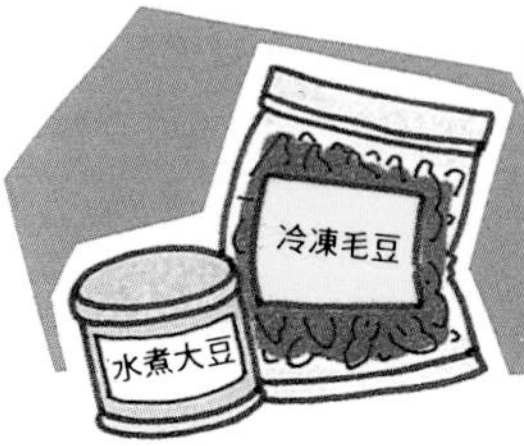

Hint6

利用攪拌器、食物調理器等做出容易吃的鈣質配菜

也許有些家庭中沒有這些器具，但是，如果能利用攪拌器或食物調理器就非常方便。像竹筴魚或沙丁魚等骨骼柔軟的魚，去除內臟後可以連骨一起放入攪拌器中，絞碎後捏成圓形，煮來吃或做成漢堡肉。小魚乾等小魚可以磨成粉末放入味噌湯中。乾燥櫻蝦可以磨成粉末撒在炒好的菜上。風味絕佳、非常好吃。

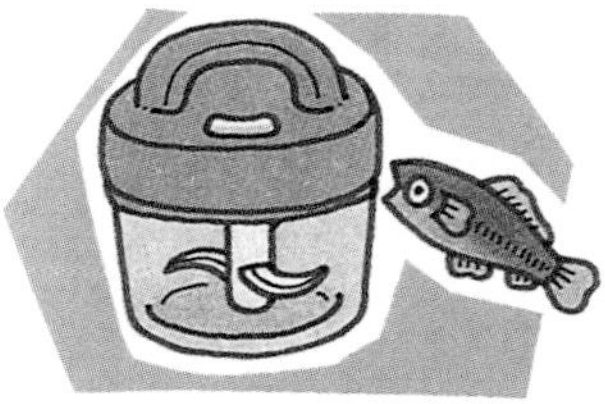

三餐菜單例

每天的味噌湯中加入少許牛乳增加鈣質

豆腐塊淋白蘿蔔泥

材料（二人份）新鮮豆腐塊…1塊（200g）白蘿蔔泥…80g 蔥…1根 醬油…2小匙

作法 ①豆腐塊兩面煎過。
②白蘿蔔泥混入蔥花。
③煎好的豆腐塊盛盤，鋪上②，淋上醬油。

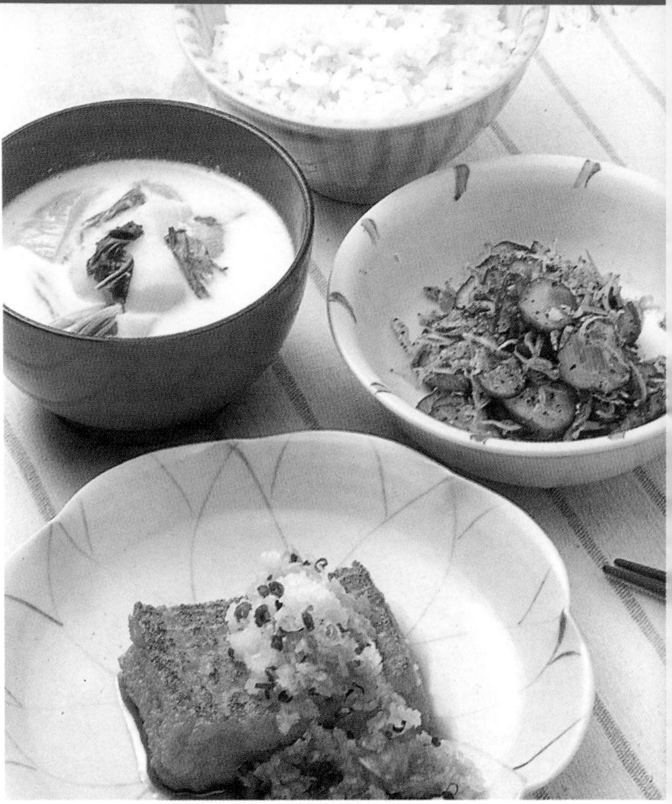

MENU 早

- 豆腐塊淋白蘿蔔泥
- 芝麻拌小黃瓜與魩仔魚
- 牛乳味噌湯
- 飯

各配菜的營養分析請參照187～191頁

【1人份營養分析】

熱量	667kcal
蛋白質	30g
鈣質	**567mg**
鹽分	3.8g

芝麻拌小黃瓜與魩仔魚

材料（二人份）小黃瓜…1根 魩仔魚…15g 磨碎的炒芝麻…2小匙 醬油…1小匙 砂糖…1小匙 薑汁…少許

作法 ①小黃瓜切成薄圓片，撒上少許鹽（分量外）。
②小黃瓜軟化後擠乾水分，加入魩仔魚、磨碎的炒芝麻、醬油、砂糖與薑汁等混合。

牛乳味噌湯

材料（二人份）水…½杯 熟小魚乾…10尾 馬鈴薯…½個（80）g 青江菜…⅔株（80g）牛乳…1杯 味噌…1½大匙

作法 ①熟小魚乾放入水鍋中，煮滾後加入切成適當大小的馬鈴薯、青江菜。
②蔬菜煮軟後加入牛乳與味噌。

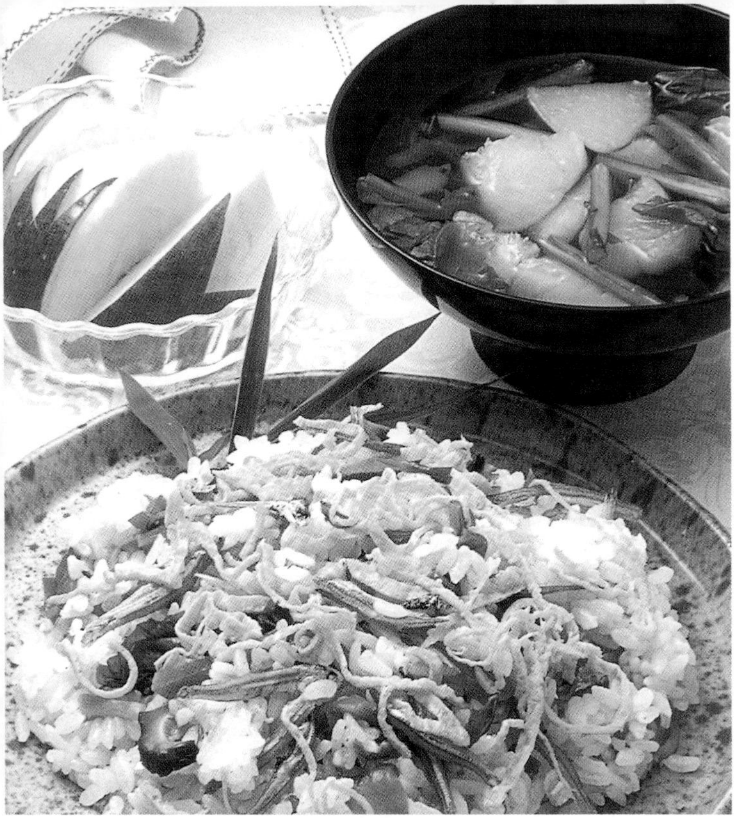

MENU 午

- 小魚即席壽司
- 蕪菁湯
- 蘋果

【1人份營養分析】
熱量……442kcal
蛋白質……15g
鈣質……230mg
鹽分……3.2g

剩飯混合小魚和維他命D的簡單壽司

小魚即席壽司

材料（二人份）飯…2餐份　壽司醋（市售品）…2大匙　熟小魚乾…10g　酒…2小匙　紅蘿蔔…¼根（50g）　乾香菇…2朵　砂糖…2小匙　醬油（淡味）…1大匙　鴨兒芹…5～6根　蛋…1個　鹽…少許　油（煎蛋用）…少許

作法 ①熱飯中撒上壽司醋。熟小魚乾撒上酒使其柔軟。
②紅蘿蔔切成2cm長細絲。乾香菇浸泡還原，去蒂，切成5mm寬細絲。
③將②移入鍋中，加入香菇汁、砂糖、醬油，煮到煮汁減少為止。
④鴨兒芹用滾水燙過，切成3cm長。
⑤蛋打散，加入鹽，倒入塗抹油的煎鍋中，煎成蛋皮、切絲。
⑥①的壽司飯混合②、③、④，撒上蛋絲。

蕪菁湯

材料（二人份）蕪菁（根）…（小）2個　蕪菁葉…60g　高湯…2杯　醬油（淡味）…1大匙（弱）　蘋果…½個

作法 ①蕪菁根連皮切成易吃的大小，蕪菁葉切長3cm長。
②材料移入鍋中，加入高湯，煮到蕪菁根柔軟為止，加入醬油調味。

蘋果 切成易吃的大小，放入小碟子裏與飯菜搭配。

MENU 晚

- 日式豆腐蝦堡
- 牛乳煮南瓜
- 滑子菇黑海帶味噌湯
- 芝麻飯

【1人份營養分析】
熱量……680kcal
蛋白質……26g
鈣質……362mg
鹽分……4.0g

花點工夫做出受歡迎的配菜。連孩子都喜歡的菜單

日式豆腐蝦堡

材料（二人份）櫻蝦…60g　傳統豆腐…2/3塊（200g）　洋蔥…1/4個　蔥…2根　脫脂奶粉…1大匙　麵包粉…3大匙　蛋汁…2/3個份　鹽…1/4小匙　沙拉油…2小匙【淋汁】高湯或水…1/2杯　醬油、料理米酒、太白粉…各2小匙【配菜】花椰菜、番茄…各適量

作法 ①櫻蝦剁碎。傳統豆腐用紙巾包起，放入微波爐加熱1分30秒，去除水分。洋蔥剁碎。蔥切成蔥花。
②將①放入大碗中，加入脫脂奶粉、麵包粉、蛋汁與鹽，充分混合，做成4個漢堡肉形。
③煎鍋中熱沙拉油，將②兩面煎過。
④小鍋中加入淋汁材料混合，加熱勾芡。
⑤花椰菜煮過，番茄切成梳形，一起放入盤中。

牛乳煮南瓜

材料（二人份）南瓜…150g　奶油…1小匙　牛乳…1杯　鹽1/2小匙

作法 ①南瓜切成易吃的大小。
②奶油加入鍋中，溶化後加入①略炒，加入牛乳續煮，用鹽調味。

滑子菇黑海帶味噌湯

材料 與作法同99頁。

增加鈣質的飯

利用梅子的風味去除納豆的味道

梅味納豆飯

材料（二人份）飯…2人份　醃鹹梅…大1個　納豆…60g　醬油…1小匙　蔥…1根

作法 ①醃鹹梅子去籽、剁碎。
②納豆中加入醬油，充分混合。
③將①的梅子混入熱飯中，盛入碗裏，中央鋪上②，撒上蔥花。

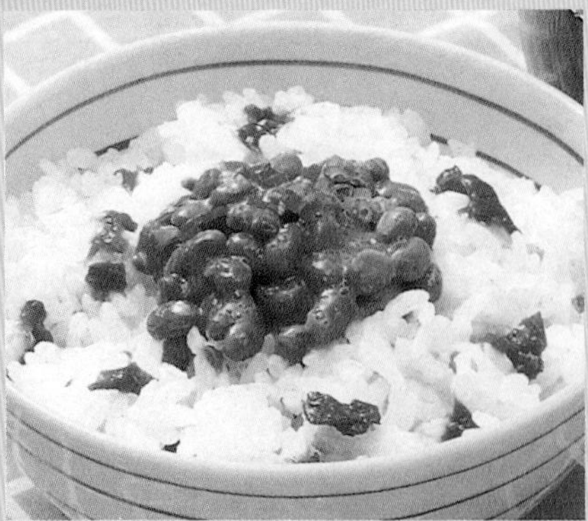

鈣質…38mg

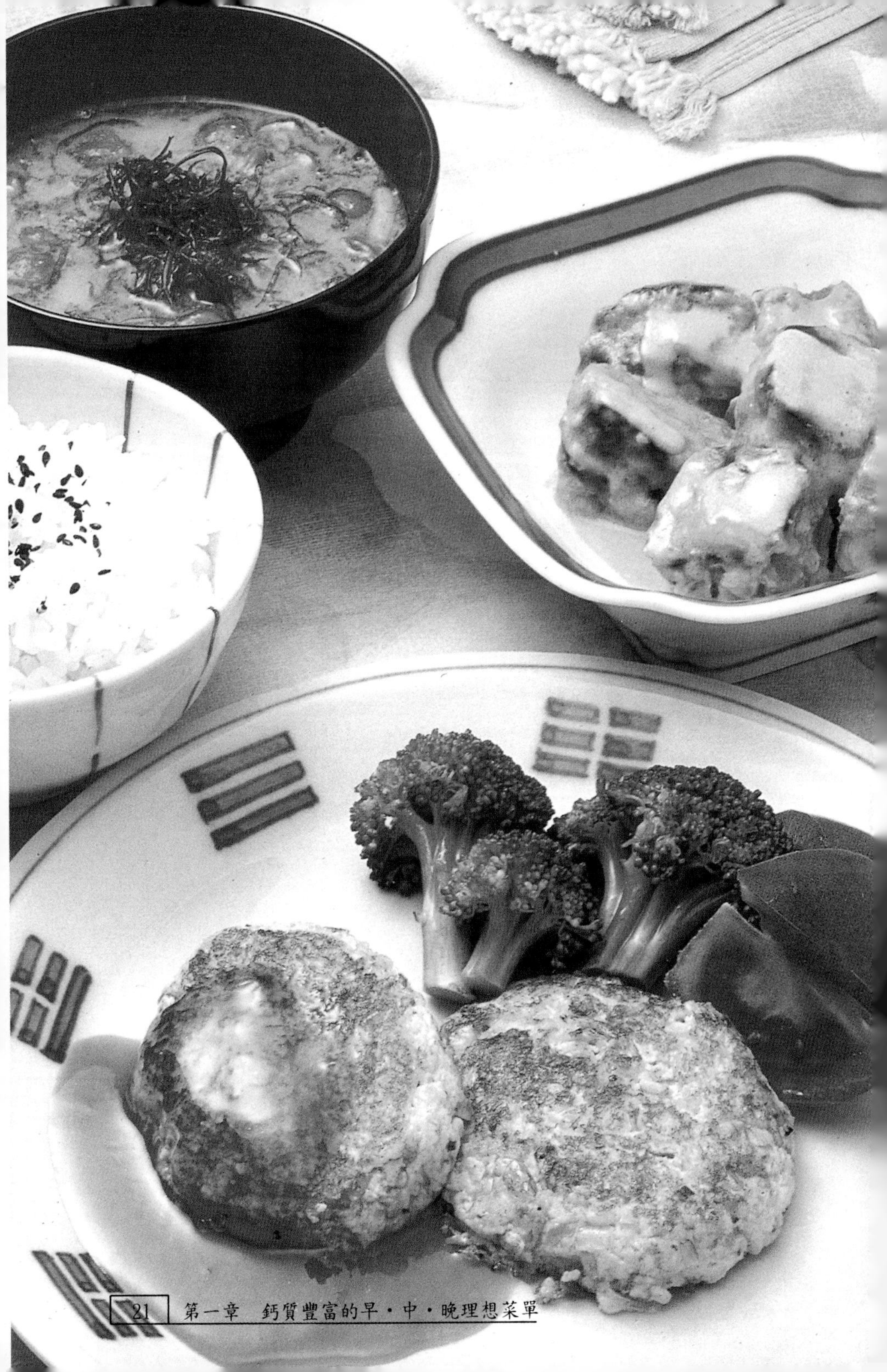

麵包與麵的速食菜單

MENU 早

- 開式蔬菜乳酪吐司
- 水果優格
- 熱牛奶雪克

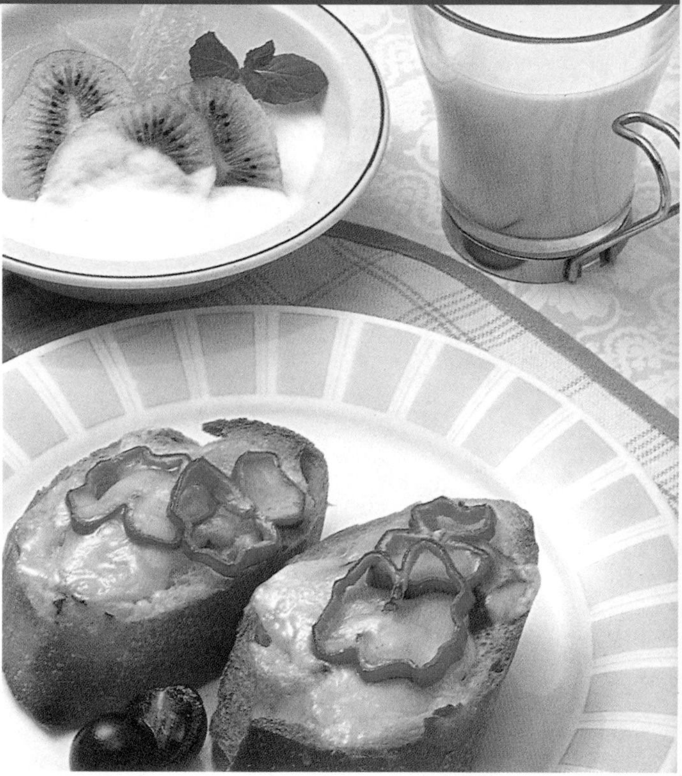

【1人份營養分析】

熱量	699kcal
蛋白質	26g
鈣質	**560mg**
鹽分	1.1g

乳酪與蔬菜。搭配甜點，成爲理想的麵包食

開式蔬菜乳酪吐司

材料（二人份）法國麵包…4塊（120g）奶油…1大匙　青椒…1個　番茄醬…2大匙　鹽、胡椒…少許　乳酪（披薩用）…60g　小番茄…適量

作法 ①法國麵包塗上奶油。青椒去籽，切成直徑7㎝圓形。

②法國吐司塗上奶油、番茄醬，撒上鹽、胡椒。交互鋪上青椒與乳酪。放入烤箱烤。

③添上小番茄。

水果優格

材料（二人份）奇異果…1個　葡萄柚…½個　無糖優格…⅔杯（150g）　砂糖…1小匙

作法 ①奇異果、葡萄柚去皮，切成易吃的大小，盛盤。

②無糖優格混合砂糖，加入①中。

熱牛奶雪克

材料（二人份）蛋…2個　蜂蜜…2小匙　香草粉…少許　牛乳…2杯（400cc）

作法 ①蛋打散，倒入鍋中。加入蜂蜜、香草粉充分混合。

②分4～5次加入牛乳。一邊攪拌，一邊加熱到70～0℃為止。

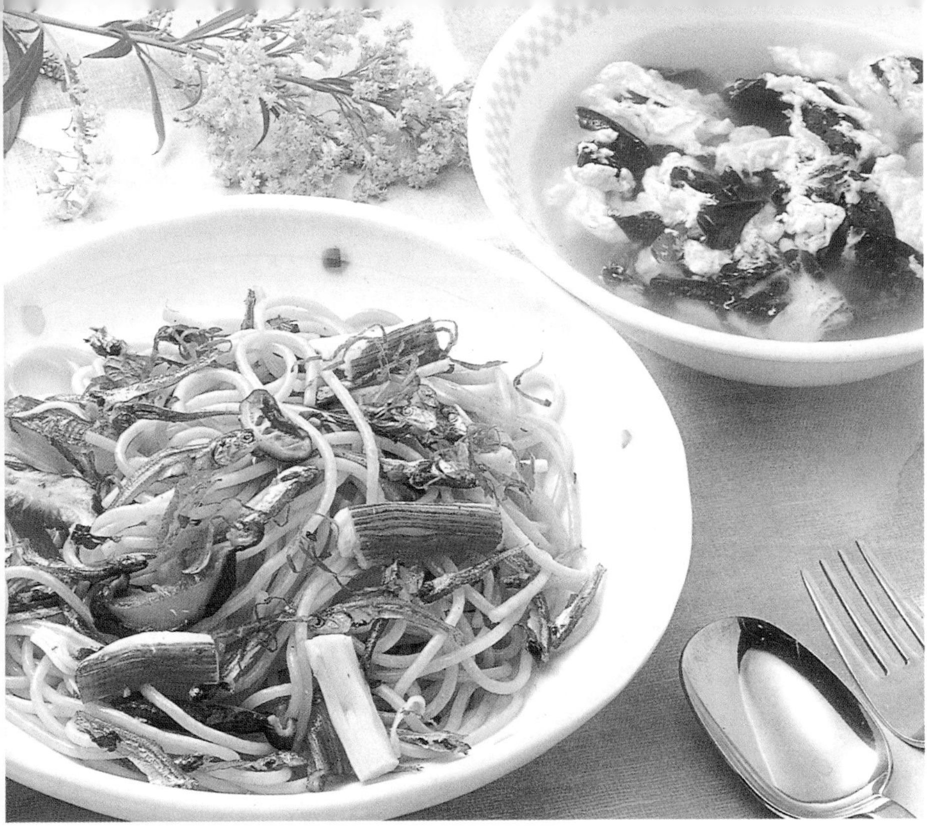

香氣四溢的小魚更好吃

MENU 午

・日式小魚紫蘇義大利麵
・蔬菜蛋花湯

【1人份營養分析】

熱量	520kcal
蛋白質	23g
鈣質	268mg
鹽分	3.1g

日式小魚紫蘇義大利麵

材料（二人份）義大利麵…160g　鹽…2小匙　熟小魚乾…30g　水…1大匙　乾香菇…4朵　蟹肉棒…4條　青紫蘇葉…10片　橄欖油（或沙拉油）…2大匙　醬油…1.5大匙

作法
①鍋中加入鹽和大量水，煮滾後加入義大利麵，煮8～10分鐘，撈起瀝乾水分。
②熟小魚乾加水浸泡。乾香菇浸泡還原，去蒂，切絲。蟹肉棒切成5㎝長。青紫蘇切絲。
③煎鍋中熱橄欖油，炒②的小魚乾、乾香菇。加入義大利麵，以醬油調味。

蔬菜蛋花湯

材料（二人份）落葵…60g　水…2杯（弱）湯塊…1個　蛋汁…1個份

作法
①落葵用滾水略燙，切成5㎝長。
②鍋中加水，煮滾後放入落葵和湯塊。
③煮滾後關小火，淋入蛋汁，略微煮滾後熄火。

晚 MENU

- 炒豬肉蔬菜淋白蘿蔔泥
- 芝麻拌芋頭
- 毛豆飯
- 豆腐海帶芽味噌湯

【1人份營養分析】
熱量……819kcal
蛋白質……30g
鈣質……204mg
鹽分……4.0g

主菜或副菜與飯都要使用大量鈣質

炒豬肉蔬菜淋白蘿蔔泥

材料（二人份）薄片豬肉…150g　青椒…2個　紅蘿蔔…¼根（50g）　沙拉油…1大匙　白蘿蔔泥…½杯　魩仔魚…7g　磨碎的炒芝麻…1小匙　醬油…1大匙　料理米酒…1小匙

作法
①薄片豬肉切成5cm寬。青椒對半縱切，去籽，切成1cm寬細絲。紅蘿蔔切成粗絲。
②熱沙拉油，炒薄片豬肉，加入青椒、紅蘿蔔一起炒。盛盤。
③白蘿蔔泥中混入魩仔魚，淋在②上，撒上磨碎的炒芝麻。混合醬油和料理米酒，淋在上方。

芝麻拌芋頭

材料（二人份）芋頭（煮過的市售品）…150g　磨碎的炒芝麻…1大匙　味噌…2小匙　砂糖…1小匙　酒與料理米酒…各1小匙

作法
①芋頭用大量滾水燙過，移入大碗中。
②磨碎的炒芝麻、味噌、砂糖、酒、料理米酒混合，加入①中涼拌。依照個人喜好可以添加秦椒芽等。

毛豆飯

材料與作法與101頁相同。

豆腐海帶芽味噌湯

材料與作法與98頁相同。

增加鈣質的麵

納豆與青蔥都可以冷凍保存，隨時加入食材中

納豆蔥花麵

材料（二人份）蕎麥麵…2餐份　蔥…4根　納豆…80g　鹽…¼小匙　柴魚片…5g　高湯…3.5杯　鮮味露（市售品）…½杯

作法
①蔥切成5mm寬蔥花，與納豆、鹽充分混合。
②高湯中加入鮮味露煮滾。
③加熱煮過的蕎麥麵條，移入器皿中。加入②的淋汁，鋪上①的蔥花、納豆，添上柴魚片。

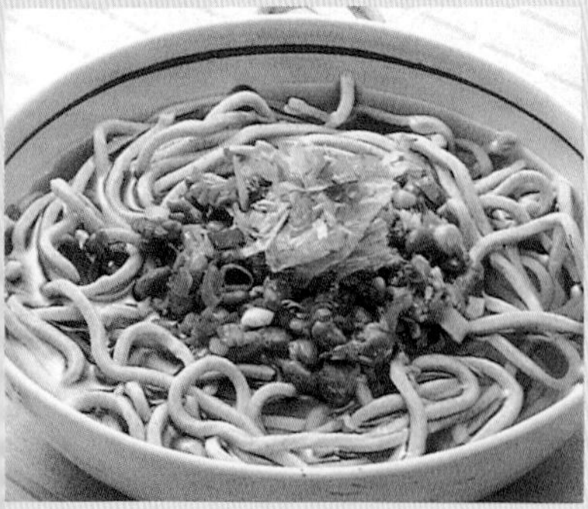

鈣質…67mg

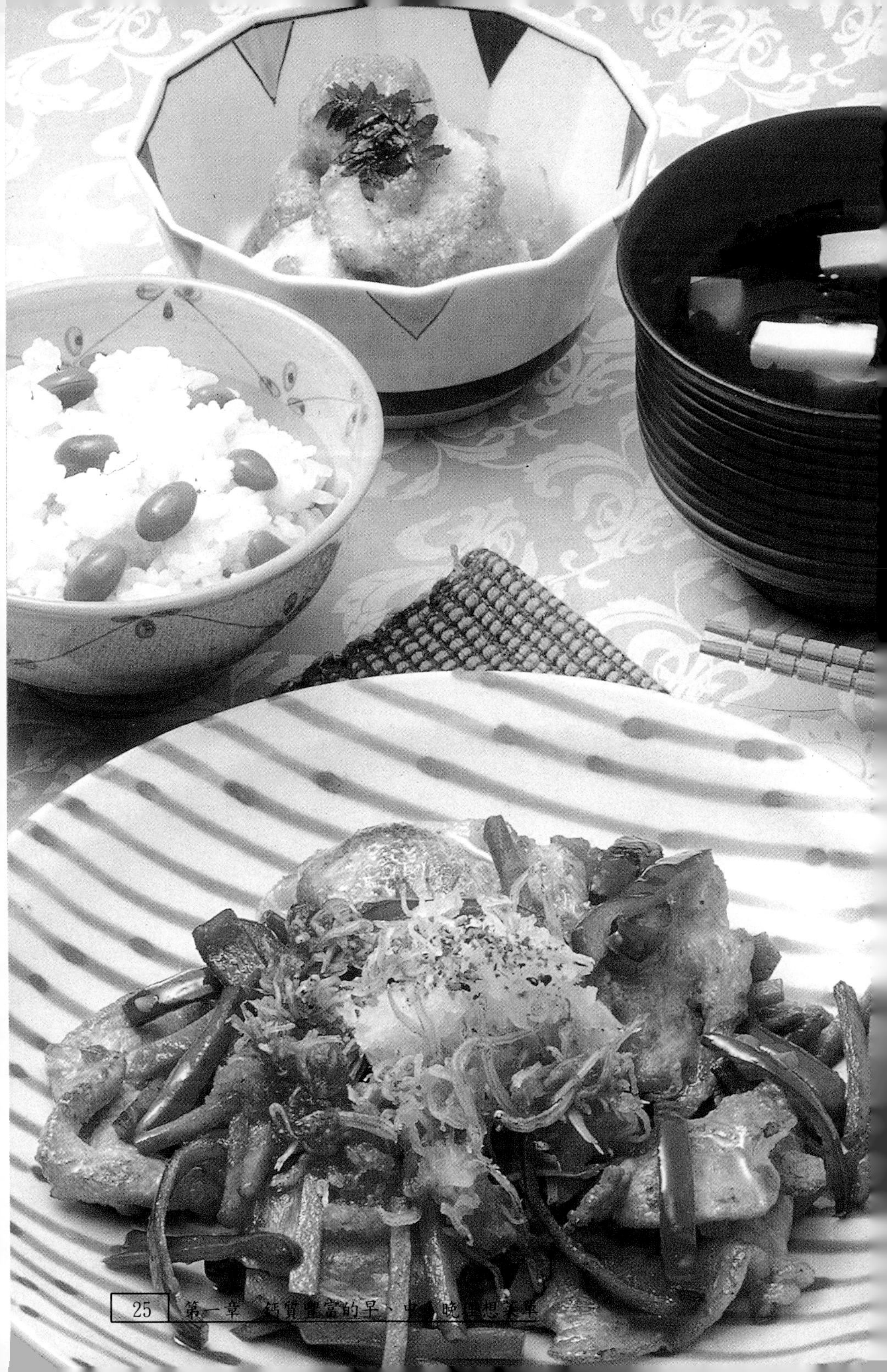

缺乏食慾時的菜單

冬天溫熱吃、夏天冰涼吃都非常美味的西式什錦飯菜

早 MENU

- 蛋奶粥
- 生菜沙拉
- 黃豆粉綠茶

【1人份營養分析】

熱量	548kcal
蛋白質	28g
鈣質	**495mg**
鹽分	1.7g

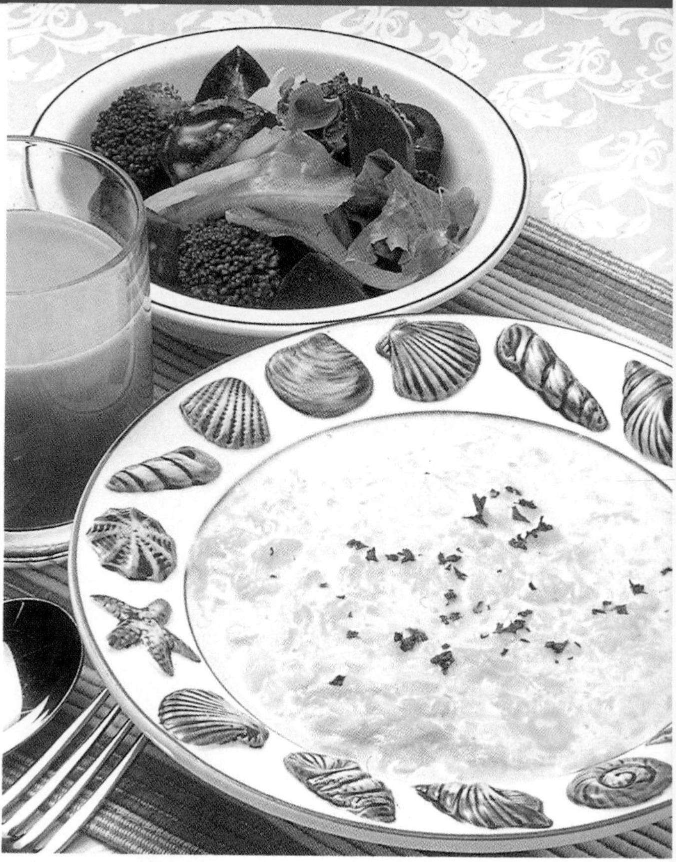

蛋奶粥

材料（二人份）飯…1小碗　水…½杯　牛乳…2杯　湯塊…1個　蛋…2個　荷蘭芹（剁碎）…適量

作法 ①飯放入鍋中，加水煮滾30秒。

②①中加入牛乳和湯塊，小火煮成濃稠。

③倒入蛋汁略微混合，成半熟狀時關火，加上荷蘭芹末。

生菜沙拉

材料（二人份）花椰菜…100g　生菜…4片　番茄…（小）2個（200g）　調味醬（市售品）…2大匙

作法 ①花椰菜分為小株煮過。生菜撕成片狀。番茄切成梳形。

②盛盤，添上調味醬。

黃豆粉綠茶

材料（二人份）黃豆粉…2大匙　抹茶…2小匙　砂糖…2小匙　牛乳…2杯（400cc）

作法 ①黃豆粉、抹茶、砂糖放入器皿中充分混合。

②加熱牛乳，倒入①中混合。

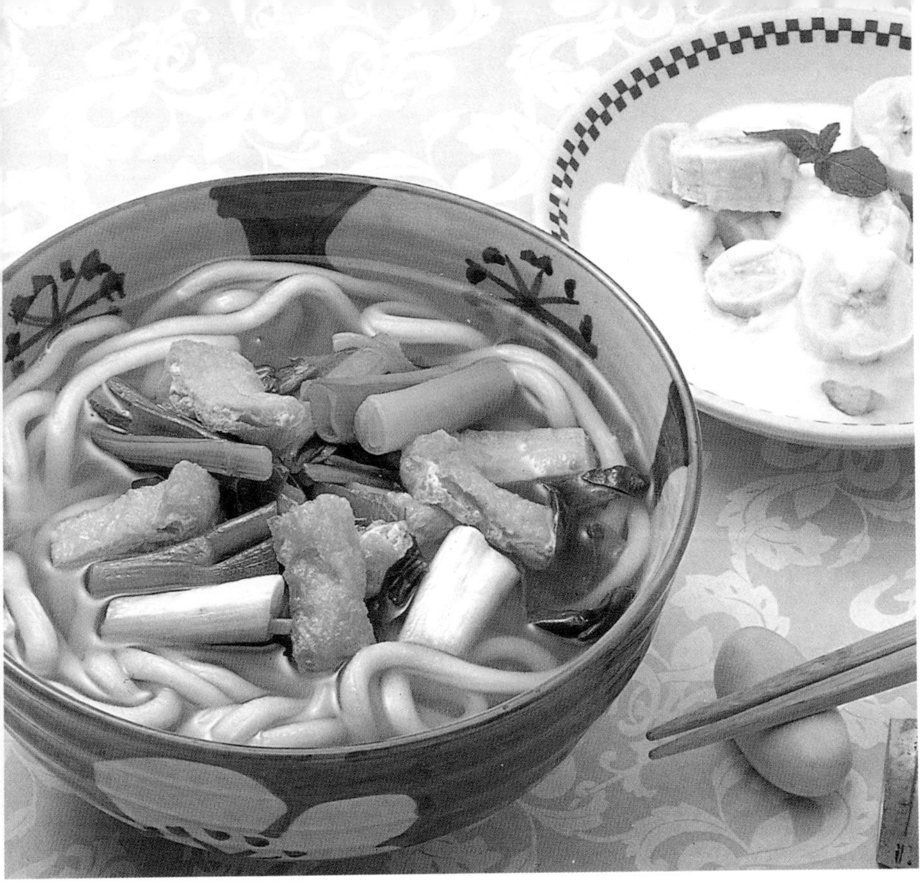

事先冷凍保存油豆腐皮，可以加入湯中

MENU 午

・油豆腐皮冬蔥烏龍麵
・香蕉優格

【1人份營養分析】	
熱量	480kcal
蛋白質	14g
鈣質	**179mg**
鹽分	4.3g

油豆腐皮冬蔥烏龍麵

材料（二人份）熟烏龍麵…2餐份　冬蔥…2根　油豆腐皮…1.5片　高湯…3.5杯　鮮味露（市售品）…½杯弱　辣椒粉…少許

作法 ①冬蔥切成3cm長。油豆腐皮對半縱切後切成1cm寬。
②高湯和鮮味露加入鍋中，煮滾後放入①，煮滾即可。
③熟烏龍麵放入大量滾水中，燙過撈起瀝乾水分，移入器皿中。
④將②連同湯汁一起倒入③中，撒上辣椒粉。

香蕉優格

材料（二人份）香蕉…2根　無糖優格…⅔杯（150g）　蜂蜜…1大匙

作法 ①香蕉去皮，切成1cm寬圓片，盛入器皿中。
②無糖優格混合蜂蜜，加入香蕉中。

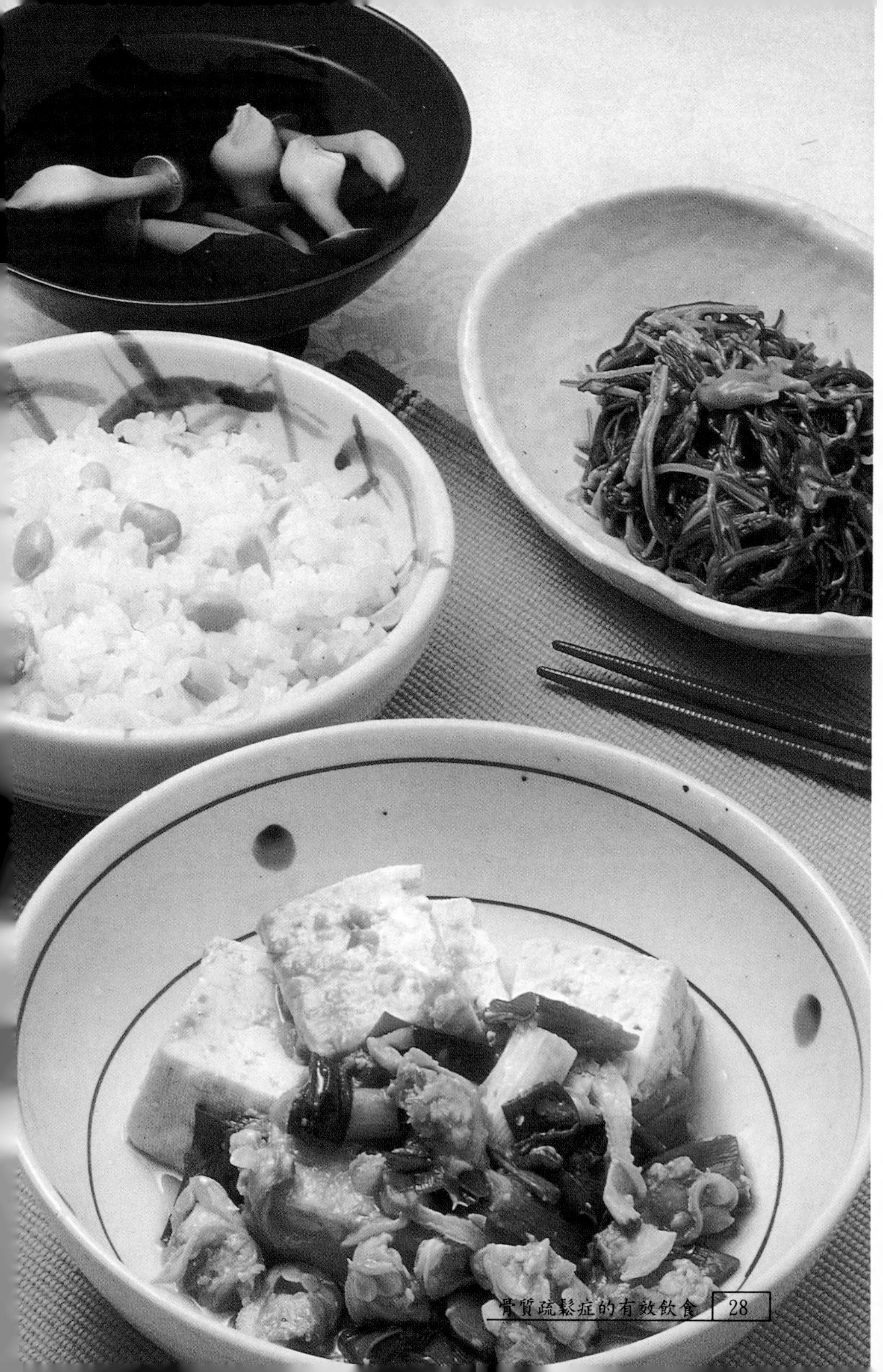

魚貝類比肉類更好。蛤仔適合煮來吃

晚 MENU

- 蛤仔豆腐煮味噌
- 截果豬毛菜拌花生醬
- 大豆飯
- 海帶芽玉蕈湯

【1人份營養分析】	
熱量	639kcal
蛋白質	28g
鈣質	**283mg**
鹽分	3.9g

蛤仔豆腐煮味噌

材料（二人份）蛤仔（肉）…60g　傳統豆腐…1塊（300g）　冬蔥…2根　薑…1片　高湯…1/3杯　砂糖…2小匙　味噌…2大匙

作法 ①蛤仔充分洗淨，放入簍子裏瀝乾水分。傳統豆腐分成8等分，切成方形。冬蔥切成3㎝長。薑切絲。

②鍋中放入高湯，加入砂糖、味噌煮滾。加入①的傳統豆腐、冬蔥、薑，中火加熱，冬蔥軟化後加入①的蛤仔略微混合，約煮1分鐘。

截果豬毛菜拌花生醬

材料（二人份）截果豬毛菜…100g　花生醬…1大匙　料理米酒、醬油…各1小匙

作法 ①截果豬毛菜略煮，切成5~6㎝長。

②混合花生醬、料理米酒、醬油，拌截果豬毛菜。

大豆飯

材料（二人份）熟大豆…30g　鹽…1小撮　飯…2人份

作法 ①熟大豆撒上少許鹽，放入耐熱容器中，用保鮮膜包住。

②放入微波爐加熱30秒，混入熱飯中。

海帶芽玉蕈湯

材料（二人份）海帶芽（新鮮）…20g　玉蕈…40g　高湯…1.5杯　醬油（淡味）…2小匙

作法 ①高湯中加入醬油煮滾。加入去蒂、切成易吃大小的海帶芽，以及分為小株的玉蕈，略微煮滾即可。

增加鈣質的飯

加入剁碎的白蘿蔔葉或蕪菁菜更好吃

漬菜魩仔魚粥

材料（二人份）飯…1碗　高湯…3杯　醬菜…40g　魩仔魚…20g

作法 ①飯用水略洗，放入鍋中加入高湯。醬菜剁碎。

②煮①的飯，煮到濃稠為止，加入醬菜混合，盛入碗中，撒上魩仔魚混合。

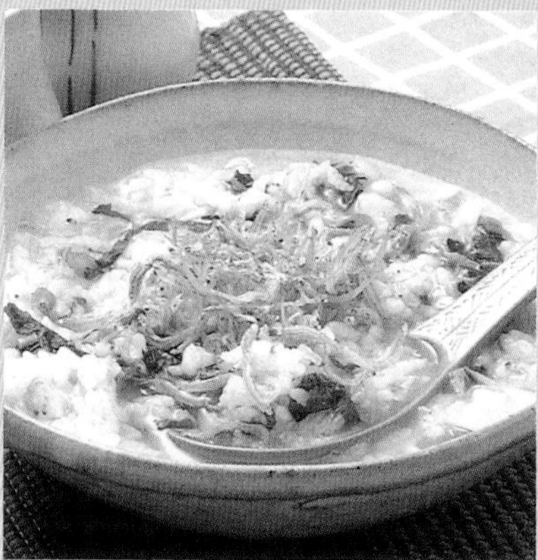

鈣質…57mg

早・中・晚餐搭配組合運用自如

每天早餐的菜單

・攝取200～300毫克鈣質的工夫・

愛吃飯的人不可或缺的味噌湯中一定要加入小魚乾

首先養成在味噌湯中加入小魚乾一起吃的習慣。熟小魚乾可以整條吃下，不僅使用簡單，同時可以直接吃，所以能增加鈣質攝取量。

菜碼包括鈣質含量較多的豆腐、油豆腐皮，以及黃綠色蔬菜中鈣質含量較多的小油菜、蕪菁葉、白蘿蔔葉、大蔥、青江菜等的組合。

使用這些食材當成菜碼，則一碗味噌湯就可以攝取100毫克鈣質。

此外，還要加上納豆。混入魩仔魚或芝麻，就可以增加鈣質攝取量。一餐份納豆可以攝取40毫克鈣質。

早餐的主菜是鹹沙丁魚乾、柳葉魚等連骨都可以吃的魚。一餐份大約可以攝取80毫克鈣質。

副菜則是燙青菜或蘿蔔乾，加上使用小骨頭的香鬆，撒上炒過的芝麻，就能補充鈣質。

愛吃麵包的人應該在乳製品上下點工夫

一杯牛乳和一塊乳酪就可以攝取200毫克以上鈣質，因此可以安心。但，有些人不喜歡牛乳或乳酪。

至於早餐的飲料，可以在牛乳中加入抹茶或做成奶茶，加入肉桂、豆蔻等香辛料，去除牛乳的腥臭味再喝。

優格中可以加入當令水果。

乳酪是鈣質塊，有些人卻不敢吃。不要勉強吃，可以使用代替的食材補充鈣質。

麵包混合牛乳和蛋，浸泡後再煎，或是蛋和脫脂奶粉混合，做成焗蛋（炒蛋）。此外，也可以在煎餅的麵糰中加入牛乳或優格後再煎。

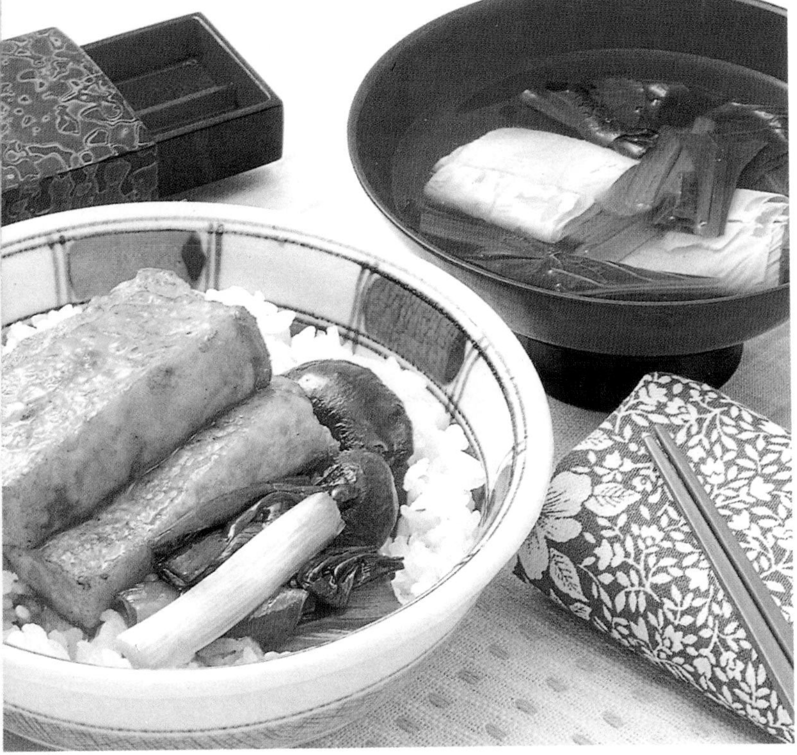

MENU

- 照燒豆腐蓋飯
- 小油菜豆腐皮湯

【1人份營養分析】

熱量	519kcal	鈣質	227mg
蛋白質	15g	鹽分	3.6g

各配菜的營養分析參照 187 頁～191 頁

照燒豆腐蓋飯

材料（二人份）傳統豆腐…⅔塊（200g） 太白粉…1大匙 麻油…2小匙 乾香菇…4朵 冬蔥…1根 高湯…⅓杯 砂糖…2小匙 醬油…2大匙 飯…2人份

作法 ①傳統豆腐用紙巾擦去水分，切成4等分，沾太白粉。乾香菇浸泡還原、去蒂。冬蔥切成5㎝長。

②煎鍋中熱麻油，將①的豆腐兩面煎過。

③豆腐移到煎鍋的一側，加入①的香菇和冬蔥，煎熟為止。

④加入高湯、砂糖、醬油，翻轉所有材料，沾上煮汁照燒。

⑤飯盛入大碗中，將④連汁一起鋪上。依照個人喜好可以撒上少許炒芝麻。

小油菜豆腐皮湯

材料（二人份）小油菜…60g 豆腐皮…2個 高湯…1.5杯 醬油…2小匙

作法 ①小油菜用滾水略燙，去除水分，切成3㎝長。豆腐皮用水浸泡30秒，撈起瀝乾水分。

②煮滾高湯，加入①的小油菜、豆腐皮，加入醬油調味。

早餐的菜單

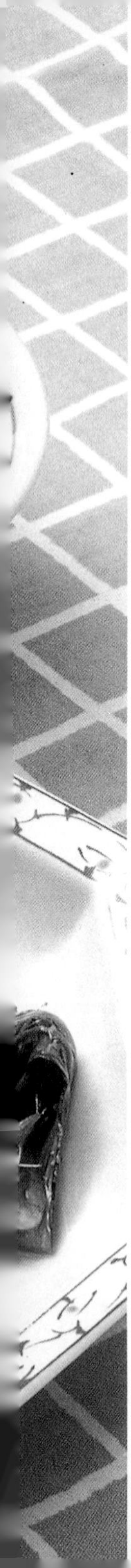

MENU

- 麻油炒青江菜櫻蝦
- 羊栖菜飯
- 醬菜
- 韮菜蛋花湯

【1人份營養分析】

熱量	466kcal
蛋白質	16g
鈣質	**302mg**
鹽分	2.5g

麻油炒青江菜櫻蝦

材料（二人份）青江菜…2株（220g） 櫻蝦…10g 酒或水…1大匙 薑汁…1小匙 麻油…2小匙 蠔油…1小匙 鹽…少許

作法 ①青江菜一片片剝開，莖部洗淨，切成5cm寬。

②櫻蝦撒上酒或水以及薑汁使其柔軟。

③煎鍋中熱麻油，炒①的青江菜莖部，炒軟後加入葉子及②的櫻蝦拌炒。用蠔油、鹽調味。

羊栖菜飯

材料（二人份）飯…二人份 羊栖菜（乾）…2g 鹽…1小撮

作法 ①羊栖菜浸泡還原，放入簍子裏瀝乾水分。用滾水澆淋，撒上一小撮鹽。

②混入熱飯中。

韮菜蛋花湯

材料（二人份）韮菜…50g 蛋…1個 高湯…1.5杯 醬油…2小匙

作法 ①韮菜切成2cm長。蛋打散。

②高湯中加入醬油，煮滾後加入①的韮菜，煮滾30秒關小火，倒入蛋汁，小火煮滾後熄火。

※可以添加30g其他醬菜。

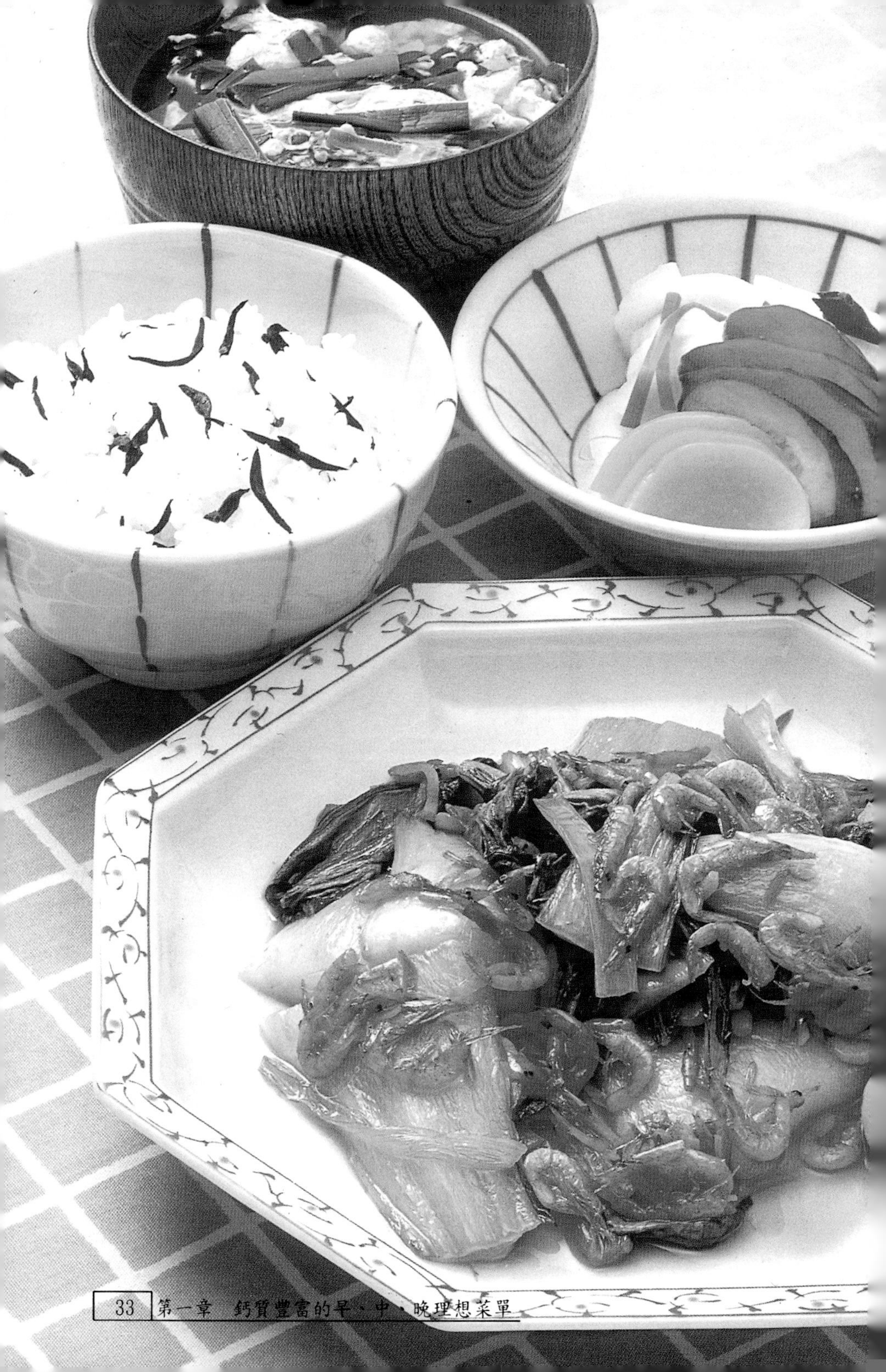

MENU

- 開式鬆軟白乾酪果醬三明治
- 奇異果優格
- 咖啡牛奶

【1人份營養分析】

熱量	529kcal
蛋白質	38g
鈣質	**342mg**
鹽分	0.9g

開式鬆軟白乾酪果醬三明治

材料（二人份）英國麵包…2片（120g） 奶油…2小匙 鬆軟白乾酪…140g 藍莓果醬…2大匙 豆蔻…少許 裝飾用薄荷葉…少許

作法 ①英國麵包烤過，塗上奶油。

②鬆軟白乾酪混合藍莓果醬。

③在①塗上奶油的一面等分鋪上②，撒上豆蔻。

奇異果優格

材料（二人份） 奇異果…2個 無糖優格…½杯 蜂蜜…2小匙

作法 ①奇異果去皮，切成1.5cm正方形。

②無糖優格中加入蜂蜜，略微混合後加入奇異果，倒入器皿中。

咖啡牛奶

材料（二人份）即溶咖啡（顆粒）…1大匙 牛乳…2杯

作法 ①即溶咖啡加入熱牛奶中混合。

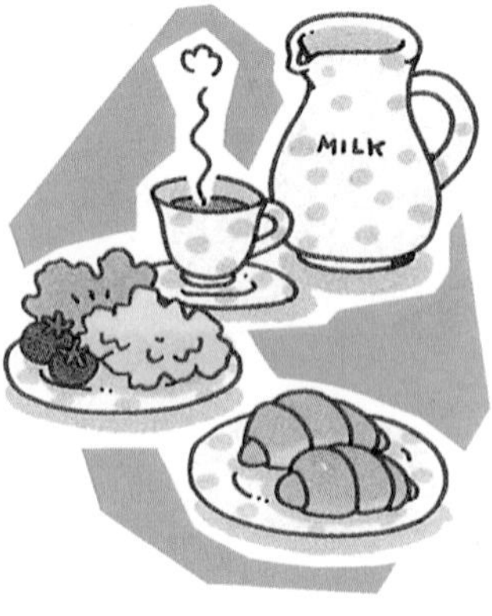

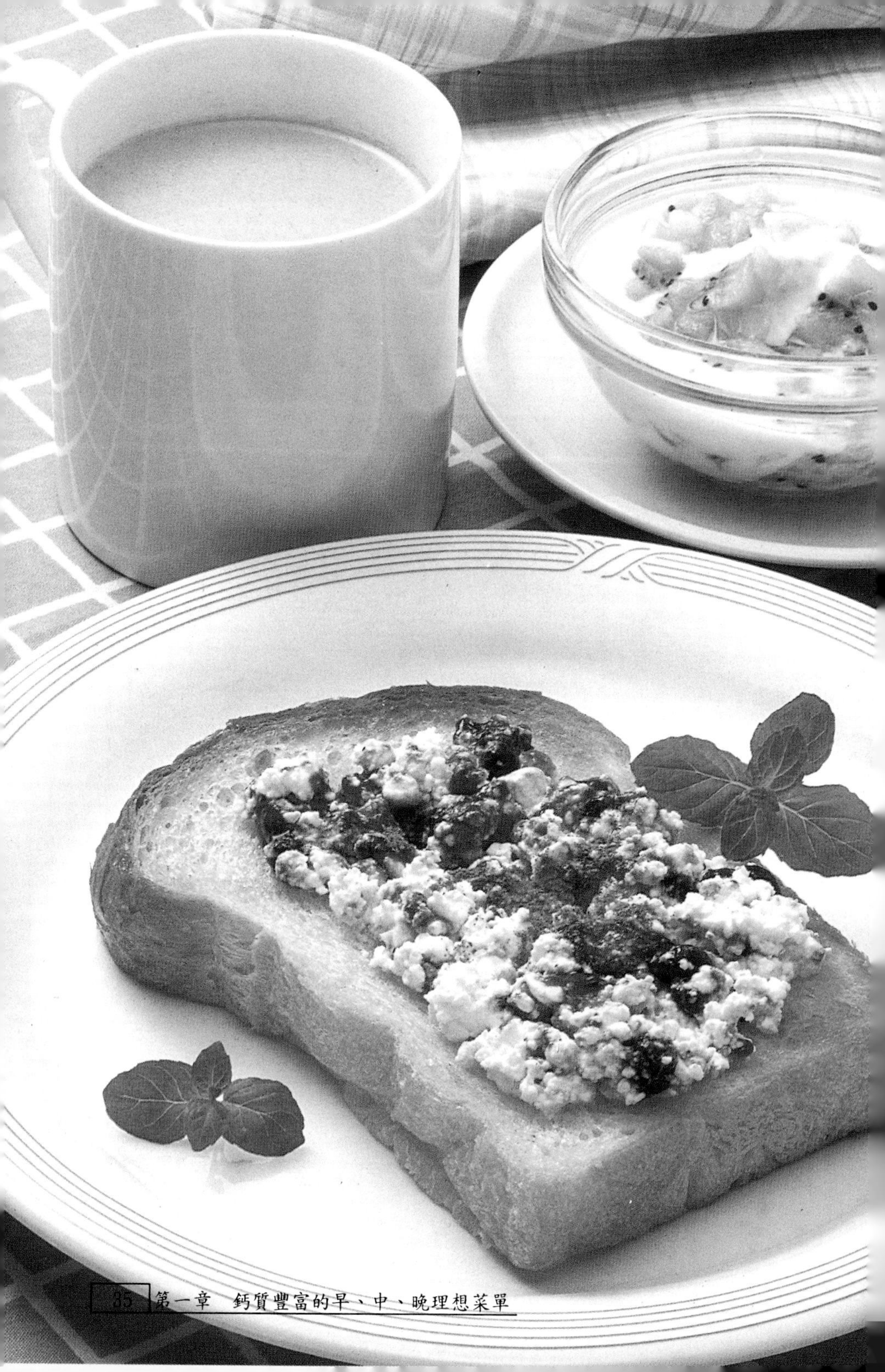

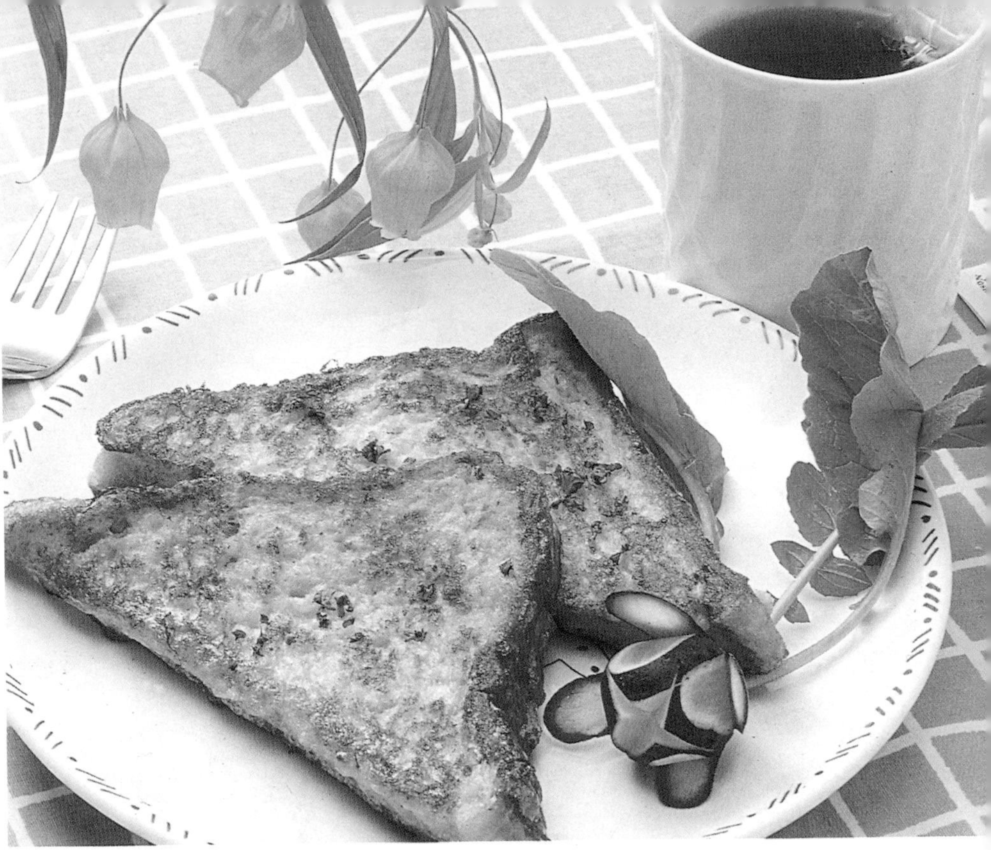

MENU

- 法式吐司
- 奇異果優格

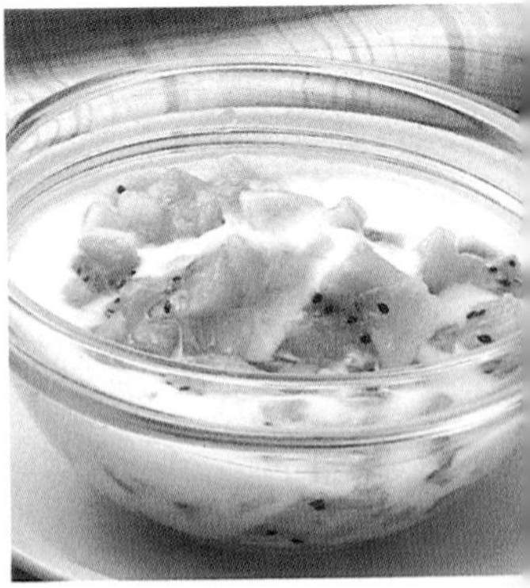

【1人份營養分析】
熱量…417kcal　鈣質…178mg
蛋白質……30g　鹽分………0.9g

格法式吐司

材料（二人份）吐司麵包…2片（120g）　蛋…2個　牛乳…½杯　鹽…⅓小匙　胡椒…少許　荷蘭芹末…1小匙　奶油…1大匙

作法 ①蛋打散，加入牛乳、鹽、胡椒混合。

②吐司麵包擺在大碗中，倒入①，兩面翻轉、充分浸泡。

③煎鍋中熱奶油，②兩面煎過，切成易吃的大小。撒上荷蘭芹末。

奇異果優格

作法與34頁相同。也可以使用自己喜歡的水果代替。

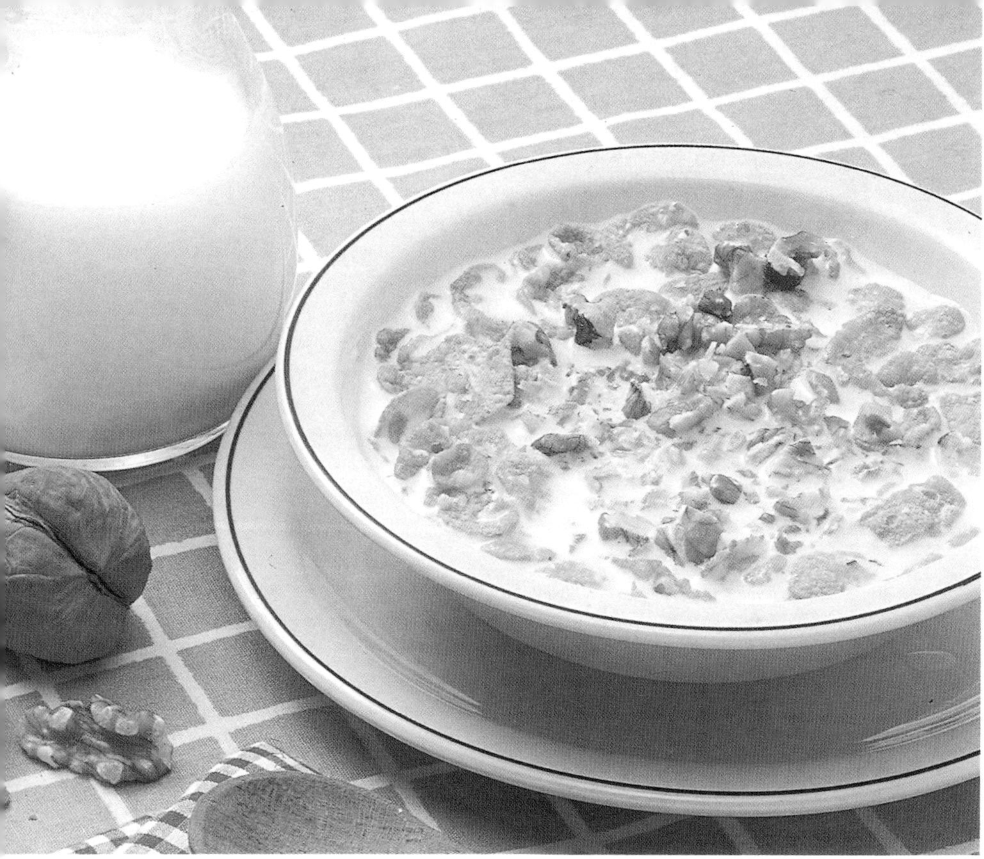

MENU

・玉米片核桃牛乳
・綠色蔬菜乳酪沙拉

玉米片核桃牛乳

材料（二人份）玉米片…2人份（60g）　核桃…20g　蜂蜜…1.5大匙　牛乳…1.5杯

作法
①核桃切碎。
②玉米片與核桃放入器皿中混合。
③淋上蜂蜜與牛乳。

綠色蔬菜乳酪沙拉

材料、作法與44頁相同。

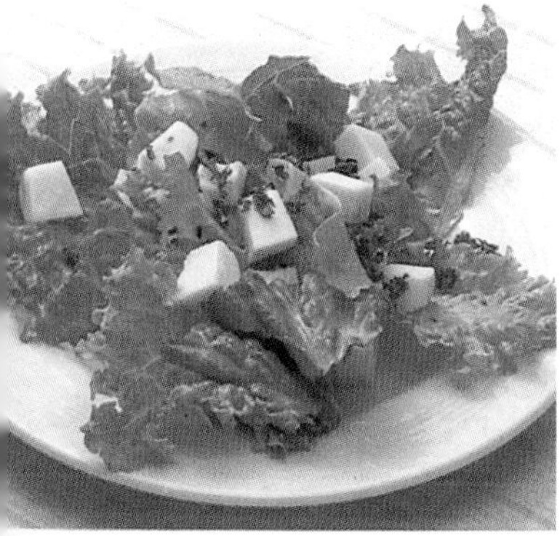

【1人份營養分析】

熱量…469kcal	鈣質…343mg
蛋白質……73g	鹽分………0.8g

早餐的菜單

早、中、晚餐搭配組合運用自如

每天午餐的菜單

•攝取300～400毫克鈣質的工夫•

經常外食的人應該選擇乳製品與大豆製品菜單

出外工作的人最好自己攜帶便當，無法辦到而必須外食的人，需要注意菜單的選擇。

如果吃西式食品，最好選擇通心粉、焗菜、披薩、夾乳酪的三明治、奶油丸子定食、使用牛乳或乳酪的菜等。

選擇吃日式食品時，像鰻魚飯、油炸豆腐皮蔥花麵、納豆蕎麵、豆腐皮壽司等大豆製品的食物比較好。選擇外食菜單時，最好能攝取100到150毫克鈣質。飯後及下午茶時間喝一瓶牛乳。茶最好選擇奶茶，以及含較多牛乳的咖啡牛奶、冰淇淋、優格、加入鮮奶油或乳酪的蛋糕與乳製品等。

在意熱量的人可以將熟小魚乾等當成點心吃。利用點心可以攝取150毫克鈣質。

在家庭中活用鈣質較多的常備菜

在家庭中用餐的主婦或高齡者，午餐大都吃前一天的剩菜、飯。但是只要稍微花點工夫，就能增加鈣質的食材。

在剩下的主食（飯、麵等）中加入櫻蝦或魩仔魚，做成炒飯或炒麵。變硬的麵包混合牛乳和蛋，浸泡後再煎，都是不錯的工夫。

此外，多做一些鈣質含量較多的常備菜，當成一道午餐菜。佃煮小魚或海帶，還有使用小魚、櫻蝦、芝麻的香鬆等都不錯。可以保存二到三天的蘿蔔乾或煮羊栖菜等，必須稍微控制甜味和鹽分，事先多做一些放在冰箱保存，就可以隨時補充鈣質。

乾香菇浸泡還原放入冰箱保存，隨時可以使用非常方便。因此，平常多買一些鈣質豐富的乾貨擺在家裏。

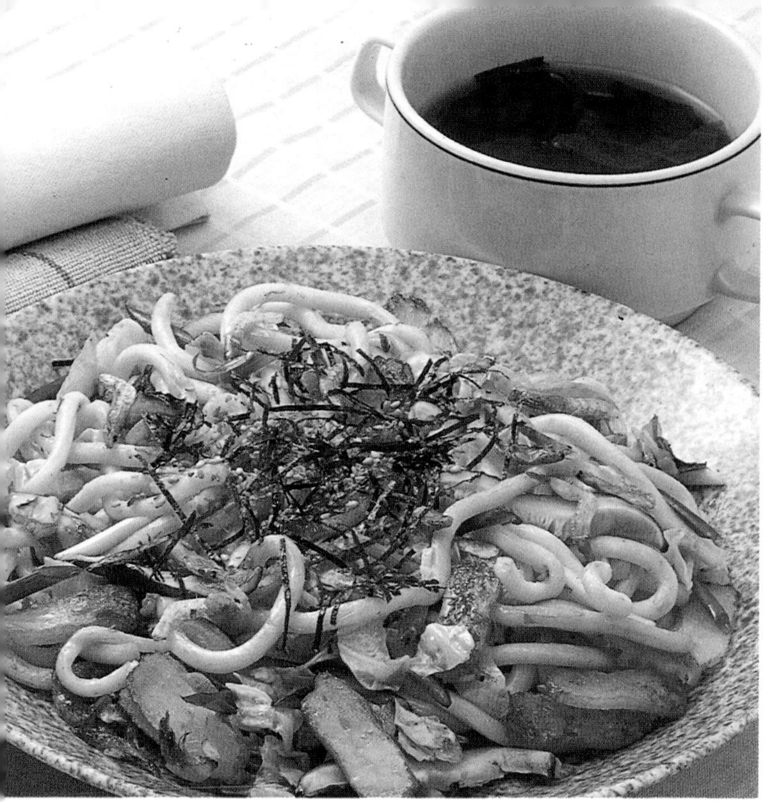

MENU

・櫻蝦烏龍炒麵
・海帶芽湯

【1人份營養分析】

熱量····449kcal　鈣質····388mg
蛋白質······22g　鹽分······3.8g

櫻蝦烏龍炒麵

材料（二人份）熟烏龍麵…2人份　櫻蝦…30g　水…1大匙　甘藷片…2個（60g）　高麗菜…1片　蔥…4根　乾香菇…4朵　麻油…2大匙　鮮味露（市售品）…2大匙　鹽…1/3小匙　炒過的芝麻…2小匙　烤海苔（切絲）…適量

作法
①熟烏龍麵用手稍微撥散。
②櫻蝦加水使其柔軟。油炸甘藷片切成3cm短條狀。蔥切成3cm小段。高麗菜切成1cm寬塊狀。乾香菇浸泡還原，去蒂，切絲。
③煎鍋中熱麻油，炒②，蔬菜炒軟後加入①。用鮮味露和鹽調味，再炒30～40秒。
④盛盤，撒上炒過的芝麻、烤海苔。

海帶芽湯

材料（二人份）　水…1½杯　湯塊…1個　海帶芽（浸泡還原）…30g

作法
①湯塊加入水中煮滾。
②海帶芽切成適當大小，煮滾30秒。

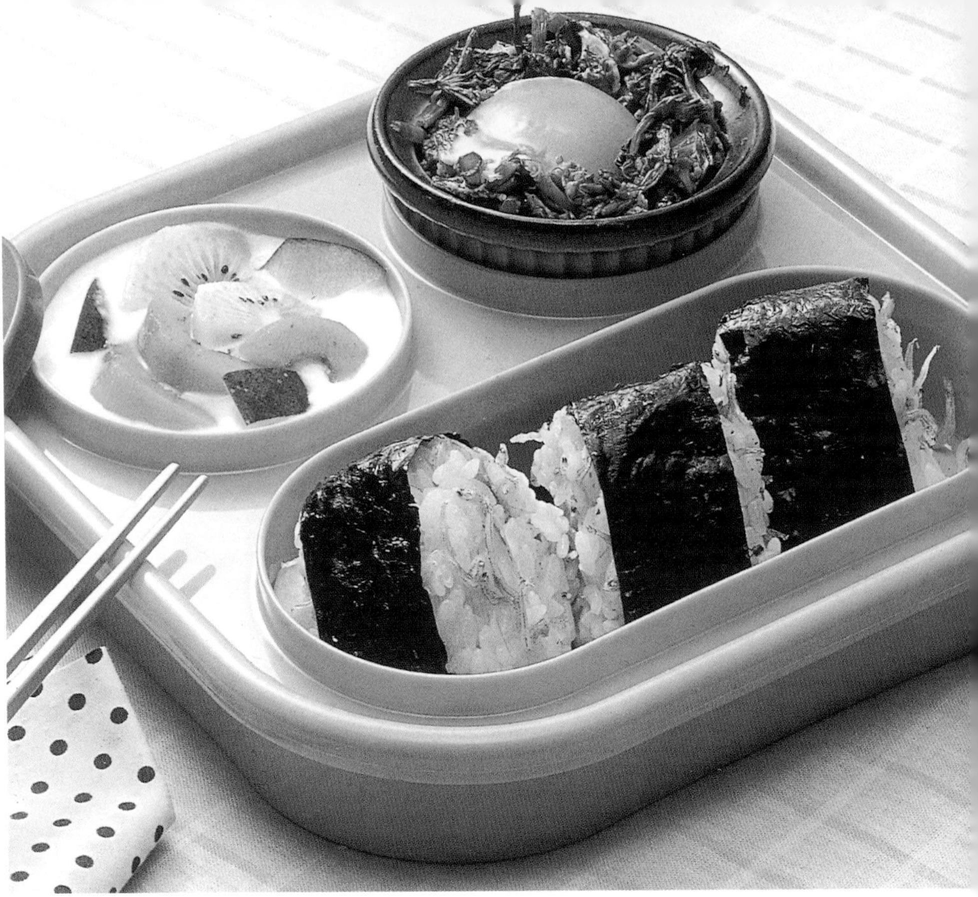

MENU

- 油菜花巢中蛋
- 魩仔魚握壽司
- 水果優格

【1人份營養分析】

熱量	597kcal
蛋白質	20g
鈣質	312mg
鹽分	1.6g

油菜花巢中蛋

材料（二人份）油菜花…150g　沙拉油…½大匙　鹽…¼小匙　胡椒…少許　蛋…2個

作法

①油菜花切成3㎝長。

②煎鍋中熱沙拉油，炒油菜花，撒上鹽、胡椒。

③分為2等分，放入燉鍋，中央凹處打個蛋（蛋黃部分用牙籤戳兩個洞）。

④用保鮮膜包住③，放入微波爐中各加熱40秒。

●建議：油菜花也可以改用其他鈣質含量較多的青菜。

魩仔魚握壽司

材料（二人份）飯…2人份（400g）　魩仔魚…10g　鹽…少許　烤海苔…½片

作法

①魩仔魚混入煮好的飯中。

②製作薄鹽水，抹在手掌上，將①6等分，做成握壽司，捲上切成帶形的烤海苔。

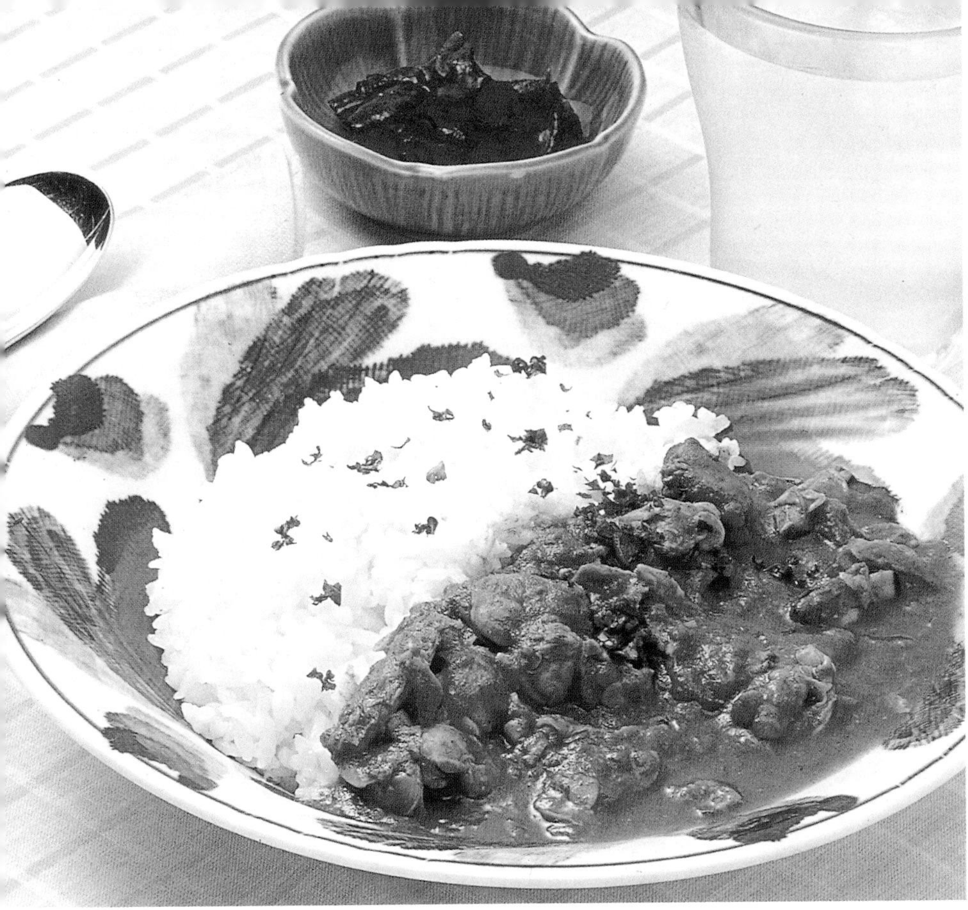

水果優格

材料（二人份）奇異果…1個　枇杷…2個　蘋果…（中）¼個　無糖優格…1杯（200g）　砂糖…2小匙

作法 ①奇異果、枇杷去皮，切成易吃的大小。蘋果連皮洗淨，切成銀杏形。淋上酸乳酪、砂糖。

※可以選擇當令水果。

MENU

- 咖哩蛤仔肉
- 蕪菁玉蕈泡菜

【1人份營養分析】

熱量	539kcal
蛋白質	15g
鈣質	**108mg**
鹽分	3.0g

咖哩蛤仔肉

材料（二人份）飯…2人份　蛤仔肉（罐頭）…80g　罐頭汁…1～2大匙　咖哩塊（市售品）…2餐份　荷蘭芹末…適量　福神漬菜…30g

作法 ①取出罐頭蛤仔肉，罐頭汁倒入另一個容器。
②罐頭汁倒入鍋中，加入咖哩塊，加熱1分鐘。
③熱飯盛入器皿中，添上②，撒上荷蘭芹末。

蕪菁玉蕈泡菜

材料、作法與97頁相同。

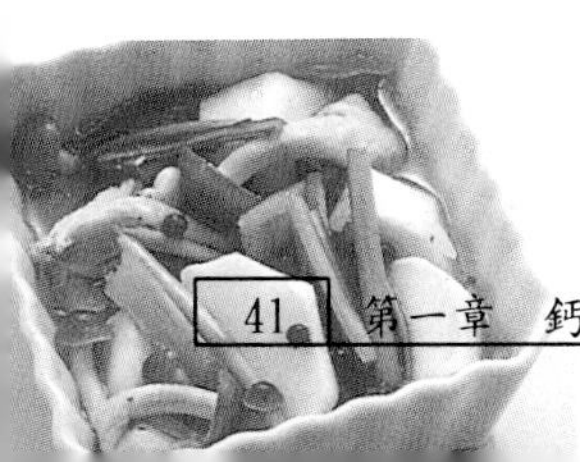

●義大利麵通心粉菜單

MENU
- 蝦九層塔通心粉
- 生菜沙拉蝦

蝦九層塔通心粉

材料（二人份）緞帶通心粉…2人份（180g）鹽…2小匙　蒜…1塊　西洋蔥…4根　九層塔…6片　乾櫻蝦…20g　白葡萄酒或水…2大匙　橄欖油…3大匙　鹽…½小匙　胡椒…少許　乳酪粉…2大匙

作法
①大量水中加入鹽，煮滾後加入通心粉煮8～10分鐘，撈起放入蔞子裏瀝乾水分。
②蒜切成薄片。西洋蔥切末。九層塔切絲。
③乾櫻蝦浸泡在白葡萄酒或水中。
④煎鍋中熱橄欖油，爆香②的蒜，接著炒西洋蔥及③的櫻蝦，加入①的通心粉、九層塔，以鹽、胡椒調味，迅速拌炒後盛盤。撒上乳酪粉。

生菜沙拉

材料、作法與26頁相同。

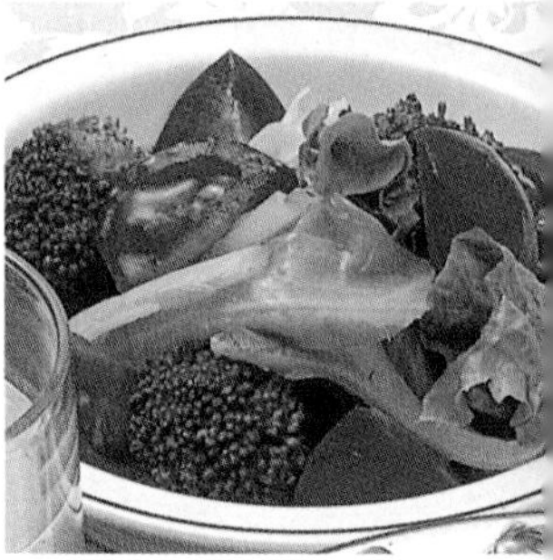

【1人份營養分析】

熱量	619kcal
蛋白質	25g
鈣質	**341mg**
鹽分	2.0g

【1人份營養分析】

熱量	706kcal	**鈣質**	**365mg**
蛋白質	24.4g	鹽分	1.8g

MENU
- 蕪菁蛤仔義大利麵
- 水果優格

蕪菁蛤仔義大利麵

材料（二人份）義大利麵…2人份（180g）鹽…2小匙　蒜…1塊　洋蔥…¼個　蕪菁根…中1個　蕪菁葉…60g　蛤仔（連殼）…16個（250g）　橄欖油…2大匙　肉桂…1片　鮮雞晶（顆粒）…1小匙　牛乳…1杯　脫脂奶粉…2大匙　胡椒…少許

作法
①大量水中加入鹽，煮滾後加入義大利麵煮8～10分鐘。撈起放入蔞子裏瀝乾水分。
②蒜切成薄片。洋蔥剁碎。蕪菁根對半縱剖為二，切成7mm寬薄片。
③蛤仔浸泡鹽水10分鐘，撈起放入蔞子裏瀝乾。
④煎鍋中熱橄欖油，爆香②的蒜，加入洋蔥、蕪菁根、蕪菁葉、蛤仔、肉桂略炒。
⑤加入鮮雞晶、牛乳、脫脂奶粉，以大火煮，加入①的義大利麵混合。炒到蛤仔開口後撒上胡椒粉，30秒後關火。

水果優格

材料、作法與22頁相同。

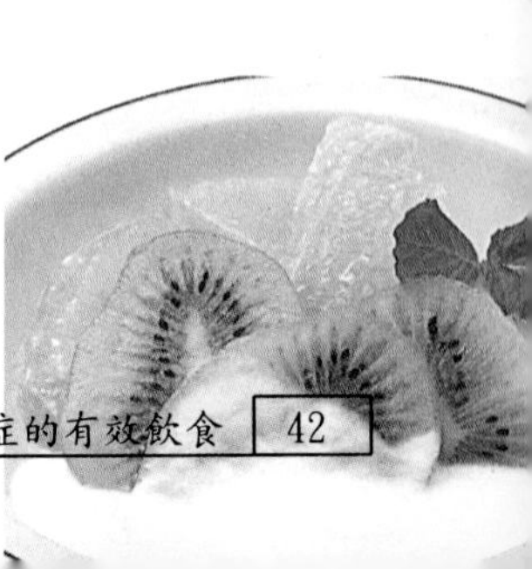

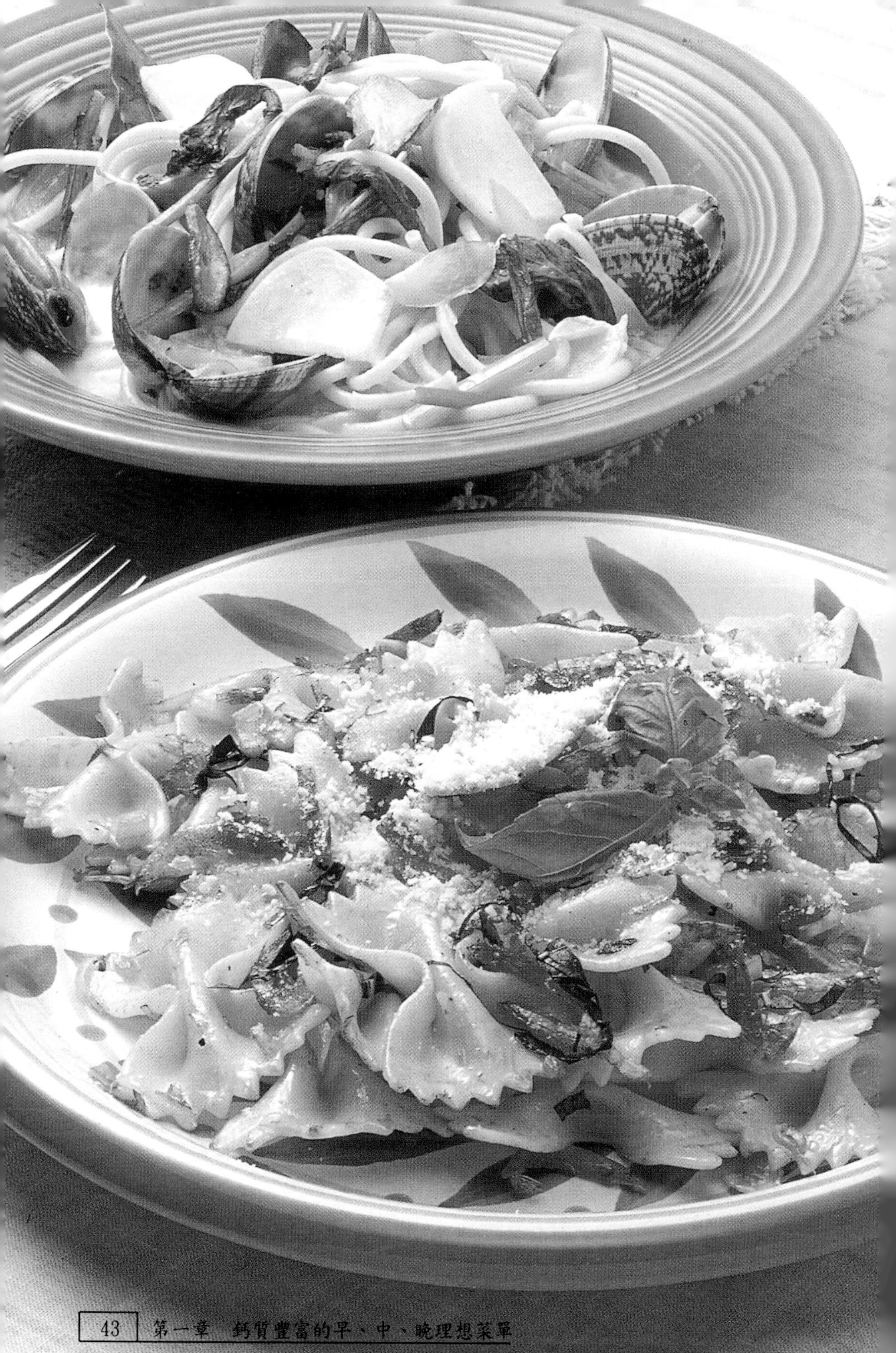

●健康麵包菜單

MENU

- 鮭魚芝麻醬三明治
- 綠色蔬菜乳酪沙拉

鮭魚芝麻醬三明治

材料（二人份）吐司麵包（切成8片裝）…4片　芝麻醬（白）…1大匙　洋蔥（切成圓片）…1/4個　小黃瓜…2/3根　薄片鮭魚（生食用）…100g　鹽、胡椒…各少許

作法
①每片吐司麵包單面塗上芝麻醬。
②洋蔥切成5㎜寬薄片。小黃瓜縱切成6片薄片。
③2片①塗抹芝麻醬的一面朝上，鋪上②的洋蔥、小黃瓜，上方再鋪上鮭魚片，撒上鹽、胡椒。
④剩下2片吐司麵包塗抹芝麻醬的一面蓋在③上，用保鮮膜包起，擱置一會兒。

●建議…如果沒有鮭魚片，可以利用油漬沙丁魚罐頭、海底雞等罐頭。火腿也不錯。

綠色蔬菜乳酪沙拉

材料（二人份）生菜…4片　水田芥…4根　加工乾酪…50g　調味醬（市售品）…2大匙

作法
①生菜、水田芥洗淨後充分去除水分，撕開。
②加工乾酪切成骰子狀。
③生菜鋪入盤中，撒上乾酪。吃的時候淋上調味醬。

【1人份營養分析】

熱量	536kcal	鈣質	312mg
蛋白質	91g	鹽分	5.0g

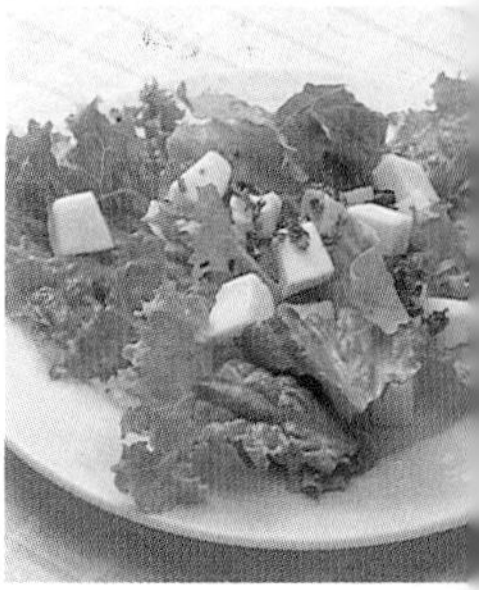

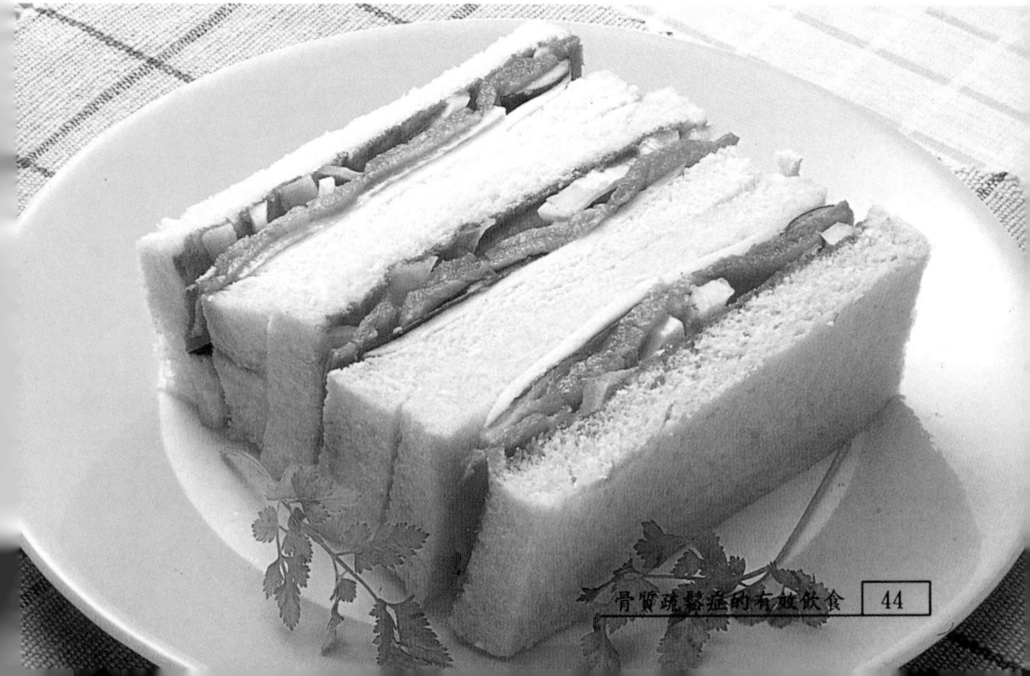

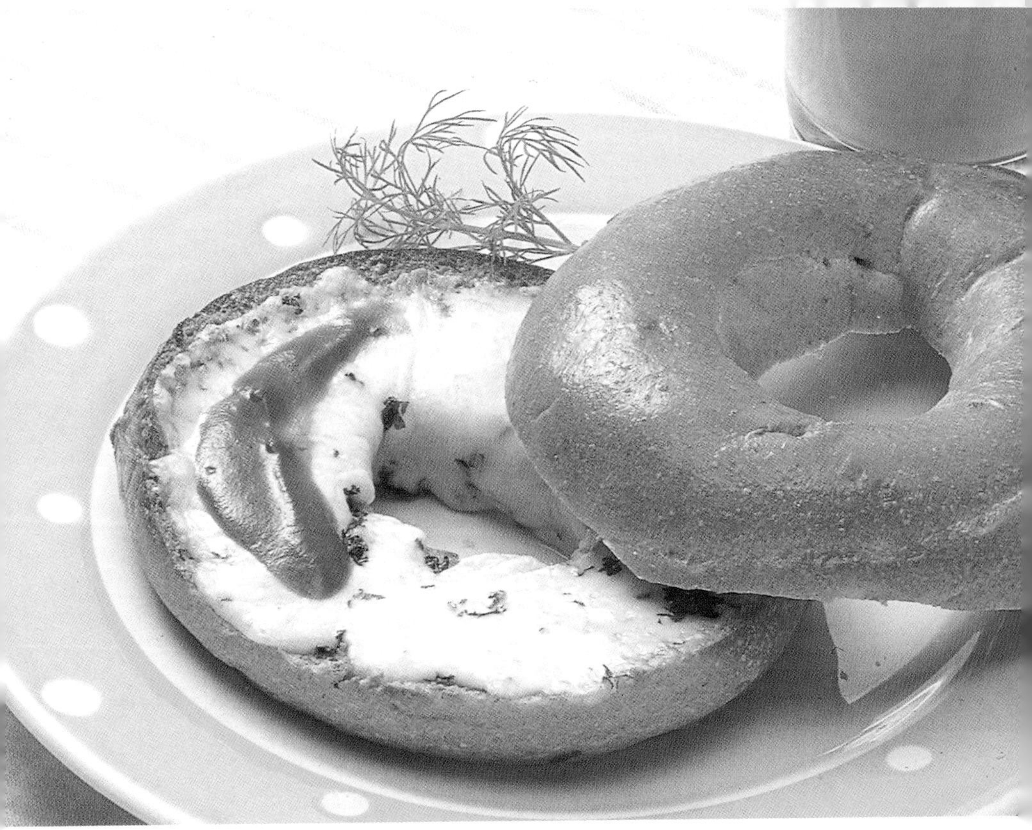

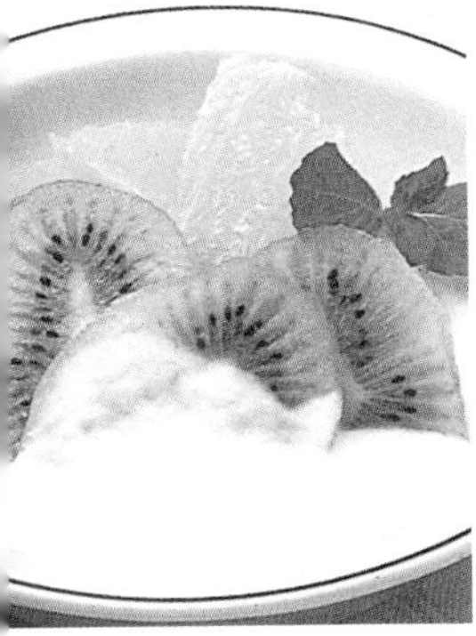

MENU

- 貝格圓圈麵包乳酪三明治
- 水果優格

【1人份營養分析】

熱量……………490kcal	鈣質……531mg
蛋白質……………22g	鹽分…………1.7g

貝格圓圈麵包乳酪三明治

材料（二人份）貝格圓圈麵包…2個　芝麻醬（白）…2小匙　荷蘭芹末…1小匙　披薩用乳酪…60g　番茄醬…1大匙　花草葉…少許

作法
①貝格圓圈麵包橫切為二。
②芝麻醬混合荷蘭芹末，塗抹在①下側切口表面。
③在塗抹芝麻醬的麵包上鋪上乳酪，放入烤箱烤3~4分鐘。
④乳酪溶化後，蓋上塗抹番茄醬（或披薩醬）的上側貝格麵包。
⑤添上花草葉。

水果優格

材料、作法與22頁相同。

早、中、晚餐搭配組合運用自如

每天晚餐的菜單

‧攝取 300～400 毫克鈣質的工夫‧

晚餐最好以三菜一湯的菜單取得營養均衡

大部分國人一天的飲食生活，早餐吃比較清爽的食物，晚餐時則吃美味大餐。這種組合古今不變。

國人的飲食以三菜一湯的菜單最理想。早、午餐最好也這麼做。但是，由於生活形態多樣化，恐怕無法每天辦到這一點。早餐只好藉著餐後的點心補充不足的營養。或者光憑藉著晚餐攝取均衡營養。

所謂三菜一湯，就是一道主菜、二道副菜加上一道湯。這好像是搭配主食的形態。但是為了強健骨骼，晚餐一定要花點工夫攝取300毫克以上的鈣質。

選擇蛋白質和鈣質含量較多的主菜

最好選擇連骨都可以吃下的魚類做為主菜，加上一些乳製品，或利用乾蝦、貝類、大豆製品（豆腐或油豆腐塊）等食材，攝取較多蛋白質與鈣質。

晚餐的主角當然也要和其他食材搭配，最好能從一道菜中攝取150到200毫克鈣質。

再選擇二道配合主菜、補充營養的副菜

不要選擇與主菜類似的菜餚。如果主菜的口味較重，可以選擇口味清淡的副菜；如果主菜的口味較淡，則選擇口味較重的副菜。總之，副菜的量應該少於主菜。

主菜中如果缺乏鈣質，應該使用鈣質含量較多的食材做成副菜來彌補。使用當令食材享受飲食變化之樂。從副菜中攝取100毫克鈣質較好。

晚餐攝取的鈣質如果不足300毫克，則湯類或飯等主食中也要加入少許具有鈣質的食材。

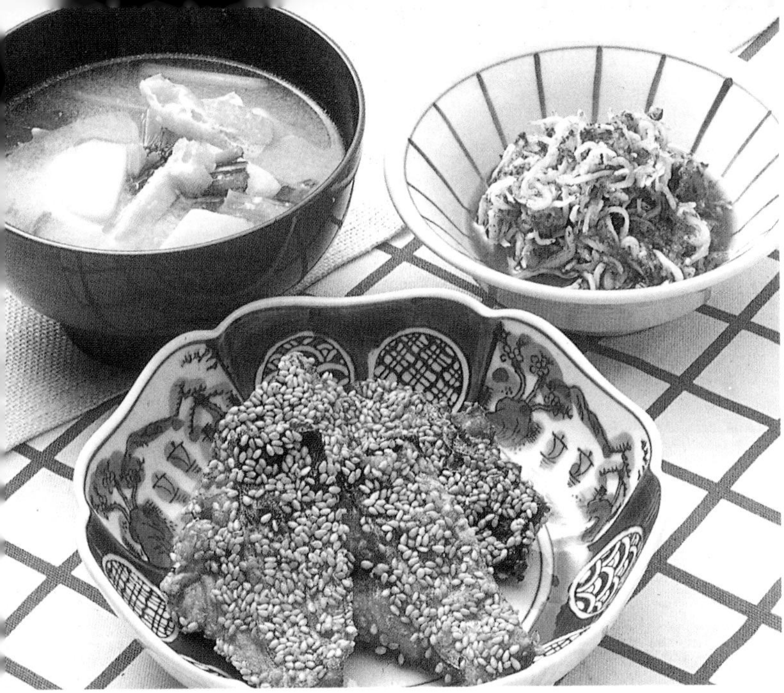

MENU

- 炸芝麻魚片
- 醋拌小黃瓜泥魩仔魚
- 油炸豆腐皮蕪菁味噌湯

【1人份營養分析】

熱量……………829kcal	鈣質……342mg
蛋白質………………37g	鹽分…………4.5g

炸芝麻魚片

材料（二人份）鯖魚（去骨的魚肉）…150g　薑汁…½小匙　砂糖…1小匙　醬油…1大匙弱　酒…1大匙　太白粉…1.5大匙　白芝麻…3大匙　油（油炸用）…適量

作法 ①鯖魚斜切成2㎝寬，撒上薑汁。

②將①放入容器中，撒上砂糖、醬油、酒，醃15分鐘。

③②中加入太白粉，醃汁混合太白粉形成麵衣。

④③的魚肉表面沾太白粉麵衣，撒上白芝麻，放入170℃的熱油中炸。

醋拌小黃瓜泥魩仔魚

材料（二人份）小黃瓜…1根　魩仔魚…30g　薑…少許　砂糖…1小匙　鹽…¼小匙　醋…1大匙

作法 ①小黃瓜擦成泥狀。薑切絲。

②容器中加入砂糖、鹽、醋及魩仔魚，醃1～2分鐘。

③②中加入小黃瓜和薑涼拌。

油炸豆腐皮蕪菁味噌湯

材料（二人份）油炸豆腐皮…⅔片　蕪菁根（小）…1個　蕪菁葉…40g　高湯…2杯弱　味噌…1.5大匙

作法 ①油炸豆腐皮切成1㎝寬。蕪菁根連皮切成5㎜寬銀杏形，蕪菁葉切成3㎝長。

②移入鍋中，加入高湯，煮到蕪菁根柔軟為止。關小火加入味噌。

※添飯配菜。
各配菜的營養分析請參照187～191頁。

MENU

・炸乳酪茄子包
・芝麻拌小油菜

炸乳酪茄子包

材料（二人份）茄子…2個　青椒…1個　加工乾酪…30g　鹽、胡椒…各少許　麵粉…4大匙　牛乳…3大匙　油（油炸用）…適量　喜歡的調味醬…適量

作法 ①茄子去蒂，對半縱切，切花，直到蒂的根部為止。浸泡在大量水中去除澀液。

②青椒對半縱切、去籽，切成5mm寬絲狀。加工乾酪切成棒狀。

③①的茄子去除水分，切開的部分撒上鹽、胡椒，等分②的青椒與乳酪，夾入茄子中，用牙籤固定。

④麵粉加入牛乳做成麵衣。沾大量麵衣，放入165℃的熱油中炸。

●建議…加上個人喜歡的番茄醬、英國辣醬油、美乃滋醬油等。

芝麻拌小油菜

材料、作法與79頁相同。

※添上飯與喜歡的味噌湯。

【1人份營養分析】

熱量	615kcal	鈣質	483mg
蛋白質	27g	鹽分	2.9g

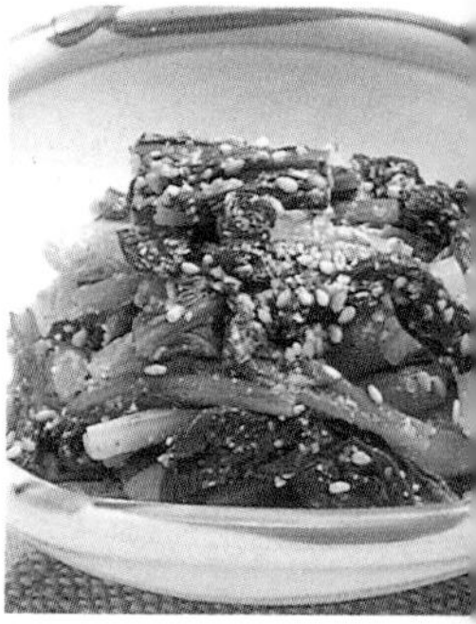

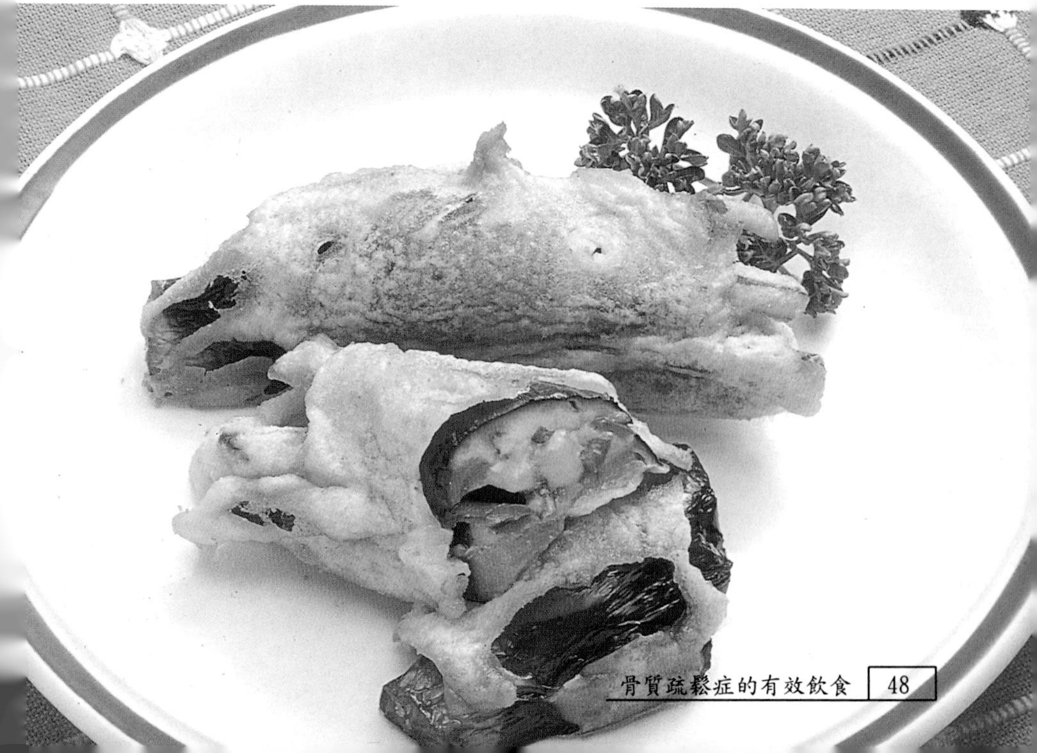

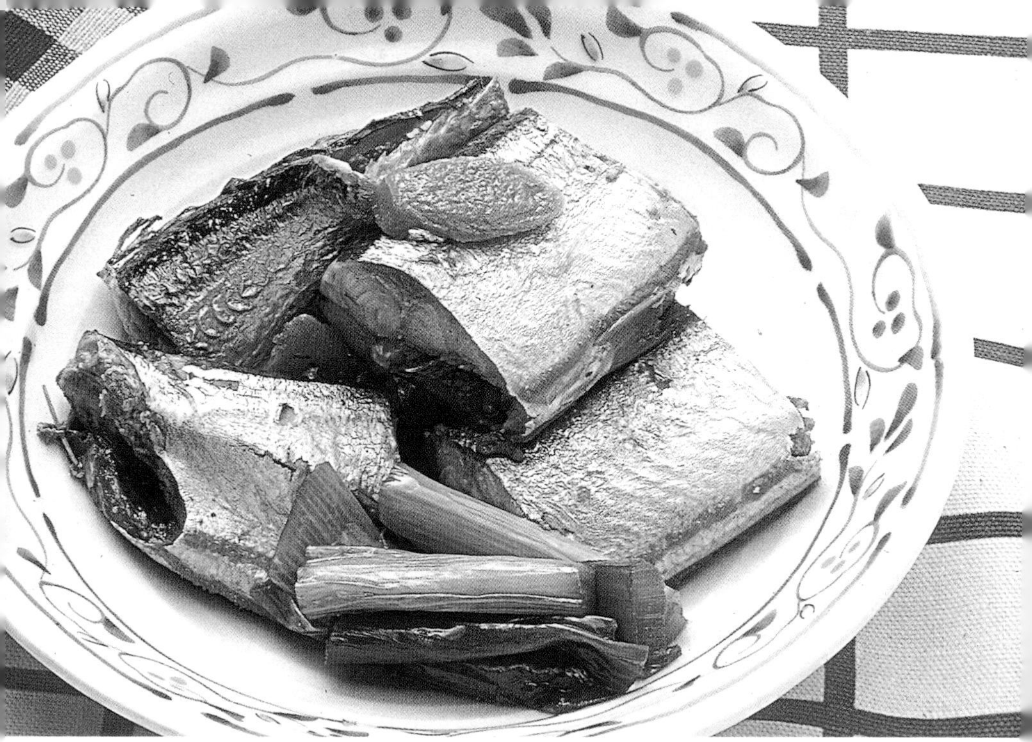

【1人份營養分析】

熱量	767kcal	鈣質	**191mg**
蛋白質	37g	鹽分	3.0g

MENU

・醋醬油煮秋刀魚
・菠菜茶碗蒸

醋醬油煮秋刀魚

材料（二人份）秋刀魚…2條　薑…1塊　水…½杯　醋…½杯　砂糖…1大匙　醬油…2大匙　高湯或酒…¼杯　冬蔥（切成5㎝長）…2根份

作法 ①去除秋刀魚的頭和內臟，洗淨，切成3㎝長塊狀。薑拍碎。
②鍋中加入薑和水，煮滾後將秋刀魚排入鍋中。淋上醋，加蓋，用小火慢慢煮。
③煮汁減少後加入砂糖、醬油、高湯或酒、冬蔥，煮到汁收乾為止。

菠菜茶碗蒸

材料（二人份）菠菜…100g　奶油…2小匙　蛋…（大）1個　牛乳…1杯（200cc）　脫脂奶粉…1大匙弱　鹽…⅓小匙　胡椒…少許

作法 ①菠菜切成2㎝長，用奶油炒。
②蛋打散。混合牛乳、脫脂奶粉、鹽與胡椒。
③①加入器皿中，倒入②，小火蒸15分鐘。
※添上飯。

晚餐的菜單

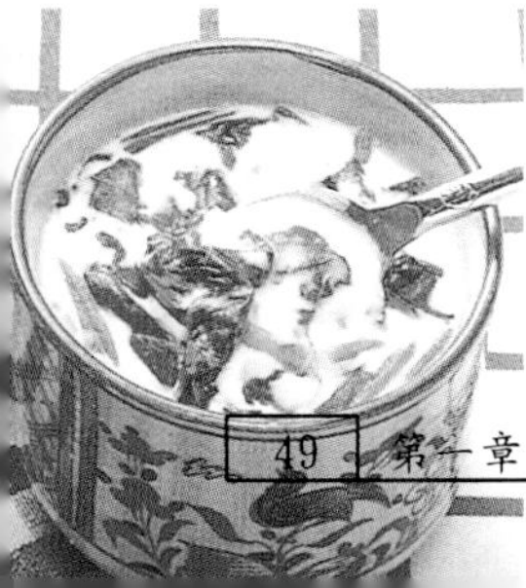

MENU

- 奶油煮青江菜干貝
- 五目煮大豆
- 芝麻飯
- 青菜豆腐蛋花湯

奶油煮青江菜干貝

材料（二人份）干貝（生食用）…6個　薑汁…少許　蔥…10cm長　紅蘿蔔…1/5根　青江菜…2株（240g）　麻油…1大匙　牛乳…1.5杯　脫脂奶粉…3大匙　味精…2小匙　太白粉…1.5大匙

作法

①干貝對半橫切，撒上薑汁。

②蔥切成1cm圓片。紅蘿蔔切成薄半月形。青江菜一片片剝開，莖部充分洗淨，切成5cm長。

③鍋中熱麻油，炒②的蔥、紅蘿蔔與青江菜莖部，炒軟後加入青江菜葉拌炒。

④加入牛乳、脫脂奶粉、味精，煮滾後加入①的干貝，煮30秒後加入太白粉水勾芡。

●建議：如果一開始就放入干貝，煮的時間太久會變硬。因此，加入干貝後應該迅速快煮，再用太白粉水勾芡。

五目煮大豆

材料（二人份）煮大豆…80g　乾香菇…2朵　快煮海帶…7cm長　蒟蒻…1/4片　紅蘿蔔…1/5根（40g）　熟竹筍…20g　高湯…1/2杯　砂糖…1大匙　醬油…1大匙　料理米酒…1小匙

作法

①大豆略洗，放入簍子裏瀝乾。

②乾香菇浸泡還原，去蒂。快煮海帶洗淨。蒟蒻用滾水燙過。

③紅蘿蔔、熟竹筍與②的材料全部切成1cm正方形。

④將③移入鍋中，加入高湯，煮到紅蘿蔔和海帶柔軟為止。加入①的大豆與砂糖、醬油、料理米酒。加蓋，中火煮到汁收乾為止。

青菜豆腐蛋花湯

材料（二人份）豆腐…1/3塊（100g）　油菜花…80g　高湯…1.5杯　醬油…1大匙弱　蛋…1個

作法

①豆腐切成1.5cm正方形。油菜花用滾水燙過，切成5cm長。

②高湯與醬油煮滾後加入①。煮滾後關小火，倒入打散的蛋汁，蛋呈半熟狀時關火。

【1人份營養分析】

熱量	872kcal
蛋白質	51g
鈣質	**607mg**
鹽分	4.2g

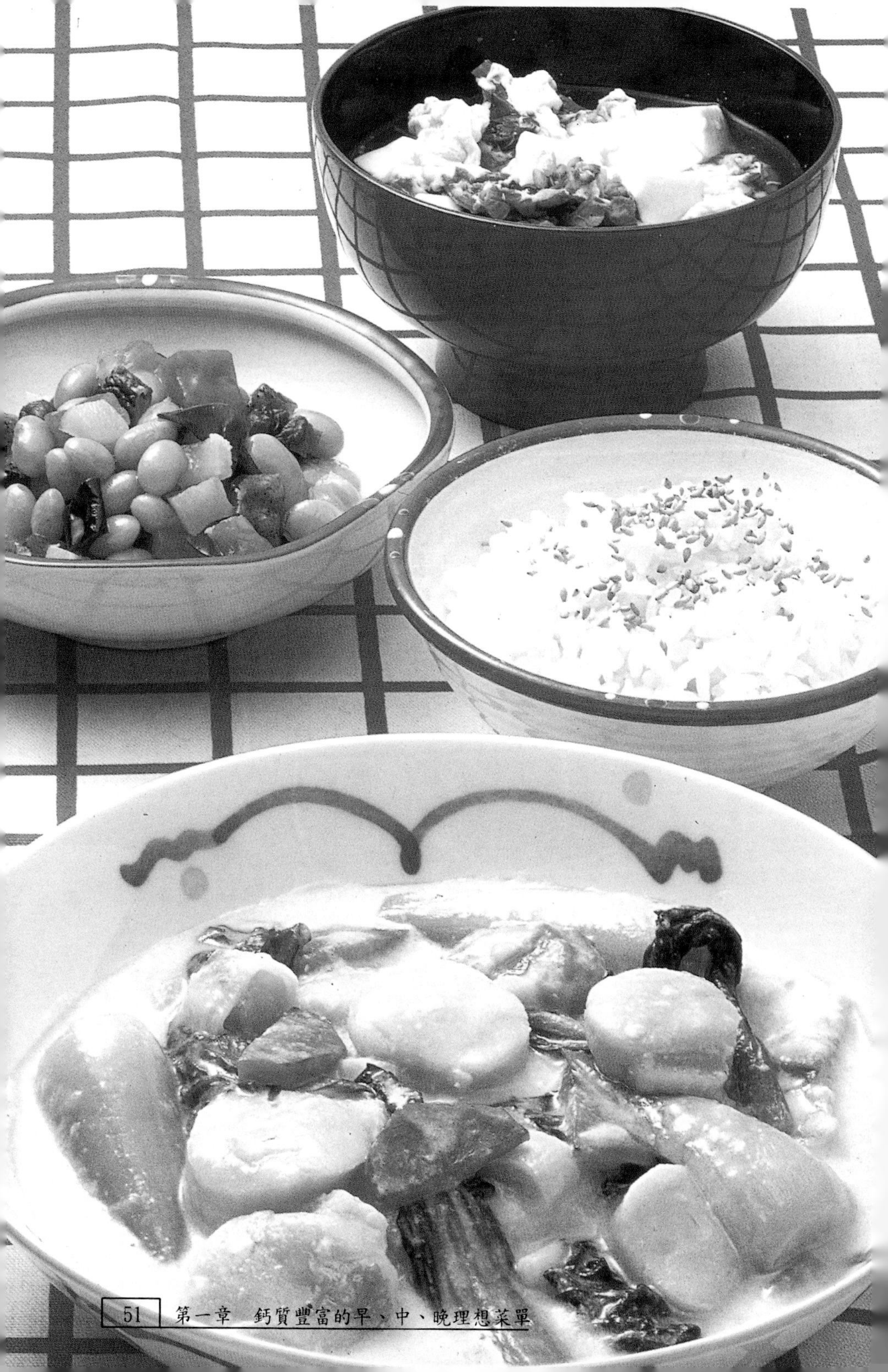

MENU

・乳酪蔬菜豬肉捲
・白蘿蔔泥拌魩仔魚

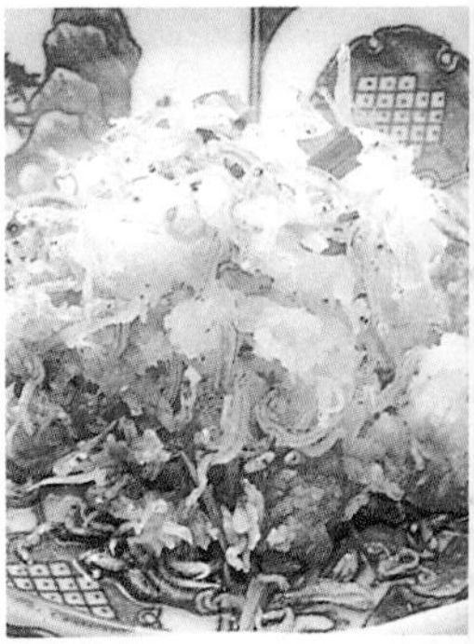

乳酪蔬菜豬肉捲

材料（二人份）豬肉（薄片）…150g　鹽、胡椒…各少許　綠蘆筍…4根　加工乾酪…50g　沙拉油…1大匙　炒過的芝麻…1小匙

作法
①豬肉分為2等分，分別攤開，撒上鹽與胡椒。
②綠蘆筍切除硬的根部及葉鞘，燙出美麗的顏色。乳酪切成6等分的棒狀。
③①的肉片上擺上綠蘆筍與乳酪，捲起。
④煎鍋中熱沙拉油，一邊滾動③一邊煎（煎到肉片熟了為止）。炒過的芝麻中加入鹽，一起擺入盤中。

白蘿蔔泥拌魩仔魚

材料（二人份）白蘿蔔泥…80g　魩仔魚…20g　細香蔥（蔥花）…1根　醬油…2小匙

作法
①混合白蘿蔔泥、魩仔魚與細香蔥。盛盤，淋上醬油。

※添上飯及味噌湯。

【1人份營養分析】

熱量	641kcal	鈣質	290mg
蛋白質	36g	鹽分	4.6g

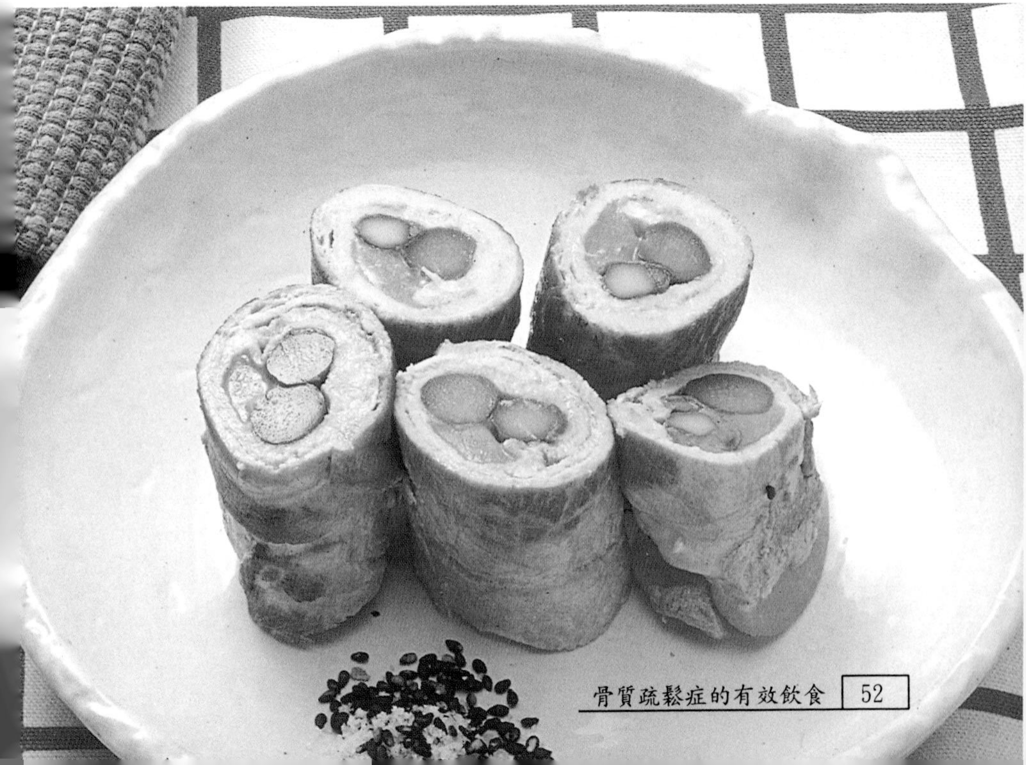

MENU

- 煎乳酪鮭魚片
- 大豆小油菜湯
- 辣味炒海帶芽

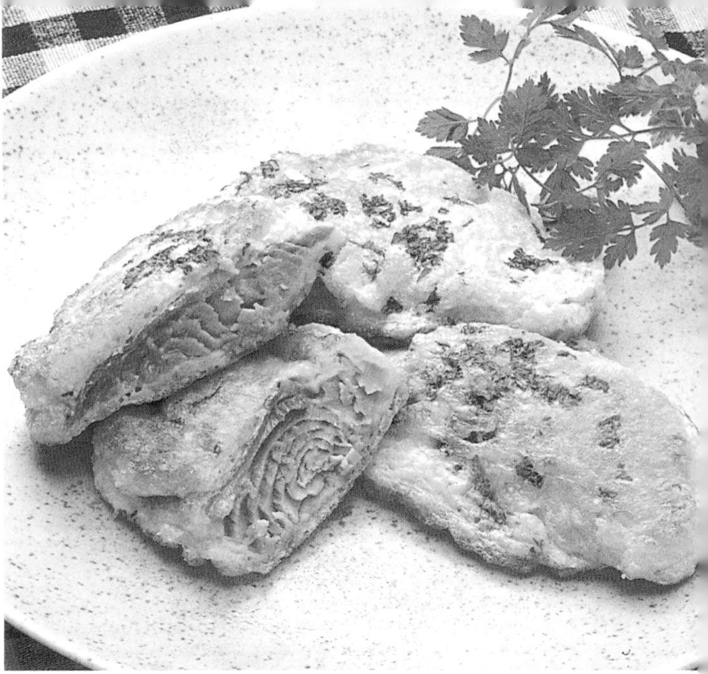

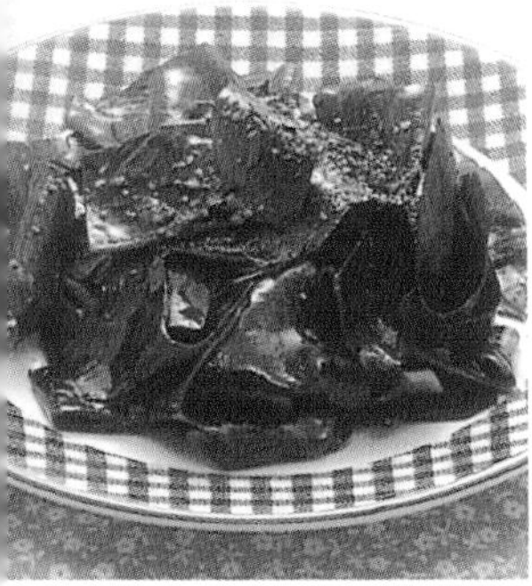

【1人份營養分析】

熱量	864kcal	鈣質	154mg
蛋白質	40g	鹽分	1.8g

煎乳酪鮭魚片

材料（二人份）鮭魚（魚片）…2塊（150g）　鹽、胡椒…各少許　麵粉…1大匙　蛋…1個　麵包粉…2大匙　乳酪粉…4大匙　荷蘭芹末…2小匙　沙拉油或奶油…3大匙

作法

①鮭魚斜切成8片，撒上鹽、胡椒，沾麵粉。

②蛋打入大碗中，加入麵包粉、乳酪粉與荷蘭芹末混合，做成麵衣。

③煎鍋中熱沙拉油，①的鮭魚表面沾②的麵衣，兩面煎成金黃色。

大豆小油菜湯

材料（二人份）熟大豆…60g　小油菜…60g　蔥…40g　高湯或水…1.5杯　味噌…1.5大匙

作法

①磨碎熟大豆（可以包入厚塑膠袋中，用擀麵棍壓碎）。小油菜切成3cm長。蔥切段。

②鍋中加入高湯或水，放入小油菜與蔥煮滾。加入①的大豆略微煮滾。關小火，加入味噌即可。

辣味炒海帶芽

材料、作法與92頁相同。

※添上飯。

MENU

- 南蠻漬洋蔥柳葉魚
- 蕪菁煮豆腐
- 蛤仔味噌湯

南蠻漬洋蔥柳葉魚

材料（二人份）柳葉魚（乾）…6條（120g）　薑汁…½小匙　酒…1小匙　油（油炸用）…適量　洋蔥…½個　蔥…2根　紅辣椒…1根　砂糖…2小匙　醬油…1大匙　醋…1.5大匙　酒…2小匙

作法

①柳葉魚撒上薑汁和酒。

②洋蔥切成5㎜寬圓片，浸泡在水中10分鐘，撈起放入簍子裏瀝乾水分。蔥切成小段。紅辣椒去籽，切成小段。

③煎鍋中加入50㏄油，加熱為170℃。用廚房紙巾擦乾①的柳葉魚水氣，放入鍋中，兩面煎成金黃色。

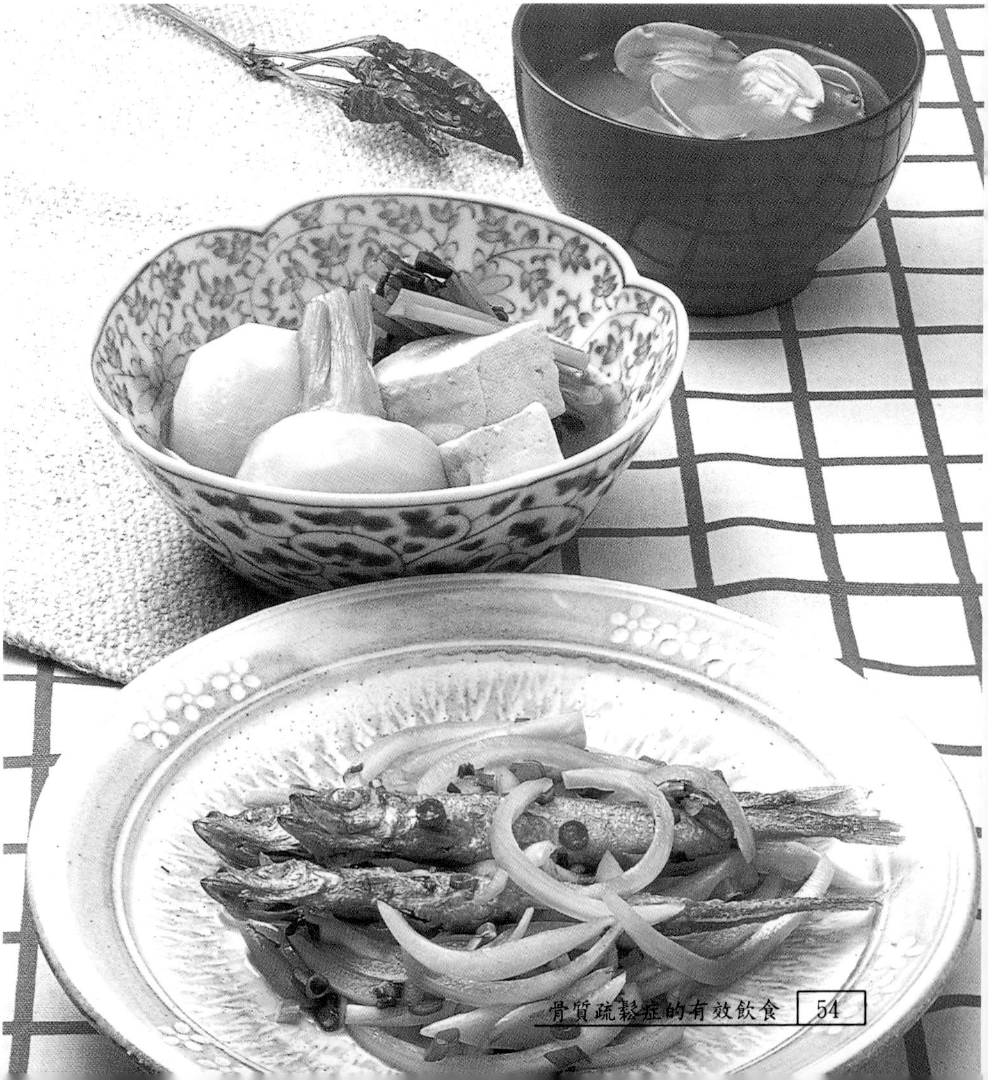

④將②的洋蔥、蔥、紅辣椒與③煎過的柳葉魚放入厚塑膠袋中。加入砂糖、醬油、醋、酒，上下翻轉醃漬直到入味，擱置30～40分鐘。

蕪菁煮豆腐

材料（二人份）蕪菁根（中）…2個　蕪菁葉…80g　傳統豆腐…⅔塊（200g）　高湯…⅔杯　砂糖…2小匙　醬油…1.5大匙　酒…1大匙

作法
①蕪菁根去皮，對半縱切。蕪菁葉切成5cm長。豆腐分為6等分。
②鍋中加入蕪菁根、蕪菁葉與高湯。煮滾1分鐘後加入砂糖、醬油、酒，再煮5分鐘，直到蕪菁柔軟為止。
③加入①的豆腐，加蓋，再煮2～3分鐘。熄火，直接擺在鍋中冷卻。

●建議…蕪菁要煮軟。豆腐因為柔軟，不要用筷子過度攪拌。

蛤仔味噌湯

材料（二人份）蛤仔（連殼）…100g　水…1.5杯　味噌…1.5大匙　酒…1大匙

作法
①蛤仔連殼洗淨，放入鍋中。加水，用中火煮滾。蛤仔開口時加入味噌、酒，小火煮20～30分鐘。

※添上飯。

【1人份營養分析】

熱量……680kcal	鈣質……416mg
蛋白質……32g	鹽分……5.2g

增加鈣質

味道滲入食材、柔軟、整個吃非常好吃

南蠻漬若鷺

材料（二人份）若鷺…120g　酒…½大匙　咖哩粉…⅓小匙　太白粉…2大匙　洋蔥…¼個　蔥…2根　紅蘿蔔…⅕根　油（油炸用）…適量　砂糖…1大匙　醬油…1.5大匙　酒…1大匙　醋…½大匙　高湯…1大匙

作法
①若鷺去除內臟，加入酒與咖哩粉醃5分鐘，撒上太白粉。
②洋蔥切成7mm寬圓片。蔥切成5cm長段。紅蘿蔔切成5cm長細絲。
③②放入大碗中，加入砂糖、醬油、酒、醋、高湯，略微混合。
④①的若鷺用170℃的油炸過，放入③中略微混合，醃漬20分鐘。

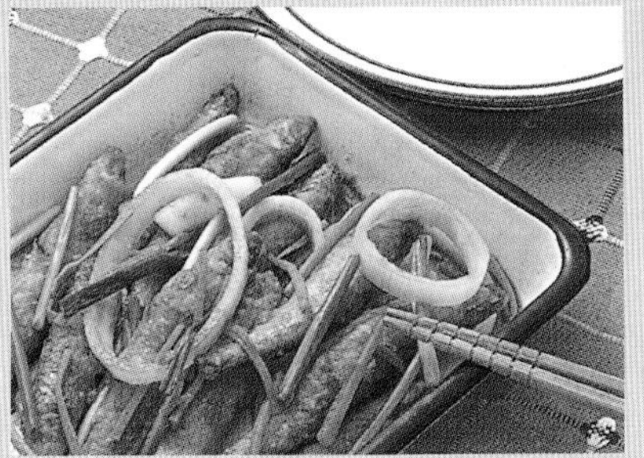

MENU

・中式菜淋豆腐
・香菇湯

【1人份營養分析】
熱量……578kcal
蛋白質………23g
鈣質……423mg
鹽分…………3.6g

中式菜淋豆腐

材料（二人份）傳統豆腐…1⅓塊（400g）青江菜…1株（120g）紅蘿蔔…20g 乾櫻蝦…15g 酒或水…2小匙 麻油…2小匙 水…1杯 砂糖…1小匙 醬油…1.5大匙（弱） 醋…2小匙 太白粉…2小匙 水…2小匙

作法 ①傳統豆腐用滾水燙過，切成適當的大小。分為2等分，盛盤。
②剝開青江菜莖部，充分洗淨，切成3cm長。紅蘿蔔切成7mm寬短條狀。櫻蝦加入酒或水浸泡。
③煎鍋中熱麻油，炒②。加水煮滾，再加入砂糖、醬油、醋。
④淋上太白粉水勾芡。小火煮30秒。淋在①的豆腐上。

香菇湯

材料（二人份）乾香菇…中2朵 高湯或水…2杯 鮮雞晶（顆粒）…1小匙 醬油…1小匙

作法 ①乾香菇浸泡還原，切絲。
②鍋中加入高湯或水，煮滾後加入鮮雞晶與醬油調味。 ※添上飯。

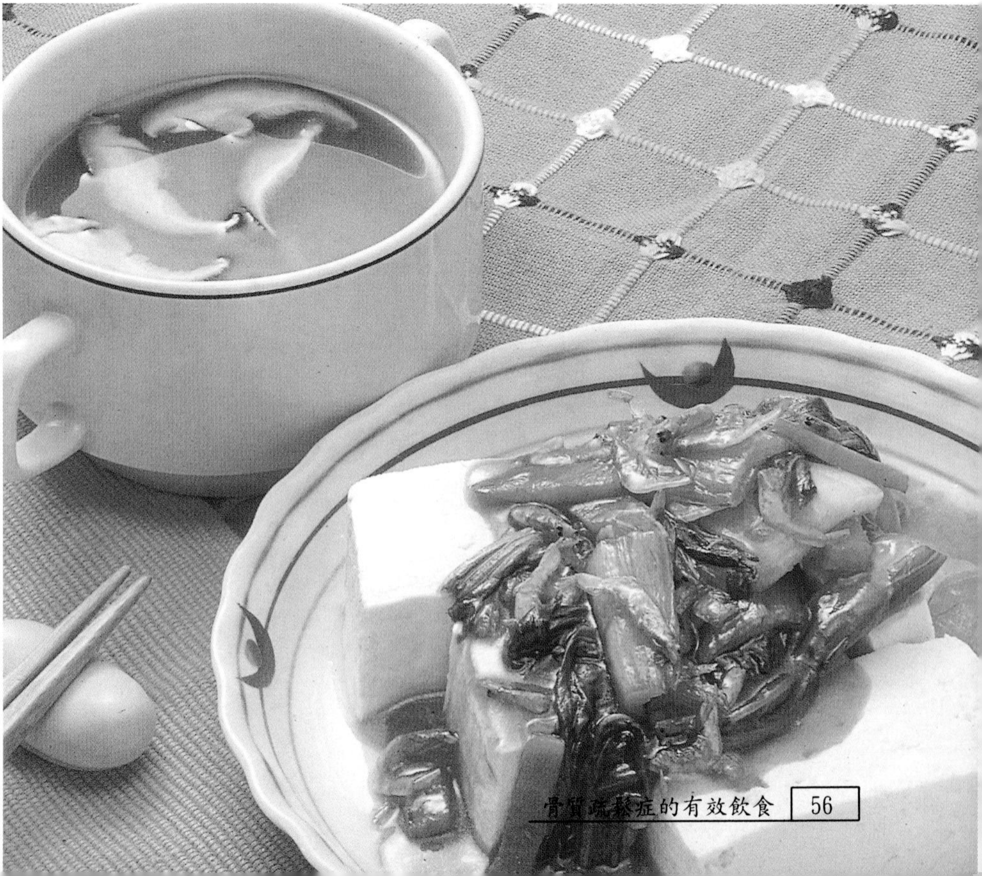

MENU

・日式小蝦煎蛋捲
・炸納豆包

日式小蝦煎蛋捲

材料（二人份）蛋…3個　牛乳…2大匙　砂糖…½小匙　醬油（淡味）…1小匙　乾香菇…3朵　櫻蝦…40g　沙拉油…1大匙　薑汁…⅓小匙　小青椒…6根

作法
①蛋打散，加入牛乳、砂糖、醬油混合。
②乾香菇浸泡還原，去蒂，切絲。
③煎鍋中熱沙拉油，炒②的香菇及櫻蝦，撒上薑汁。倒入①的蛋，用叉子混合4～5次，煮到半熟為止。
④蛋捲移往煎鍋一側，調整形狀，兩面煎過。切成易吃的大小，添加油炒小青椒。

炸納豆包

材料、作法與84頁相同。

※添上飯、清湯。

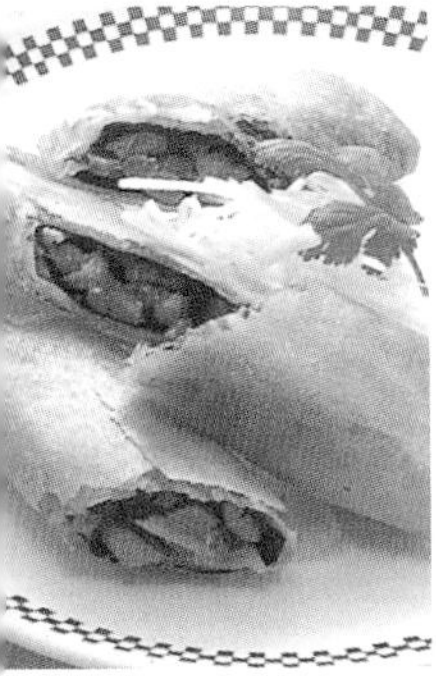

晚餐的菜單

【1人份營養分析】
熱量……703kcal
蛋白質………34g
鈣質……289mg
鹽分…………3.4g

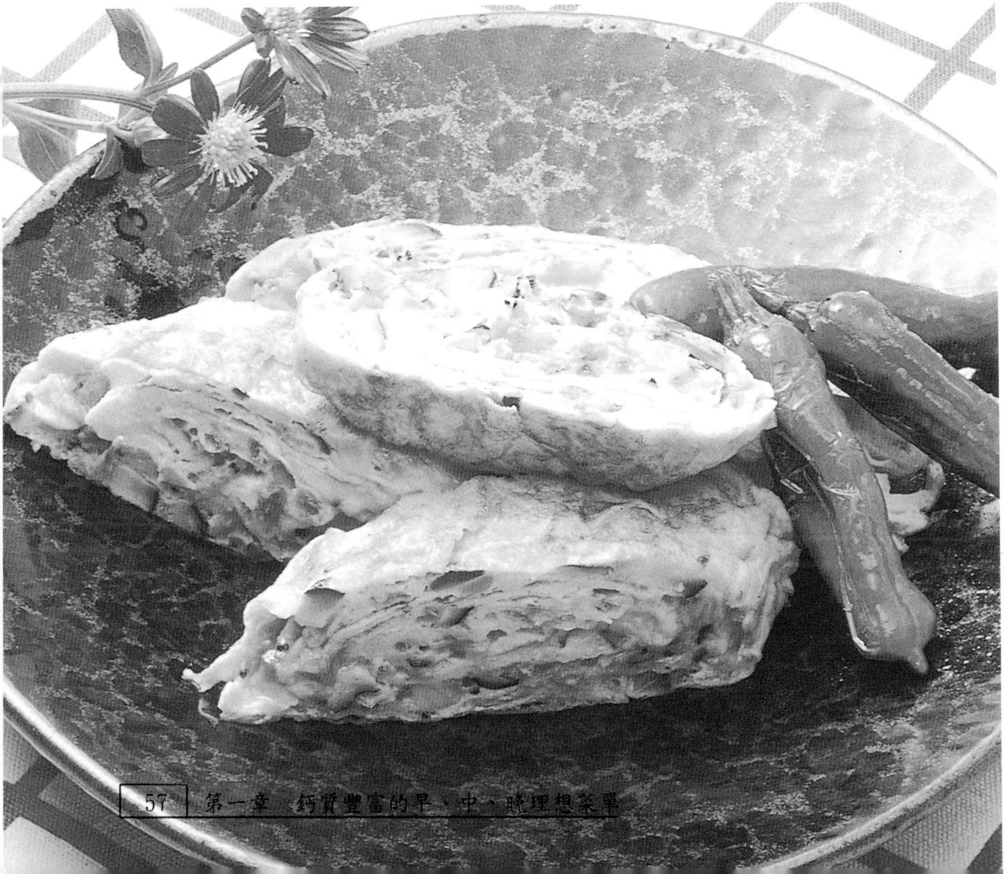

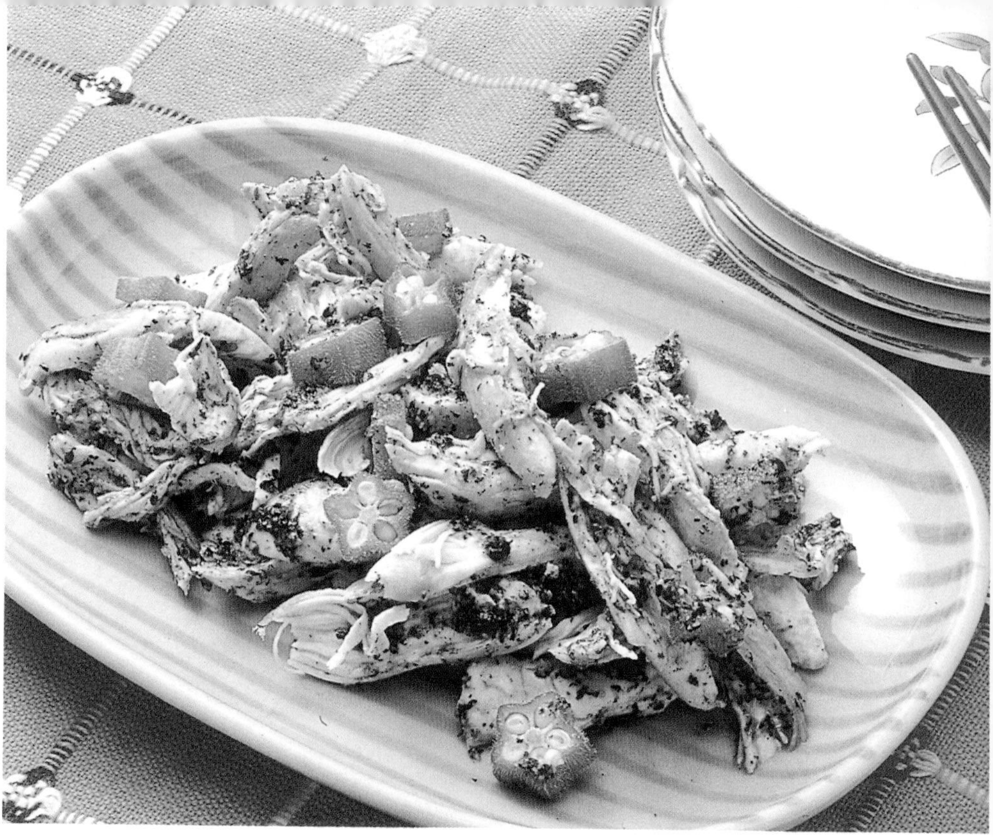

MENU

・涼拌芝麻雞絲
・麻油炒櫻蝦青江菜

涼拌芝麻雞絲

材料（二人份）雞胸肉…4條（160g）　沙拉油…1小匙　薑汁…1小匙　磨碎的炒芝麻（黑）…3大匙　砂糖…1小匙　醬油…1大匙　料理米酒…1小匙　酒…1大匙　秋葵…3根

作法

①雞胸肉去筋，放入加入油的熱煎鍋中，兩面煎過。

②將①撕成雞絲，撒上薑汁。

③切除秋葵根部，切成3㎜寬小段。

④大碗中加入磨碎的炒芝麻、砂糖、醬油、料理米酒、酒充分混合，做成芝麻拌醬。

⑤雞絲放入芝麻拌醬中，加入秋葵涼拌。

麻油炒櫻蝦青江菜

材料、作法與32頁相同。

※添上飯、蛤仔味噌湯。

【1人份營養分析】
熱量……620kcal
蛋白質………37g
鈣質……299mg
鹽分…………3.9g

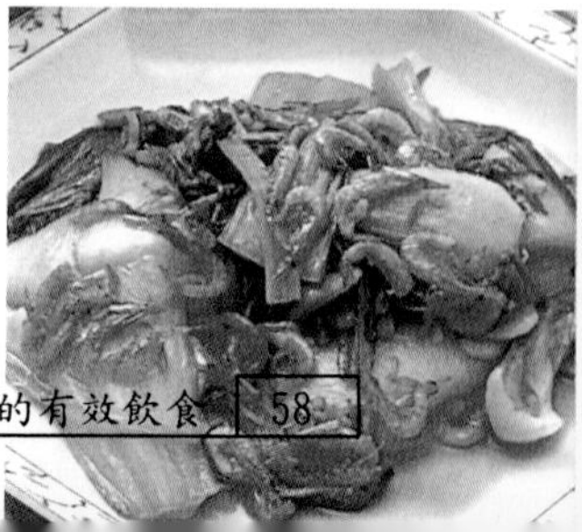

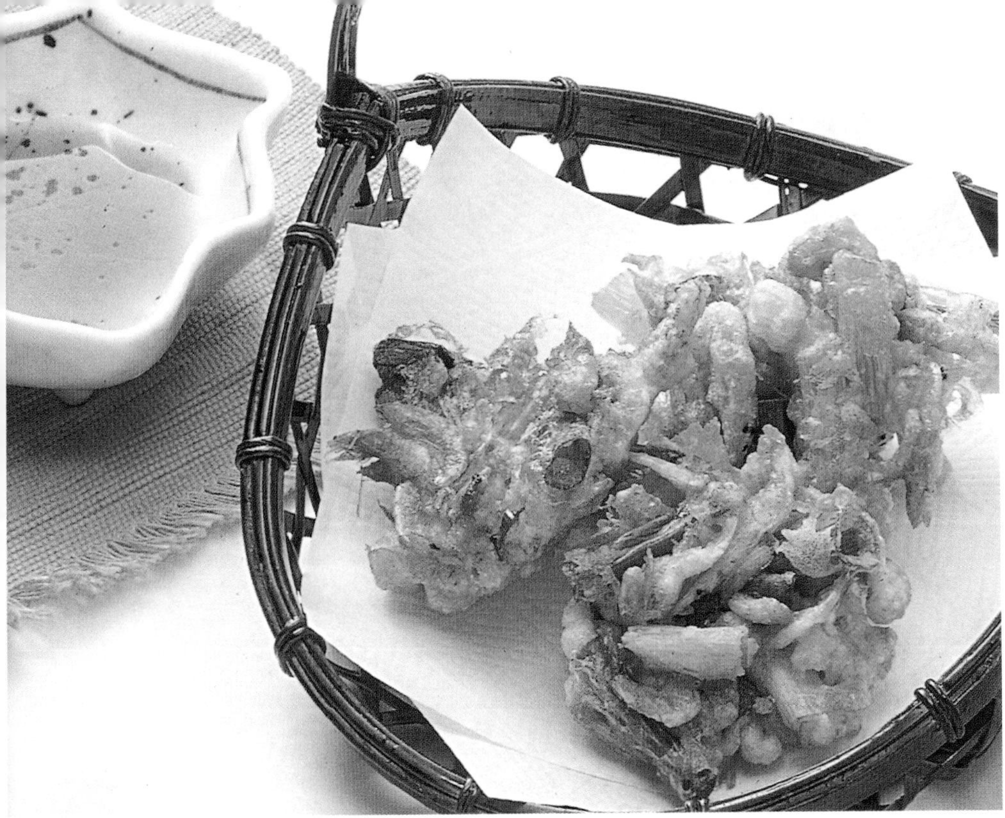

MENU

- 炸核桃小蝦
- 醋拌小黃瓜泥魩仔魚

【1人份營養分析】
熱量……634kcal
蛋白質………25g
鈣質……307mg
鹽分………5.5g

炸核桃小蝦

材料（二人份）櫻蝦…40g 薑汁…½小匙 蔥…3～4根 核桃…7g 油炸粉（市售品）…4大匙 牛乳…2大匙 蛋…½個份 油（油炸用）…適量 蘸汁（市售品）…適量

作法①櫻蝦淋上薑汁。蔥切成2㎝長。核桃切碎。

②油炸粉、牛乳、蛋混合，加入①略微混合。

③油加熱為170℃，用湯匙撈起②，放入油中略炸。

●建議：依照個人喜好添加白蘿蔔泥和蘸汁。

醋拌小黃瓜泥魩仔魚

材料、作法與47頁相同。

※添上飯、味噌湯。

晚餐的菜單

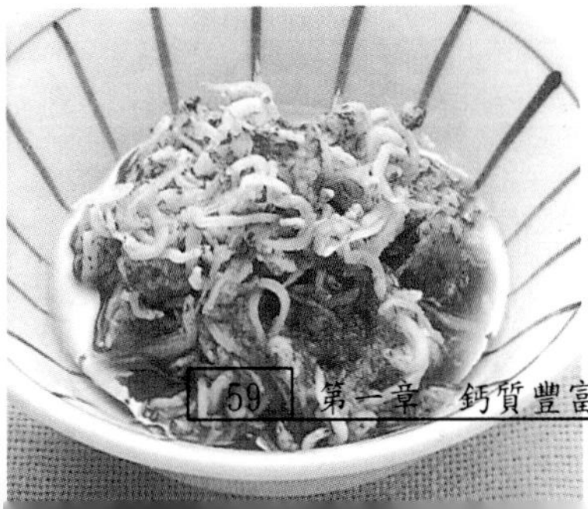

酒伴的鈣質下酒菜

喝酒時記得吃鈣質含量豐富的下酒菜。

※mg表示鈣質量

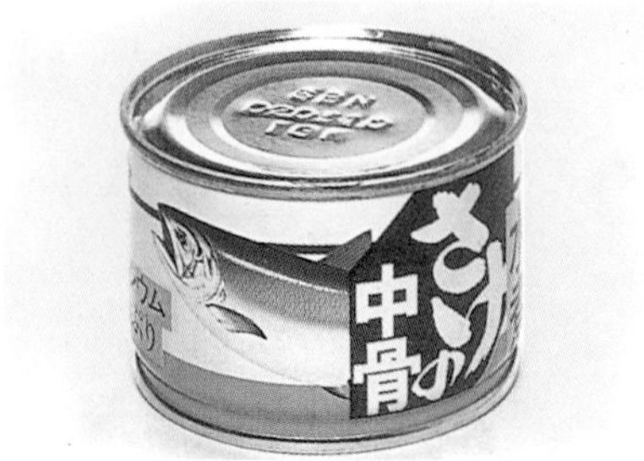

鮭魚中骨（100g）600mg
做成沙拉或涼拌菜。水煮鮭魚罐頭也是同樣吃法。為水煮罐頭鈣質含量的４倍。

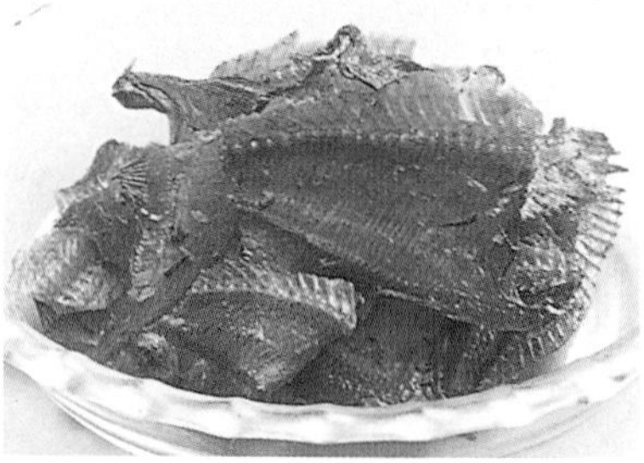

骨仙貝（50g）100mg
鰈魚、鰻魚骨用中溫的油炸，再用高溫的油炸。

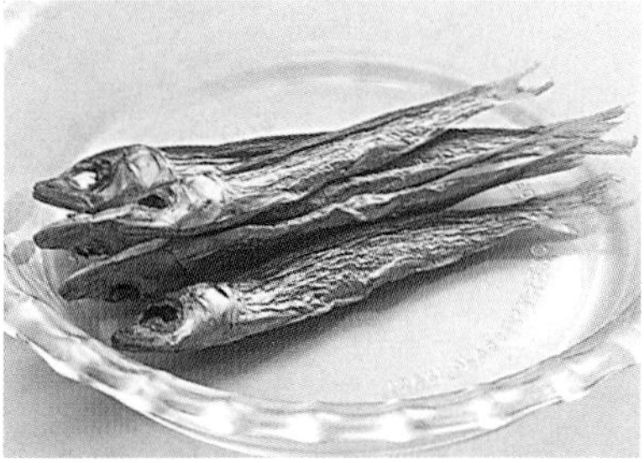

潤目鰮（100g）1400mg
略微煎過或醃漬都不錯。乾小沙丁魚片10ｇ中有96mg鈣質。

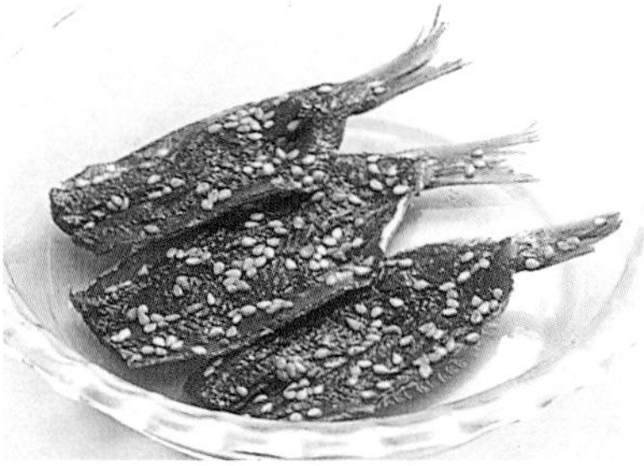

料理米酒魚乾（50g）100mg
沙丁魚或吻鱗鱵等煎過再吃。也可以當成白飯的配菜。

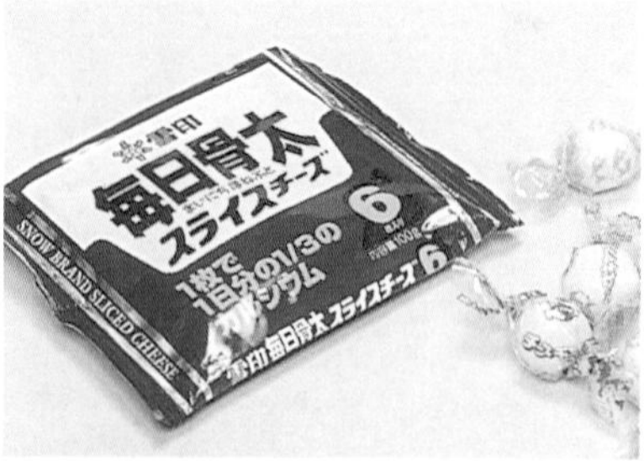

強化鈣質的乳酪糖３顆（15g）218mg
１片17ｇ的乳酪片含有鈣質217mg。可當成點心吃。

鈣質點心

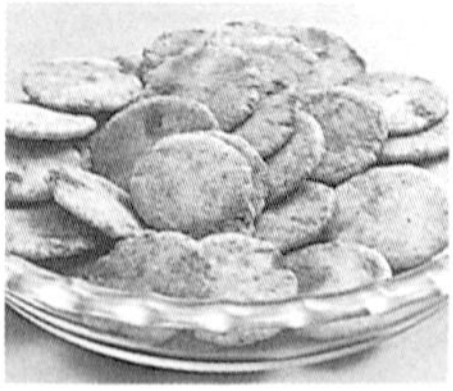

蝦餅
（因蝦的含有量不同而異，通常30ｇ中含有45mg鈣質）

●使用碳化鈣的鹹豌豆100ｇ中有1000mg鈣質　●煮過的蠶豆100ｇ中有250mg鈣質
●魷魚乾100ｇ中有80mg鈣質洋芋片中含有許多鎂。

第 2 章

食材別

治療骨質疏鬆症的菜單

利用乳製品做菜

喝下200ml牛乳可以攝取一天鈣質最低需要量的三分之一。不喜歡喝牛乳的人可以選擇優格或乳酪。也可以巧妙使用在煮菜或炒菜中。

牛乳南瓜丸

材料（二人份）南瓜…150g　洋蔥…1/5個　火腿…4片　沙拉油…1/2大匙　脫脂奶粉…4大匙　牛乳…2大匙　鹽…1/4小匙　胡椒…少許【麵衣】麵粉、蛋汁、麵包粉…各適量　油（油炸用）…適量　調味醬…適量

作法

①南瓜連皮切成1cm正方形。洋蔥、火腿剁碎。

②煎鍋中熱沙拉油，炒①。

③南瓜柔軟後用叉子叉碎，加入脫脂奶粉、牛乳混合，撒上鹽、胡椒調味（柔軟時邊加熱邊用叉子混合，可以使水分蒸發）。

④將③4等分，做成草袋狀，表面依序沾麵粉、蛋汁、麵包粉，放入170℃的熱油中炸。

經常使用的乳製品鈣質含量比
(100g中　單位為mg)

加工牛奶	
(普通)	100
(濃厚)	110
(低脂肪)	130
脫脂奶粉	1100
鮮奶油	
(45%乳脂肪)	60
(20%乳脂肪)	85
加工乾酪	630
卡芒貝爾乾酪	460
鬆軟白乾酪	55
巴馬乾酪	1300

焗乳酪干貝

材料（二人份）干貝（生食用）…4個（120g）鹽、胡椒…各少許　洋蔥…1/6個（40g）　鮮玉蕈…60g　奶油…2小匙　麵粉…1.5大匙　鮮雞晶（顆粒）…1小匙　牛乳…1杯　溶化型乳酪…60g　荷蘭芹末…少許

作法

①每個干貝橫切為3個薄片，撒上少許鹽、胡椒。

②洋蔥剁碎。玉蕈去蒂，分為小株。

③煎鍋中熱奶油，炒②，軟化後關小火，撒上麵粉。

④加入鮮雞晶，牛乳分3～4次倒入，邊倒入邊用木片混合，使其濃稠。

⑤加入①的干貝，煮30秒。

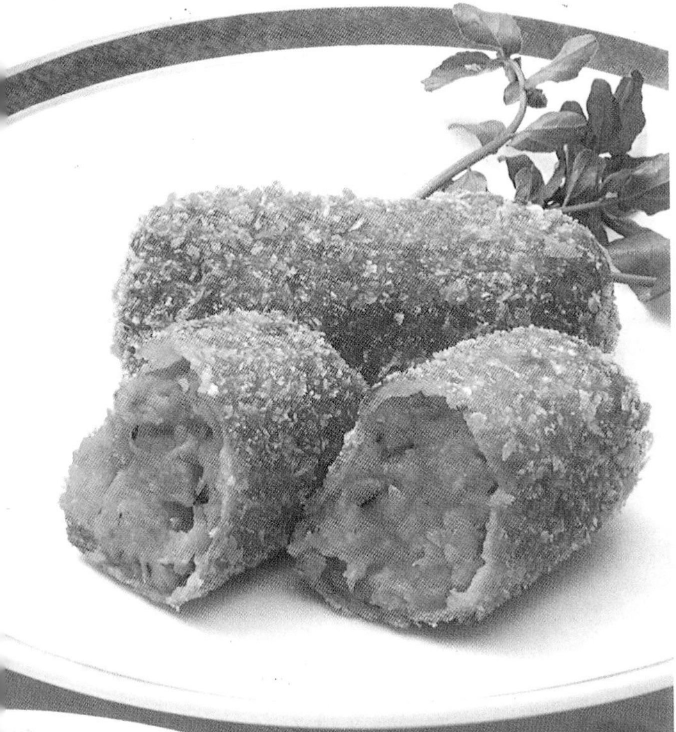

牛乳南瓜丸

【1人份營養分析】	
熱量	481kcal
蛋白質	16g
鈣質	**177mg**
鹽分	1.0g

●建議…添加個人喜歡的調味醬。

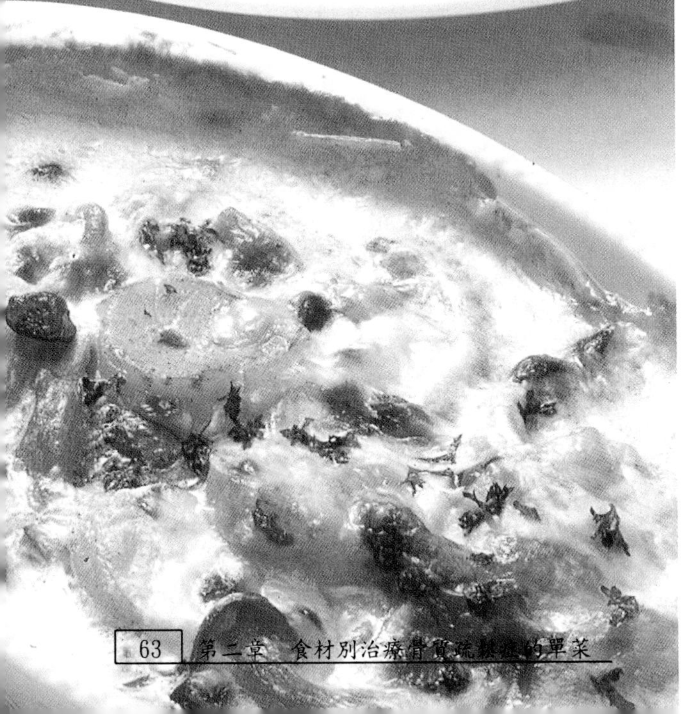

焗乳酪干貝

【1人份營養分析】	
熱量	320kcal
蛋白質	24g
鈣質	**324mg**
鹽分	1.5g

⑥烤盤塗抹薄薄一層油，將⑤等分放入。上方撒上乳酪和荷蘭芹末。烤3～4分鐘。

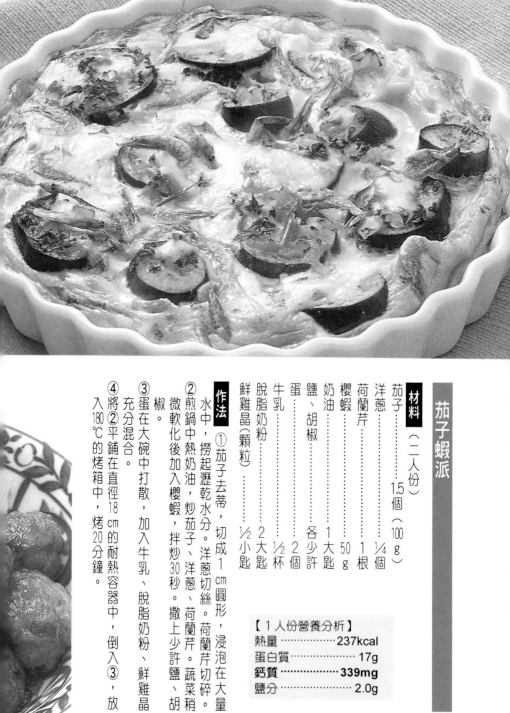

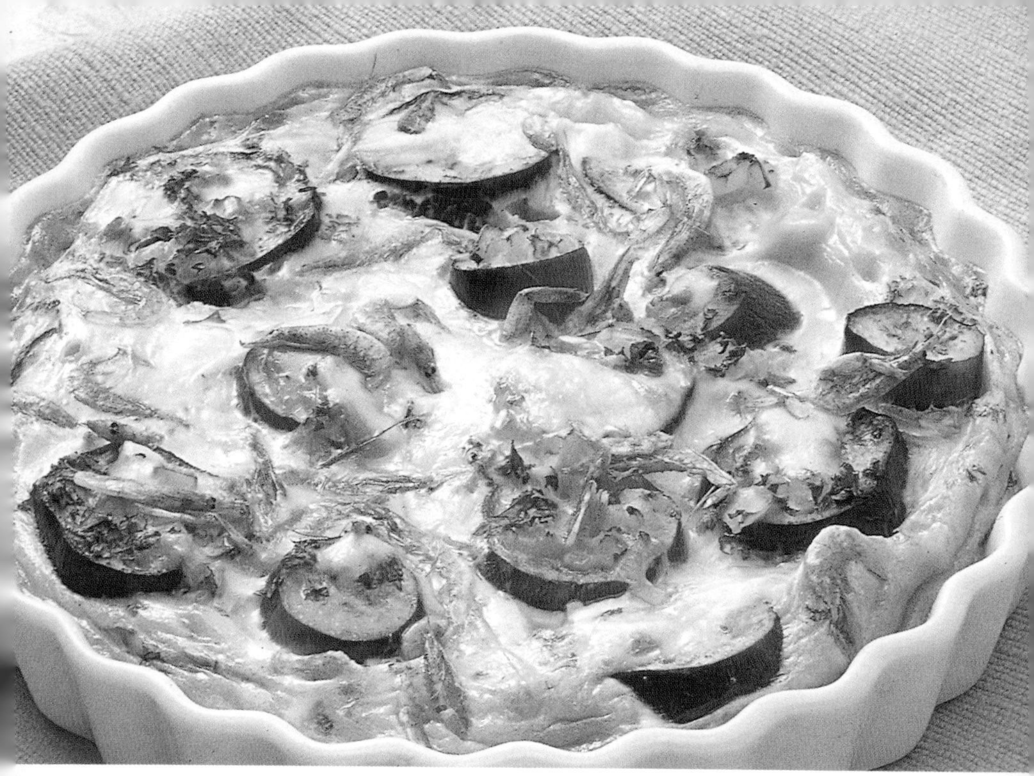

茄子蝦派

材料（二人份）

茄子……1.5個（100g）
洋蔥……¼個
荷蘭芹……1根
櫻蝦……50g
奶油……1大匙
鹽、胡椒……各少許
蛋……2個
牛乳……½杯
脫脂奶粉……2大匙
鮮雞晶(顆粒)……½小匙

【1人份營養分析】
熱量……237kcal
蛋白質……17g
鈣質……339mg
鹽分……2.0g

作法

①茄子去蒂，切成1cm圓形，浸泡在大量水中，撈起瀝乾水分。洋蔥切絲。荷蘭芹切碎。
②煎鍋中熱奶油，炒茄子、洋蔥、荷蘭芹。蔬菜稍微軟化後加入櫻蝦，拌炒30秒。撒上少許鹽、胡椒。
③蛋在大碗中打散，加入牛乳、脫脂奶粉、鮮雞晶充分混合。
④將②平鋪在直徑18cm的耐熱容器中，倒入③，放入180℃的烤箱中，烤20分鐘。

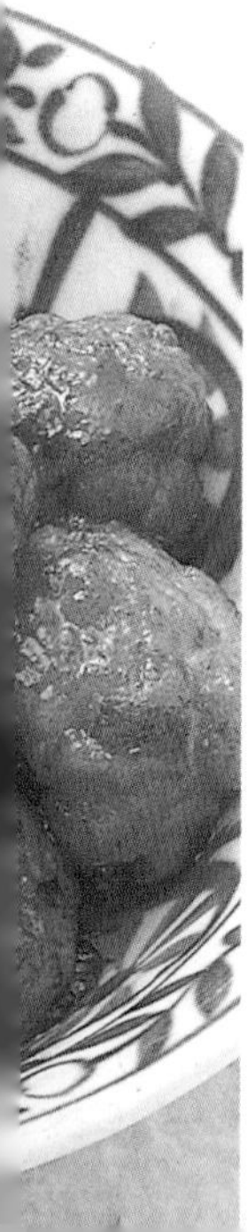

松子通心粉

材料（二人份）管狀通心粉…180g　鹽…2小匙　蒜…1塊　松子…2大匙　九層塔…20片　荷蘭芹末…1大匙　巴馬乾酪…3大匙　鹽…½小匙　胡椒…少許　白葡萄酒…2大匙　橄欖油…3大匙

作法
①蒜和松子放入煎鍋略炒，炒到產生香氣為止。
②①移入研缽中研碎。加入九層塔和荷蘭芹末繼續研磨。
③煮滾大量水，加鹽，放入管狀通心粉，煮8分鐘。
④②中加入巴馬乾酪、鹽、胡椒、白葡萄酒、橄欖油混合，再加入煮好的管狀通心粉調拌。
●建議…除了管狀通心粉外，也可以使用其他通心粉。

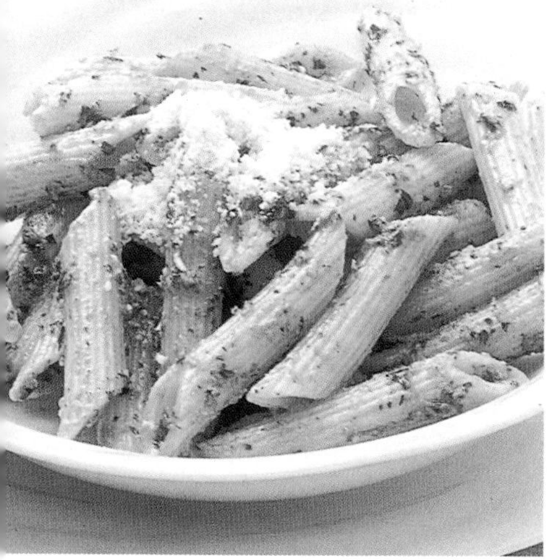

【1人份營養分析】
熱量‥651kcal　**鈣質…145mg**
蛋白質…17g　鹽分……1.6g

甜辣鬆軟白乾酪球

材料（二人份）鬆軟白乾酪…60g　豬絞肉…100g　蔥…3根　薑汁…少許　蛋…½個　麵包粉…3大匙　麻油…1小匙　鹽…1小撮　胡椒…少許　太白粉…適量　沙拉油…2大匙
【淋汁】豆瓣醬…⅓小匙　砂糖…2小匙　醬油…1大匙　酒…1大匙

作法
①鬆軟白乾酪和豬絞肉混合，充分調拌。
②蔥切小段。
③大碗中加入①與②。加入薑汁、蛋汁、麵包粉、麻油、鹽、胡椒，繼續調拌。
④將③捏成球狀，沾太白粉，放入加熱沙拉油的煎鍋中，一邊滾動一邊煎。
⑤鍋中加入豆瓣醬、砂糖、醬油、酒，煮滾後淋在④上，全部沾到淋汁即可。

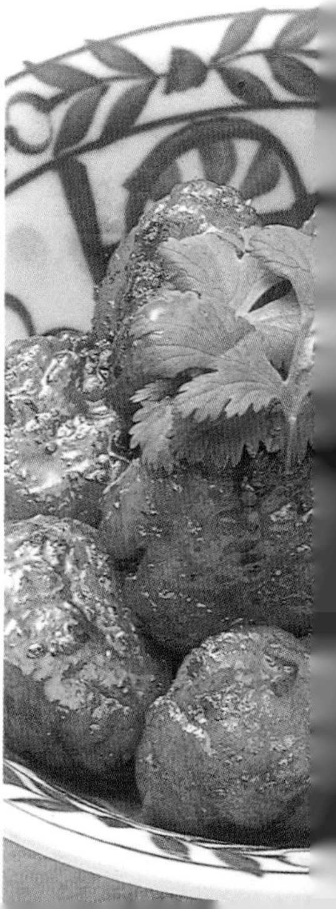

【1人份營養分析】
熱量………404kcal
蛋白質………16g
鈣質………60mg
鹽分………1.7g

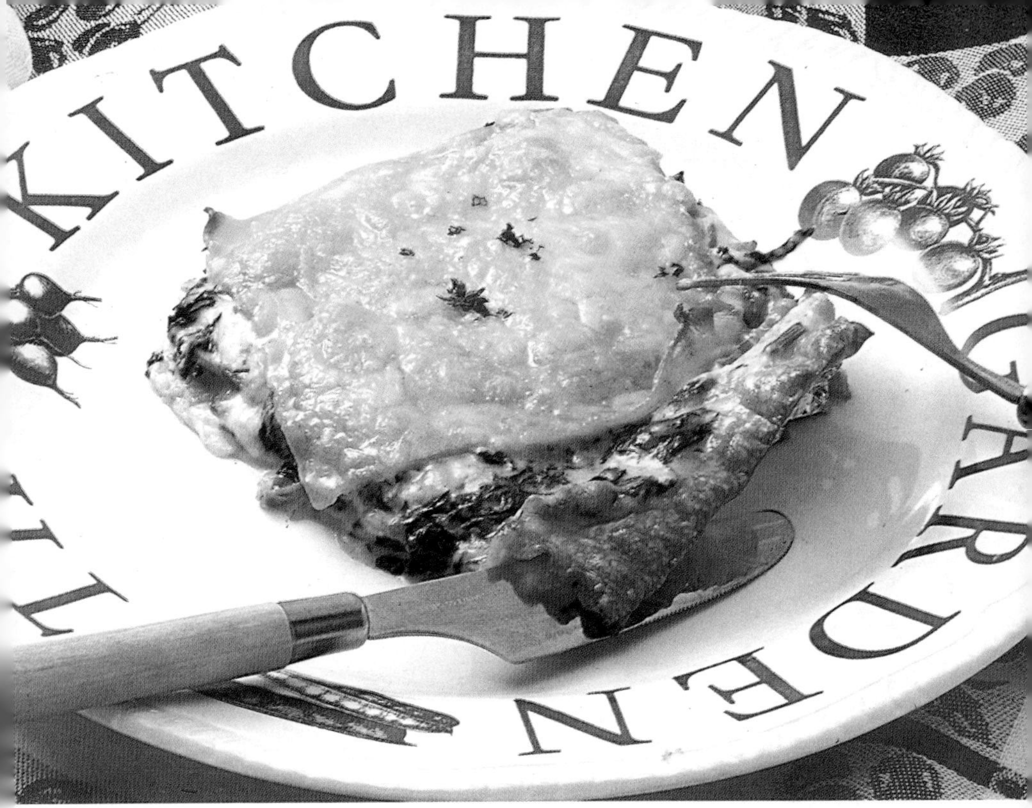

菠菜義大利寬麵

材料（二人份）義大利寬麵…3片（60g）鹽…½大匙 菠菜…80g 火腿…2片 奶油…1大匙 麵粉…2大匙 牛乳…1杯 鹽…⅓小匙 九層塔…2片 胡椒、百里香…各少許 溶化型乳酪…40g 橄欖油…少許

作法 ①煮滾大量水，加鹽，義大利寬麵一片一片放入，邊用筷子攪動避免麵黏在一起，煮3～4分鐘。

②菠菜煮過，充分擠乾水分，切成3cm長。火腿切成兩段，重疊後切成1cm寬短條狀。

③鍋中熱奶油，炒麵粉，注意不要炒焦。牛乳分4～5次倒入。利用打蛋器或木片一邊攪拌一邊使其濃稠，做成白色調味醬。

④③用鹽調味，加入②的菠菜、火腿、九層塔屑、胡椒、百里香混合。

⑤在10×18cm的烤盤中塗抹橄欖油，倒入二分之一量①的熟寬麵。再將④平鋪在寬麵上。上方蓋上剩下的二分之一量寬麵。最上方鋪上乳酪。

⑥放入烤箱中烤，表面略呈金黃色時蓋上鋁箔紙，加熱4～5分鐘。

【1人份營養分析】

熱量	401kcal
蛋白質	17g
鈣質	**272mg**
鹽分	1.9g

蔬菜鬆軟白乾酪沙拉

材料與作法（二人份）

①花椰菜100g分為小株，用滾水煮過。紅蘿蔔⅓根對半縱切，煮過再縱切，然後切成5㎜寬銀杏形。

②①的煮蔬菜與鬆軟白乾酪100g略微混合，分為2等分，盛入器皿中。

③吃前撒上胡椒，淋上加入1大匙白芝麻末的調味醬（市售品2大匙）。

●建議：可以選擇日式或義大利式調味醬。

【1人份營養分析】
熱量……153kcal
蛋白質……11g
鈣質……100mg
鹽分……0.6g

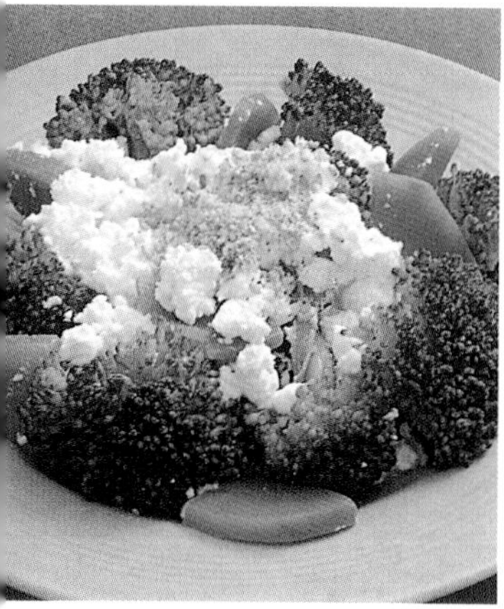

味噌醬烤茄子

材料與作法（二人份）

①米茄½個，圓切成2等分，浸泡在大量水中10分鐘。

②煎鍋中熱1大匙沙拉油，放入充分去除水分的①，兩面煎過。

③小型耐熱容器中加入1大匙強磨碎的炒芝麻（白）、砂糖1小匙、味噌½大匙、料理米酒½大匙、脫脂奶粉1大匙、水1大匙，充分混合。

④不要使用保鮮膜，直接放入微波爐加熱1分鐘。充分混合。

⑤將④等分塗在煎好的米茄上，添上少許秦椒芽。

【1人份營養分析】
熱量……143kcal
蛋白質……2.7g
鈣質……83mg
鹽分……0.5g

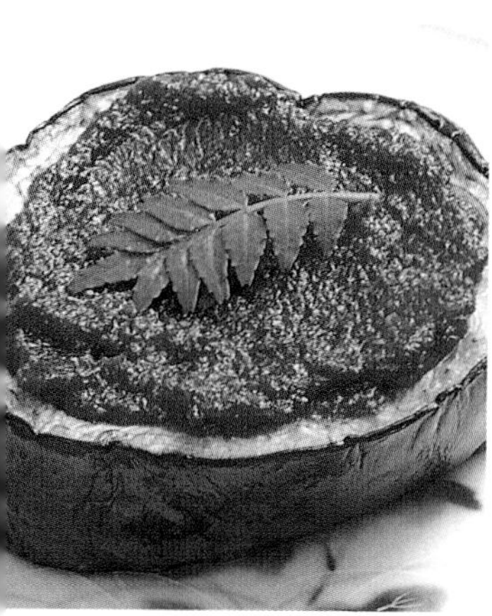

乳酪馬鈴薯

材料與作法（二人份）

①馬鈴薯大1個（200g）連皮充分洗淨，切成兩半。

②切口朝上，用保鮮膜包住，放入微波爐加熱約5～6分鐘，擱置2～3分鐘。

③乳酪（披薩用）40g切碎，與2小匙美乃滋混合。

④鋁箔紙攤在烤架上，②的馬鈴薯切口朝上擺在鋁箔紙上，撒上鹽、胡椒，鋪上③，烤成金黃色，撒上少許荷蘭芹末。

【1人份營養分析】
熱量……189kcal
蛋白質……7.2g
鈣質……149mg
鹽分……0.5g

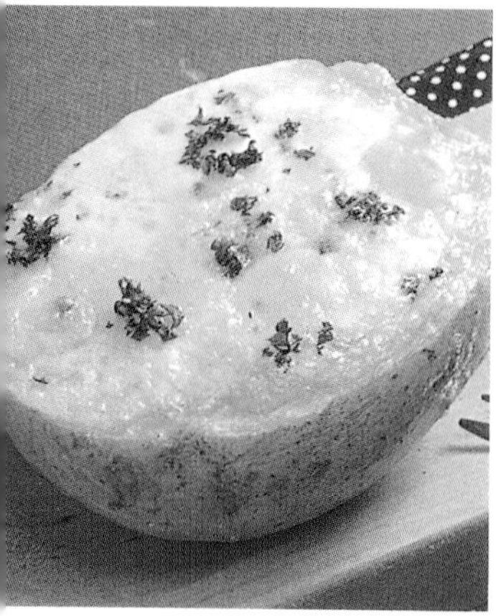

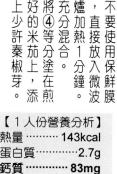

利用魚貝類做菜

魚類的鈣質大部分在骨，因此整條炸來吃、利用醃鹹梅或醋將魚煮軟，或將魚磨碎等，充分攝取魚骨更好。

味噌煮蛤仔青菜

材料（二人份）蛤仔（肉）…100g　薑汁…½小匙　小油菜…160g　麻油…2小匙　高湯…2大匙　砂糖…1大匙　酒…1大匙　味噌…1.5大匙　料理米酒…1大匙

作法　①蛤仔肉用鹽水洗淨，放出簍子裏瀝乾水分，淋上薑汁。

②小油菜切成5㎝長。

③鍋中熱麻油，炒小油菜，柔軟後加入高湯、砂糖、酒、味噌、料理米酒調味。煮到煮汁剩下一半。

④加入①混合，煮1分鐘。

●建議…貝類等肉類煮太久會變硬，因此不論炒或煮，一定要在最後加入，迅速盛盤。

經常使用的魚貝類鈣質含量比
(100g 中　單位為mg)

若鷺	750
油漬沙丁魚	400
養殖香魚	250
蜆	320
蛤仔肉	80
文蛤	140
泥鰍	880
蒲燒鰻	150
柳葉魚	190
剖開的竹筴魚	80
星鰻	70
鮨魚	80
梭子魚	55
蝦米	2300
青蝦	120

沙丁魚餅

材料（二人份）沙丁魚（遠東沙腦魚）…3條（300g）　薑…1塊　蔥…2根　牛蒡…5㎝長　太白粉…1大匙　味噌…½小匙　秋葵…6根　【煮汁】醬油…2大匙　酒…3大匙　料理米酒…2大匙

作法　①沙丁魚去頭，由頸部拔出內臟，用流水沖洗乾淨。

②利用菜刀或手指好像滑過魚的背側到尾部的中骨似的掰開，去除中骨和尾。留下腹側的小骨。

③剝除外皮，小骨放在砧板上剁碎。移入研缽研碎。

④薑擦碎，蔥切小段。牛蒡斜切成細絲，泡水去除澀液。

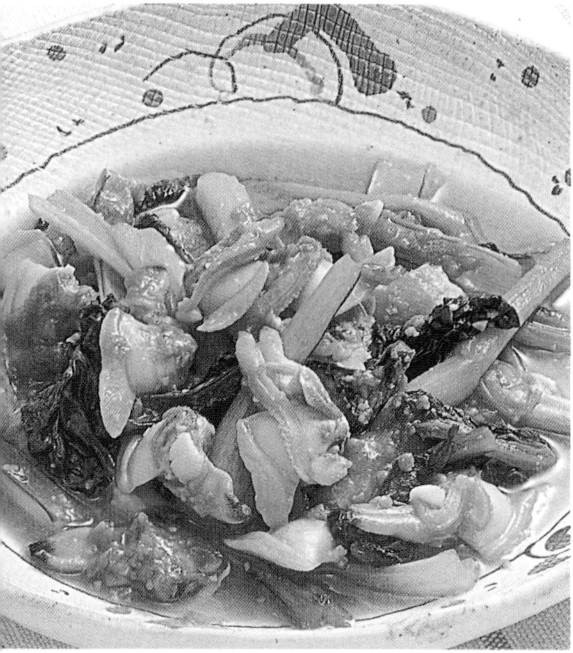

味噌煮蛤仔青菜

【1人份營養分析】

熱量	143kcal
蛋白質	9g
鈣質	**293mg**
鹽分	1.9g

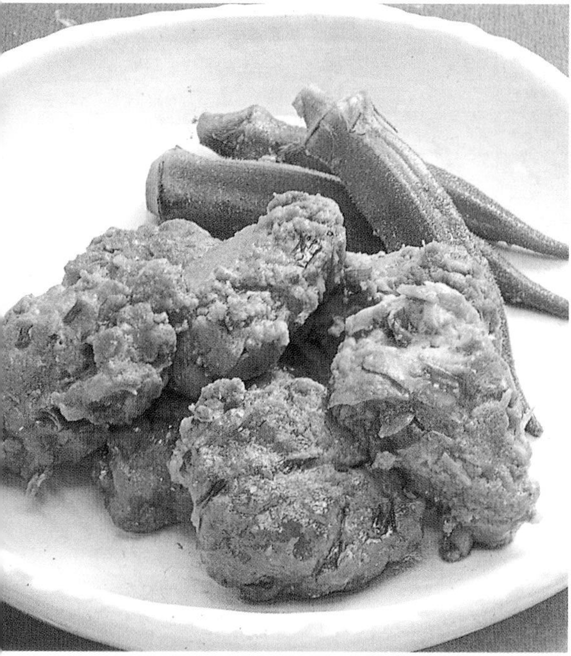

沙丁魚餅

【1人份營養分析】

熱量	304kcal
蛋白質	22g
鈣質	**146mg**
鹽分	1.5g

⑤③的沙丁魚與④的蔬菜、太白粉、味噌混合，充分攪拌。

⑥鍋中煮滾煮汁，將⑤捏成一口大小放入鍋中。添上秋葵，加蓋煮5～6分鐘。

●建議：做快速料理時，可以使用磨碎的沙丁魚肉，非常方便。

炸櫻蝦甘藷

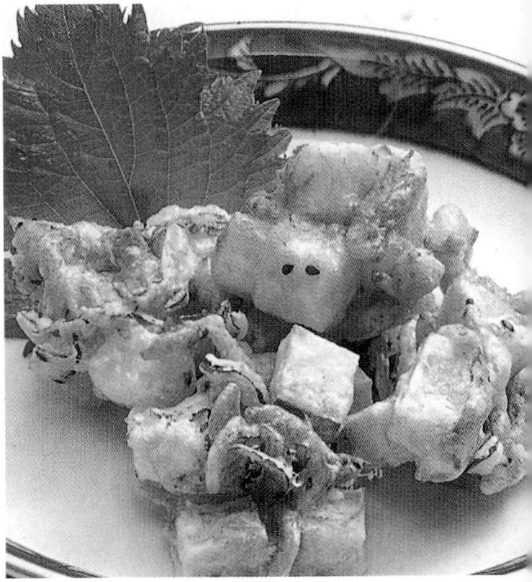

【1人份營養分析】
熱量‥256kcal　鈣質…214mg
蛋白質…8.0g　鹽分……1.2g

材料（二人份）乾櫻蝦…15g　酒…1小匙　甘藷（連皮）…80g　薑…少許　青紫蘇葉…2片　炒芝麻（黑）…1小匙　油炸粉（市售品）…4大匙　牛乳…4大匙　鹽…1小撮　油（油炸用）…適量　蘸汁…適量

作法

①乾櫻蝦撒上酒使其柔軟。甘藷切成1.5cm正方形。薑擦碎，青紫蘇葉切絲。

②油炸粉、牛乳、鹽放入大碗中略微混合，加入①的櫻蝦、甘藷。用筷子攪拌青紫蘇葉、炒芝麻7～8次，略微混合。

③油加熱為170℃，將②一匙一匙撈入油鍋中，炸到甘藷熟了為止。

香炸青蝦

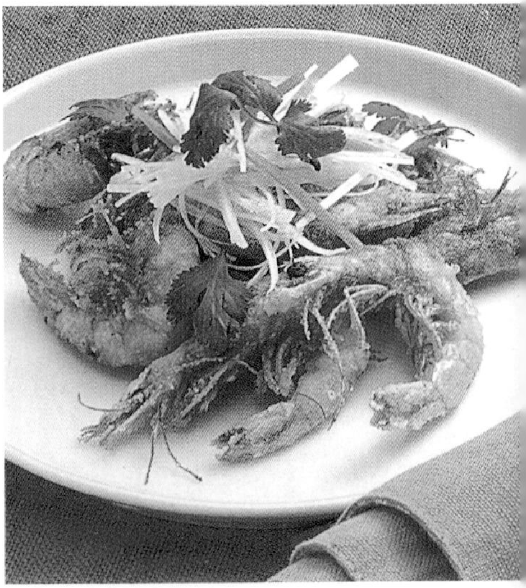

【1人份營養分析】
熱量…84kcal　鈣質…64mg
蛋白質…8.0g　鹽分……0.8g

材料（二人份）青蝦…100g　砂糖…½小匙　醬油…1小匙　薑汁…½小匙　花椒粉…少許　太白粉…1大匙　油（油炸用）…適量　蔥白…5cm長　紅蘿蔔…少許　香菜…少許　鹽…1小撮

作法

①青蝦連殼洗淨，去除水分，放入大碗中。加入砂糖、醬油、薑汁、花椒粉混合，醃10分鐘。

②青蝦沾太白粉，放入165℃的熱油中，慢慢炸成金黃色。

③蔥、紅蘿蔔切絲。

④炸青蝦擺入器皿中，撒上蔥、紅蘿蔔、香菜與鹽。

照燒霸魚

材料（二人份）霸魚…2塊（150g） 薑汁…½…小匙 酒…2小匙 麵粉…2大匙 乳酪粉…2大匙 青紫蘇葉…1片 蛋…1個 牛乳…1大匙 麻油…1大匙 醬油…1大匙（強） 料理米酒…1大匙 【配菜】 茄子…1個 細香蔥…適量

作法

①霸魚撒上薑汁和酒，醃4～5分鐘。

②麵粉中加入乳酪粉，再加入切絲的青紫蘇葉、蛋汁和牛乳混合。

③霸魚塊整個裹上②的麵衣。

④煎鍋中熱麻油，將③兩面煎。

⑤淋上醬油、料理米酒，迅速照燒。炒茄子和霸魚一起擺入盤中。撒上細香蔥花。

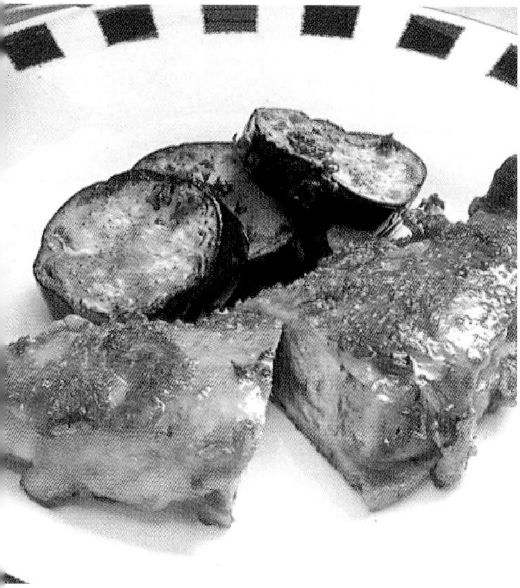

【1人份營養分析】
熱量‥341kcal **鈣質‥122mg**
蛋白質‥‥23g 鹽分‥‥‥1.7g

柳川式星鰻

材料（二人份）烤星鰻…2條（80g） 牛蒡…5cm長 蔥…20cm 鴨兒芹…5～6根 高湯…1.5杯 砂糖…½大匙 醬油（淡味）…1.5大匙 酒…1大匙 蛋…2個 鴨兒芹…適量

作法

①烤星鰻切成2cm寬。

②牛蒡斜切成細絲，泡在水中去除澀液。蔥斜切成1cm長。鴨兒芹切成3cm長。

③小鍋中加入高湯煮滾，加入牛蒡絲煮軟，放入蔥段。

④鍋中加入砂糖、醬油、酒煮滾，①的烤星鰻放入鍋中排好。

⑤關小火煮滾，淋上蛋汁，撒上鴨兒芹。加蓋燜30秒，蛋呈半熟狀即可關火。

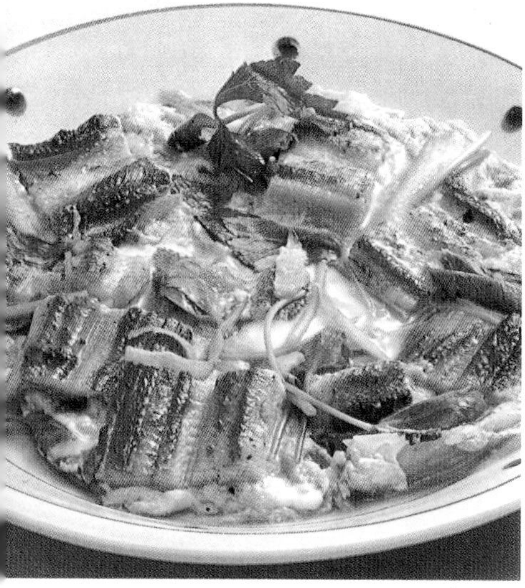

【1人份營養分析】
熱量‥216kcal **鈣質‥‥74mg**
蛋白質‥‥17g 鹽分‥‥‥1.7g

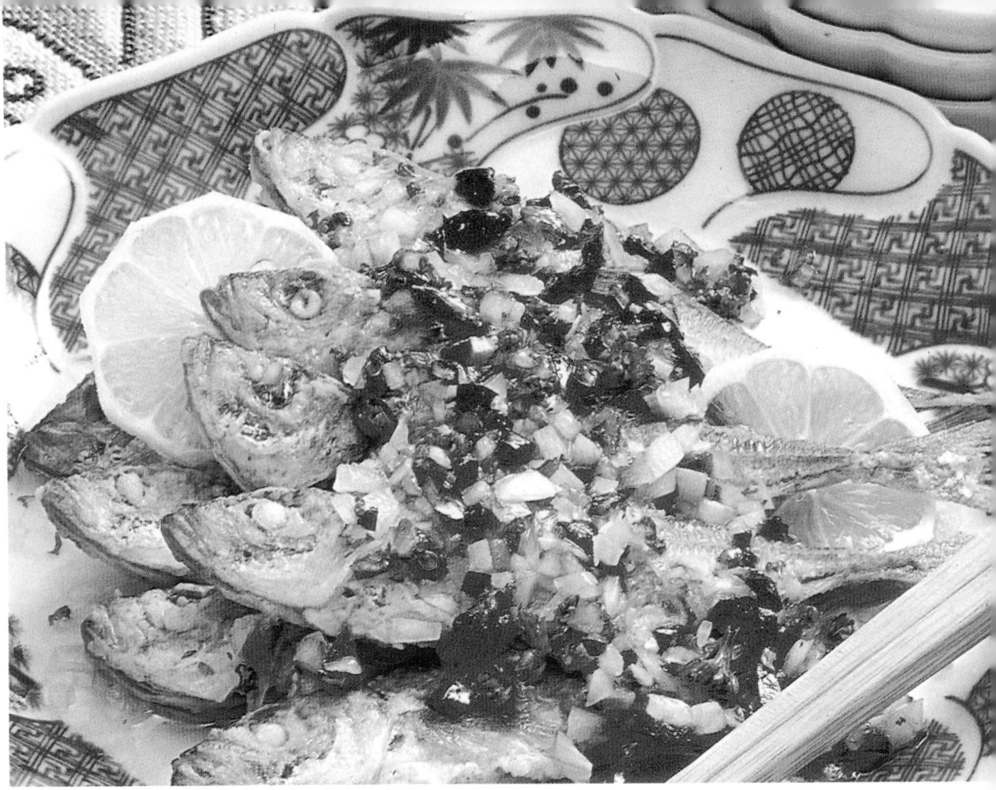

酒醋漬小竹筴魚

材料（二人份）

- 小竹筴魚……8尾（120g）
- 胡椒……少許
- 麵粉……1大匙
- 油（油炸用）……適量
- 洋蔥……1/5個
- 番茄（中）……1/4個
- 荷蘭芹……少許
- 檸檬汁……1小匙
- 調味醬（市售品）……2大匙
- 白葡萄酒……1大匙
- 鹽、胡椒……各少許
- 裝飾用檸檬圓片……2片

作法

①用菜刀尖取出小竹筴魚內臟，沖洗後充分去除水氣。撒上胡椒，沾上一層薄麵粉。

②油加熱為165℃，放入去除多餘麵粉的小竹筴魚，慢慢炸。

③番茄放入滾水中燙過剝皮。番茄、洋蔥、荷蘭芹切碎後放入大碗中，加入檸檬汁、調味醬、白葡萄酒、鹽、胡椒混合。

④炸好的小竹筴魚鋪在平盤上，蓋上③與檸檬片。擱置1小時使其入味。放入冰箱冰過更好吃。

●建議：使用比平常更低溫的炸油。多花一點時間慢慢炸魚骨和蝦殼，吃起來更酥脆。

【１人份營養分析】

熱量	203kcal
蛋白質	12g
鈣質	**49mg**
鹽分	0.5g

醋魩仔魚煎蛋

材料（二人份）魩仔魚…15g　醋…1小匙　青紫蘇葉…3片　薑汁…½小匙　蛋…2個　鹽…⅕小匙　麻油…適量

作法

①魩仔魚撒上醋，擱置5～6分鐘。青紫蘇葉切絲。

②蛋打散，加入魩仔魚、青紫蘇葉絲、薑汁、鹽混合。

③煎鍋中熱麻油，倒入半量②，用筷子攪拌，煎成半熟狀，移往煎鍋一側，翻面做成煎蛋捲形。

④剩下的材料也以同樣的方式煎。

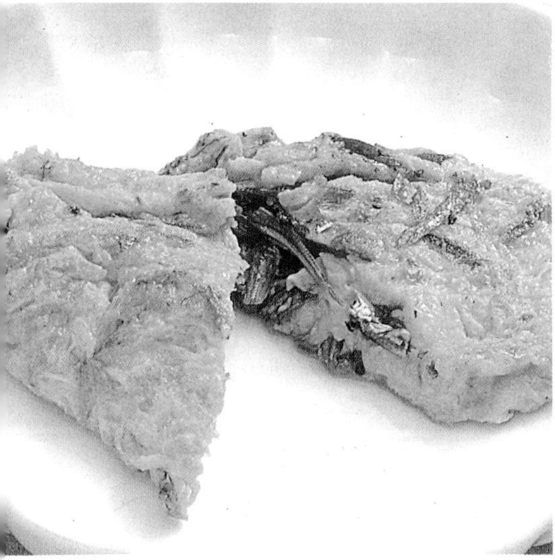

【1人份營養分析】

熱量……128kcal　**鈣質…198mg**

蛋白質………12g　鹽分………0.9g

檸檬鮭魚乳酪捲

材料（二人份）乳酪（加工乾酪）…50g　薄片鮭魚…60g　小黃瓜（粗）…5cm長　迷迭香…少許　調味醬（市售品）…1.5大匙　檸檬汁…2小匙　檸檬圓片…2片

作法

①乳酪和小黃瓜切成棒狀，分為6等分。薄片鮭魚切成數等分。

②攤開薄片鮭魚，表面撒上迷迭香末，再擺上棒狀乳酪和小黃瓜棒，捲起，上方鋪上檸檬片。

③混合調味醬與檸檬汁，淋在②上。

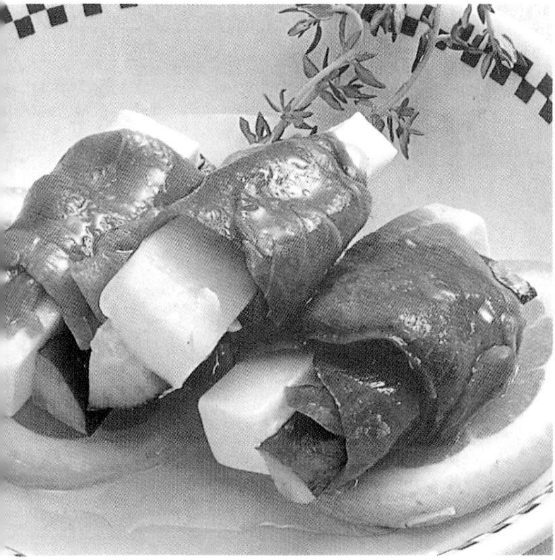

【1人份營養分析】

熱量……170kcal　**鈣質…167mg**

蛋白質……12.4g　鹽分………2.6g

利用蔬菜做菜

蔬菜也是鈣質來源之一，每天早上一定要吃一點。無論煮或炒，可以縮減量，比起生吃而言可以吃下更多。搭配芝麻等更有效。

蕪菁煮雞鬆

材料（二人份）蕪菁根…2個（200g） 蕪菁葉…80g 雞絞肉…60g 薑汁…1/2小匙 沙拉油…1/2大匙 高湯…2/3杯 醬油…1大匙強 料理米酒…1.5大匙

作法

①蕪菁根去皮、對半切開。蕪菁葉切成3cm長。

②鍋中熱沙拉油，放入①略炒。移往鍋子邊側，空出的地方加入雞絞肉，撒上薑汁，用筷子邊炒邊撥散。

③絞肉熟後與蕪菁混合，加入高湯、醬油、料理米酒，加蓋。中火煮到蕪菁柔軟、汁收乾為止。

經常使用的蔬菜鈣質含量比
(100g中　單位為mg)

小油菜	290
落葵	200
截果豬毛菜	150
油菜花	150
京菜	150
青江菜	130
茼蒿	90
毛豆	90
秋葵	95
蕪菁葉	230
白蘿蔔葉	210
四季豆	60
豌豆片	65
荷蘭芹	190
榨菜	150
蒟蒻	55

蠔油蛤仔青江菜

材料（二人份）蛤仔肉…100g 薑汁…1/2小匙 青江菜…2株（240g） 麻油…1/2大匙 高湯或水…1/3～1/2杯 酒…1大匙 醬油…1大匙 蠔油…1/2大匙 太白粉…1小匙 水…1大匙

作法

①2株青江菜各縱切為5等分，對半橫切。

②蛤仔肉洗淨，放入簍子瀝乾水分，撒上薑汁。

③煎鍋中熱麻油，炒青江菜。炒軟後加入高湯、酒、醬油、蠔油。

④加入蛤仔肉，大火快炒1分鐘，再用太白粉水勾芡。

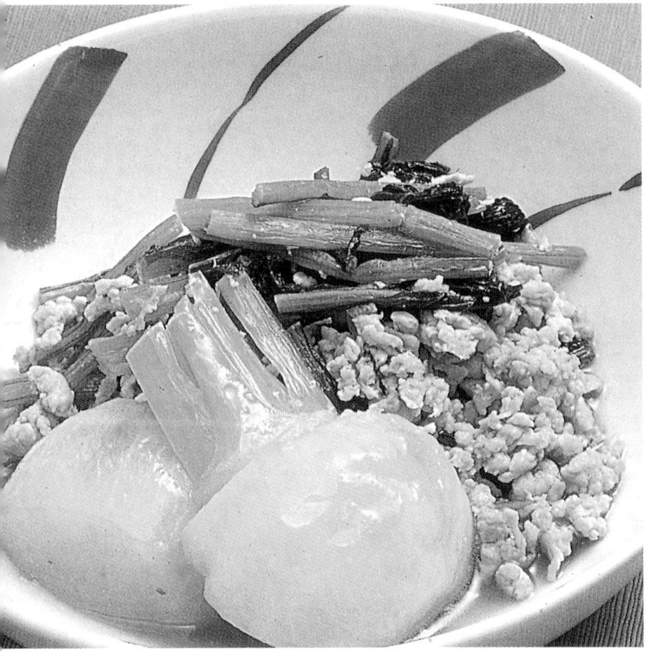

蕪菁煮雞鬆

【1人份營養分析】

熱量	163kcal
蛋白質	8g
鈣質	**135mg**
鹽分	1.4g

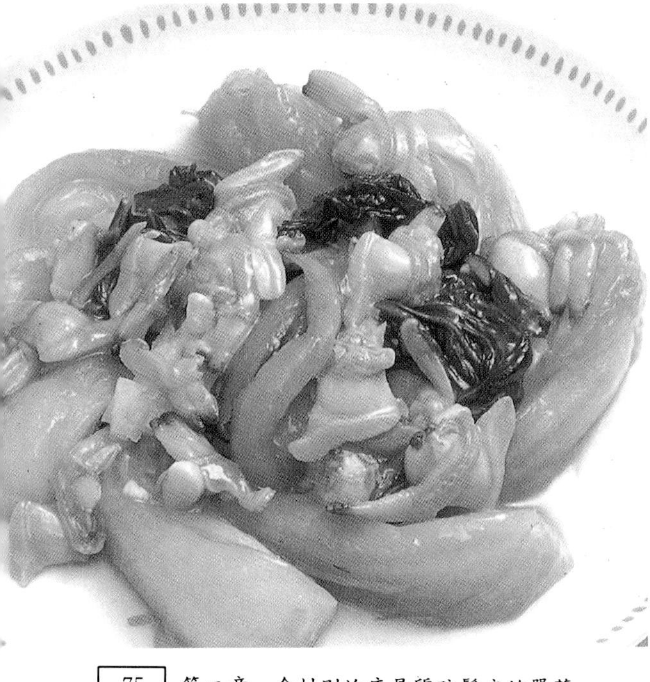

蠔油蛤仔青江菜

【1人份營養分析】

熱量	93kcal
蛋白質	7g
鈣質	**182mg**
鹽分	1.8g

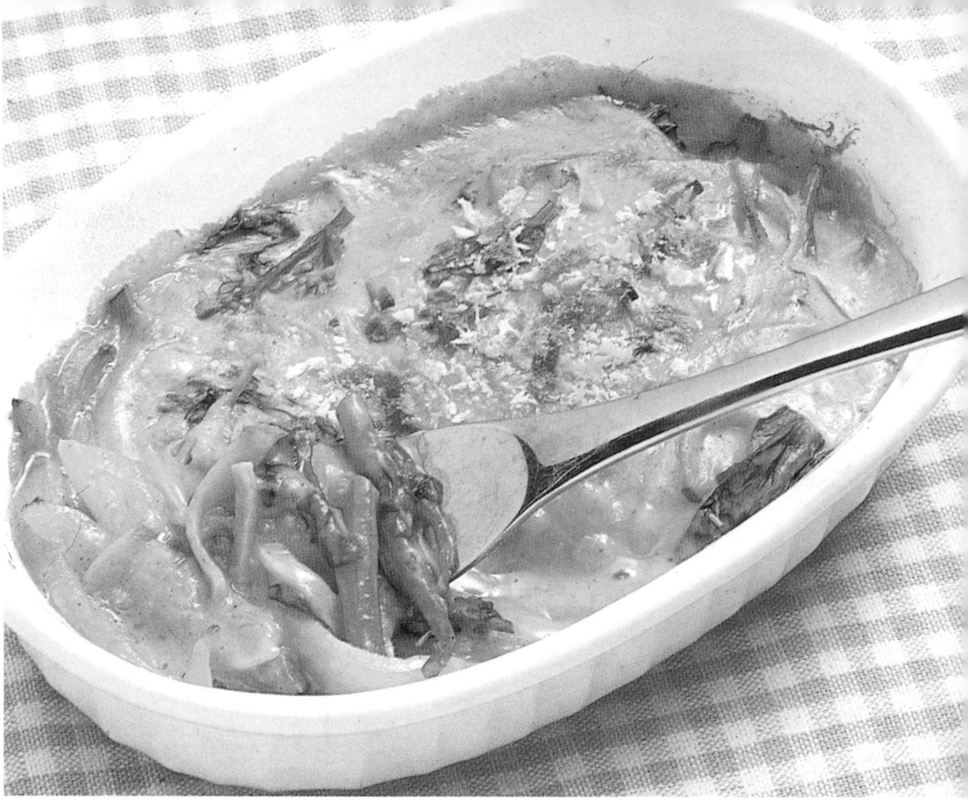

焗咖哩油菜花

材料（二人份）

- 油菜花……120g
- 洋蔥……½個（100g）
- 火腿……4片
- 炒菜用奶油……2小匙
- 白色調味汁（罐頭）……300g
- 脫脂奶粉……2大匙
- 咖哩粉……1小匙
- 鹽……¼小匙
- 奶油……少許
- 麵包粉……1大匙
- 乳酪粉……1大匙

【1人份營養分析】

熱量	321kcal
蛋白質	17g
鈣質	276mg
鹽分	3.8g

作法

①油菜花略煮，切成2cm長。洋蔥切成1cm寬梳形。火腿對半切開，重疊，切成5mm寬絲狀。

②煎鍋中熱奶油，炒洋蔥和火腿。

③大碗中加入白色調味汁、脫脂奶粉、咖哩粉、鹽，充分混合，加入①、②混合。

④烤盤塗抹奶油，將③等分後放入烤盤，撒上麵包粉與乳酪粉。放入200℃的烤箱中烤20分鐘。

●建議：如果擺在烤架上烤，表面出現金黃色時蓋上鋁箔紙，再烤4～5分鐘。

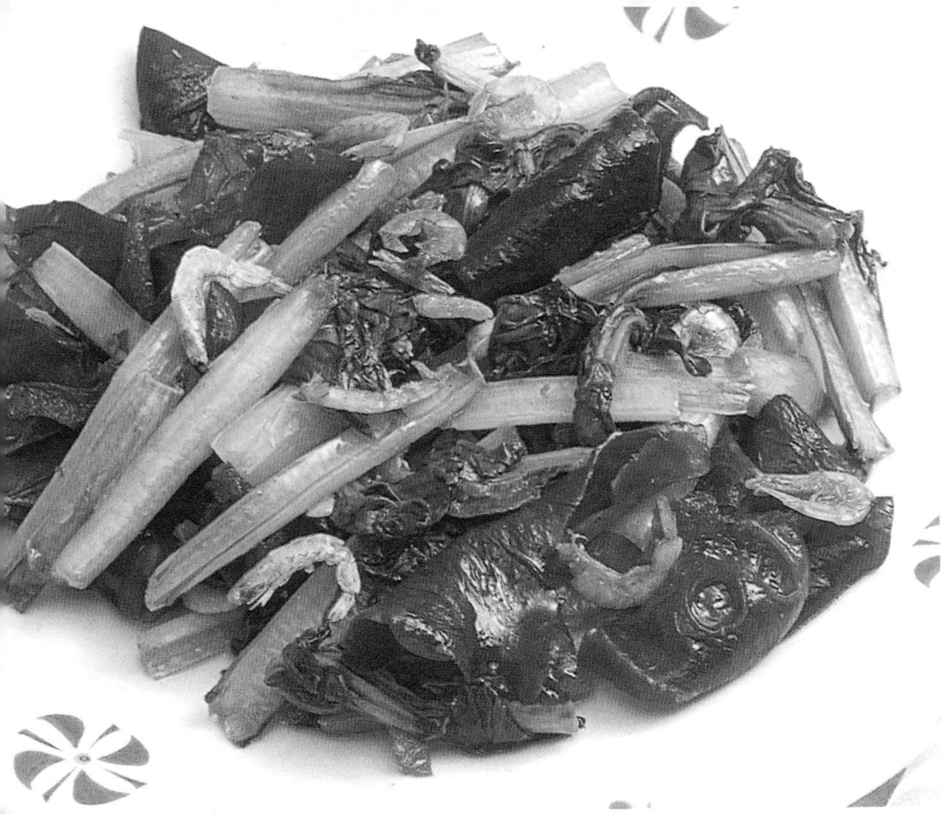

中式塌菜炒木耳

材料（二人份）

- 塌菜……180g
- 木耳（乾）……6g
- 乾櫻蝦……8g
- 酒……2小匙
- 薑汁……½小匙
- 麻油……1大匙
- 醬油……2小匙
- 蠔油……1小匙
- 料理米酒……1小匙

【1人份營養分析】

熱量	112kcal
蛋白質	6g
鈣質	**230mg**
鹽分	0.9g

作法

①塌菜切成5㎝長。木耳浸泡還原，去蒂，切成易吃的大小。乾櫻蝦撒上酒、薑汁，浸泡10分鐘。

②煎鍋中熱麻油，炒①的塌菜莖、木耳、櫻蝦。塌菜莖、木耳柔軟後，加入塌菜葉拌炒。

③加入醬油、蠔油、料理米酒，迅速拌炒後調味即可。

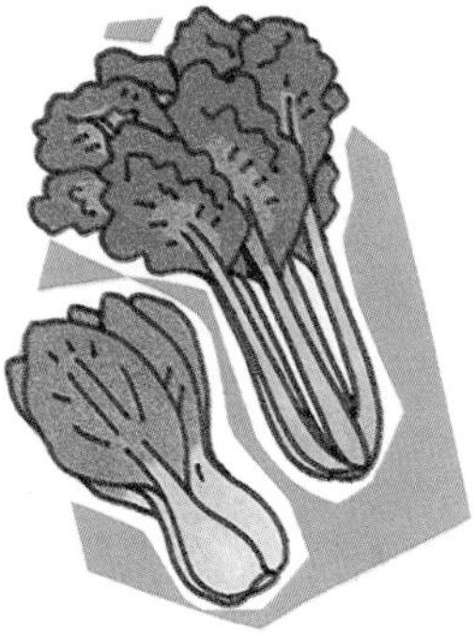

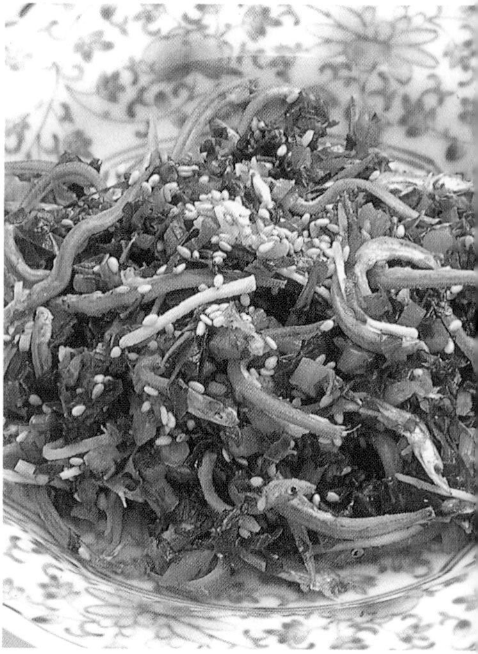

白蘿蔔葉炒煮小魚

材料（二人份）白蘿蔔葉（柔軟的部分）…160g　玉筋魚…20g　薑汁…½小匙　酒…1大匙　麻油…2小匙　砂糖…1小匙　醬油…½大匙　料理米酒…1小匙　磨碎的炒芝麻…2小匙

作法①白蘿蔔葉充分洗淨，用滾水燙過，切細。玉筋魚撒上薑汁、酒，醃5～6分鐘。

②鍋中熱麻油，炒白蘿蔔葉與玉筋魚。白蘿蔔葉軟化後加入砂糖、醬油、料理米酒調味。最後撒上磨碎的炒芝麻混合即可。

【1人份營養分析】

熱量	105kcal
蛋白質	6g
鈣質	**241mg**
鹽分	1.6g

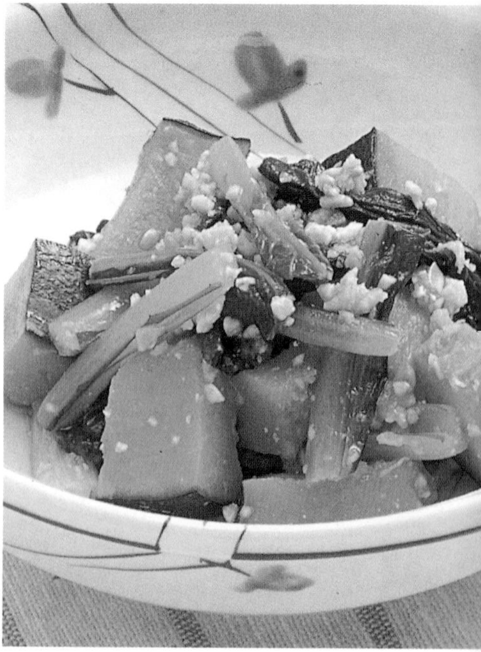

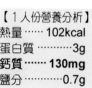

小油菜南瓜花生沙拉

材料（二人份）小油菜…80g　南瓜…100g　炒花生…10顆　砂糖…1小匙　淡味醬油…½大匙　沙拉油…1小匙　料理米酒…1小匙

作法①小油菜用滾水煮過，切成4cm長。

②南瓜切成1.5cm正方形，擺在保鮮膜上，撒上少許水後包起，放入微波爐加熱2分鐘，燜2～3分鐘。

③炒花生放入研缽中稍微研磨（不要磨成糊狀）。

④③中加入砂糖、淡味醬油、沙拉油、料理米酒略微混合，加入小油菜及南瓜涼拌。

【1人份營養分析】

熱量	102kcal
蛋白質	3g
鈣質	**130mg**
鹽分	0.7g

截果豬毛菜炒煮竹輪

材料（二人份）截果豬毛菜…150g　竹輪（攪碎後抹在竹籤上烤成圓筒狀的魚肉）（小）…1根　麻油…½大匙　醬油…½大匙　料理米酒…2小匙　紅薑…少許

作法 ①截果豬毛菜用滾水燙過，略微擰乾水分，切成5cm長。竹輪切成5mm寬圓形。

②煎鍋中熱麻油，加入截果豬毛菜和竹輪拌炒。用醬油、料理米酒調味，添上紅薑絲。

【1人份營養分析】

熱量	74kcal
蛋白質	4g
鈣質	**123mg**
鹽分	0.8g

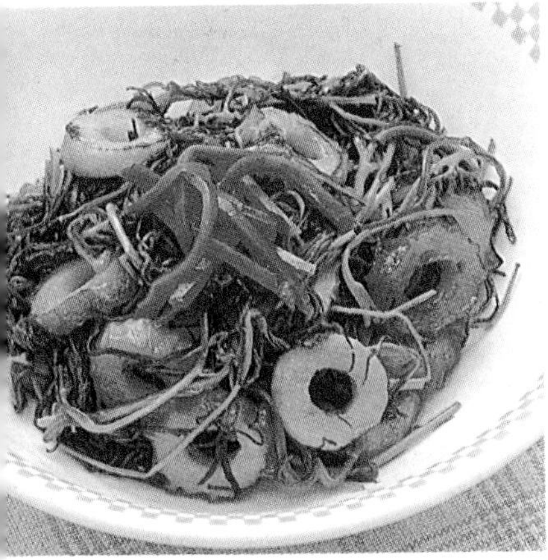

芝麻拌小油菜

材料（二人份）小油菜…180g　炒芝麻（白）…1大匙　高湯…1大匙　醬油…½大匙　砂糖…1小匙

作法 ①小油菜用滾水煮過，切成4cm長。

②炒過的芝麻用研缽研磨，加入高湯、醬油、砂糖混合，做成芝麻醬。

③小油菜放入芝麻醬中，用筷子涼拌。

【1人份營養分析】

熱量	56kcal
蛋白質	4g
鈣質	**310mg**
鹽分	0.7g

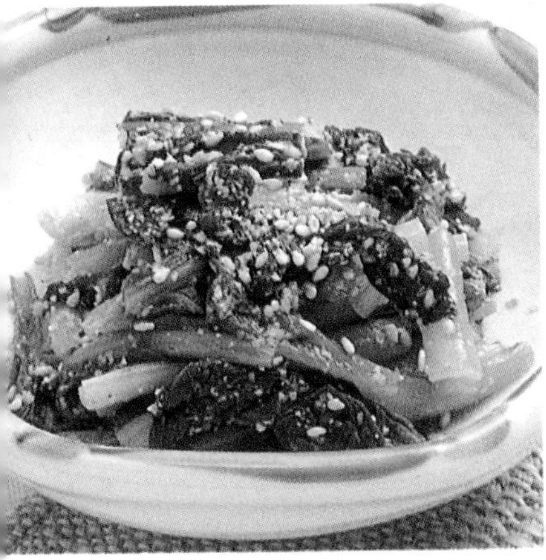

芥末拌油菜花

材料（二人份）油菜花…180g　芥末醬…1小匙弱　料理米酒…1小匙　醬油…½大匙

作法 ①去除油菜花較硬的莖，用滾水略燙，切成3cm長。

②混合芥末醬、料理米酒與醬油，拌油菜花。

●建議：油菜花與其他青菜相比，比較容易燙熟。因此，放入滾水中2分鐘即可撈起。

【1人份營養分析】

熱量	44kcal
蛋白質	4g
鈣質	**136mg**
鹽分	0.7g

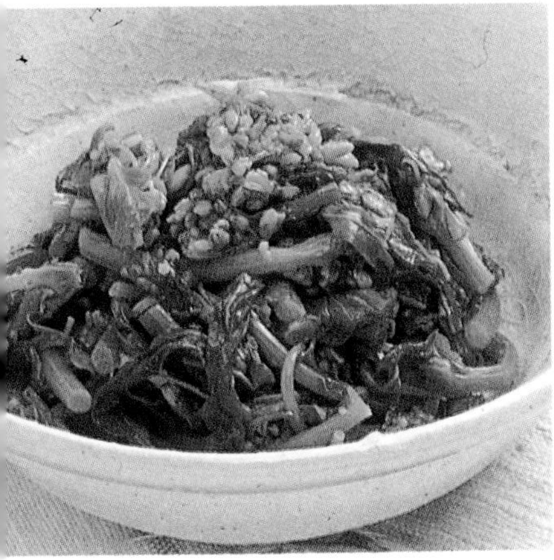

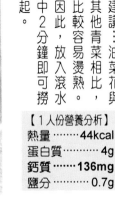

利用大豆、豆腐做菜

大豆製品，不僅含有良質蛋白質和鈣質，同時也是預防成人病的食品。納豆中則含有維他命K。

味噌醬油豆腐塊

材料（二人份）油豆腐塊…（小）2塊（200g，大的只要1塊）【味噌醬】味噌…2小匙 砂糖…1小匙 酒…1大匙 高湯或水…1大匙 磨碎的炒芝麻（白）…少許

作法 ①油豆腐塊放入煎鍋，兩面煎成金黃色。

②小鍋中加入味噌、砂糖、酒、高湯。

③開小火煮，用木片混合避免煮焦，煮成味噌醬。

④煎油豆腐塊①切成易吃的大小，表面塗抹味噌醬，撒上炒芝麻。

經常使用的大豆製品鈣質含量比
(100g 中　單位為mg)

大豆(乾燥)	240
大豆(煮過)	70
黃豆粉	250
傳統豆腐	120
嫩豆腐	90
烤豆腐	150
凍豆腐	590
豆腐渣	100
豆腐皮(新鮮)	90
(乾燥)	200
油豆腐塊	240
油豆腐皮	300
炸油豆腐塊	240
青菜絲油豆腐	270
納豆	90

炸芝麻豆腐

材料（二人份）傳統豆腐…1塊（300g） 太白粉…2大匙 麵粉…2大匙 黑芝麻…1小匙 油（油炸用）…適量 白蘿蔔泥…80g 蔥…1根 薑…1塊 【淋汁】高湯…½杯 醬油…1.5大匙 料理米酒…1大匙

作法 ①用2～3張廚房紙巾包住傳統豆腐，去除水氣。分為8等分，切為正方形。

②小碗中加入太白粉、麵粉、黑芝麻混合。

③切好的傳統豆腐放入②中，表面沾滿材料，小心不要弄破。

④油加熱為180℃，去除豆腐表面的粉，放入油中翻轉油炸，兩面炸成金黃色。

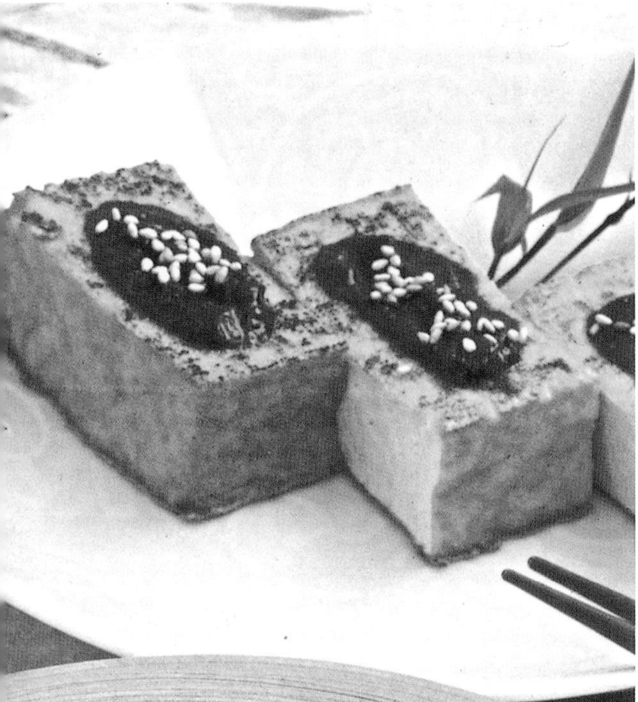

味噌醬油豆腐塊

【1人份營養分析】

熱量	192kcal
蛋白質	13g
鈣質	**269mg**
鹽分	1.0g

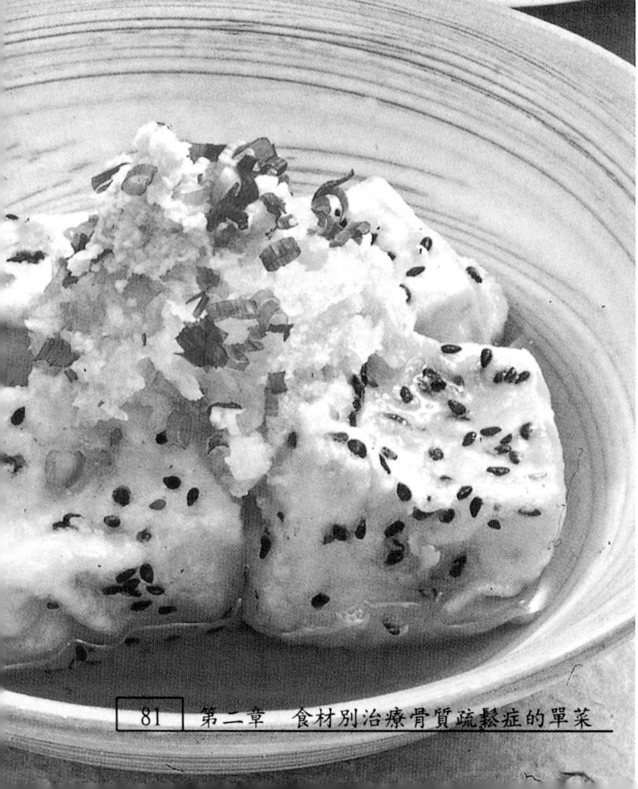

炸芝麻豆腐

【1人份營養分析】

熱量	375kcal
蛋白質	13g
鈣質	**219mg**
鹽分	2.0g

⑤高湯、醬油、料理米酒放入鍋中煮滾，做成淋汁。

⑥炸豆腐④擺入器皿中，添上白蘿蔔泥、蔥花與薑泥，淋上淋汁。

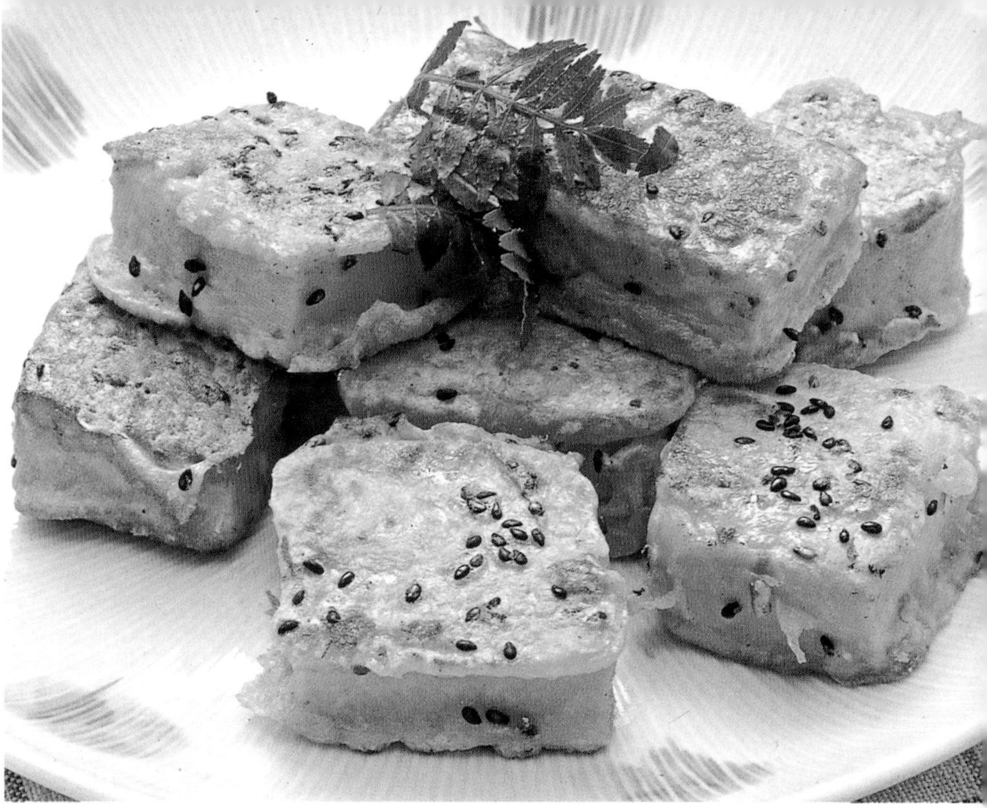

黃金燒凍豆腐

材料（二人份）

凍豆腐……2塊
高湯……1杯
砂糖……1大匙
醬油……1小匙
鹽……⅓小匙

【麵衣】

蛋……1個
太白粉……1大匙強
鹽……1小撮
炒芝麻（黑）……少許
麻油（煎豆腐用）……2大匙
秦椒芽……少許

【1人份營養分析】

熱量……318kcal
蛋白質……14g
鈣質……139mg
鹽分……1.4g

作法

①凍豆腐浸泡還原，沖洗3～4次，擠乾水分。

②凍豆腐放入鍋中，加入高湯、砂糖、醬油、鹽，加蓋。煮滾後用中火煮到汁收乾。

③蛋加上太白粉、鹽做成麵衣。②煮過的凍豆腐表面裹上麵衣。

④煎鍋中熱麻油，③的表面撒上炒芝麻，放入鍋中，兩面煎成金黃色。切成易吃的大小，添上秦椒芽。

●建議：使用煎鍋煎之前裹上麵衣，不要用大火煎，以免燒焦。

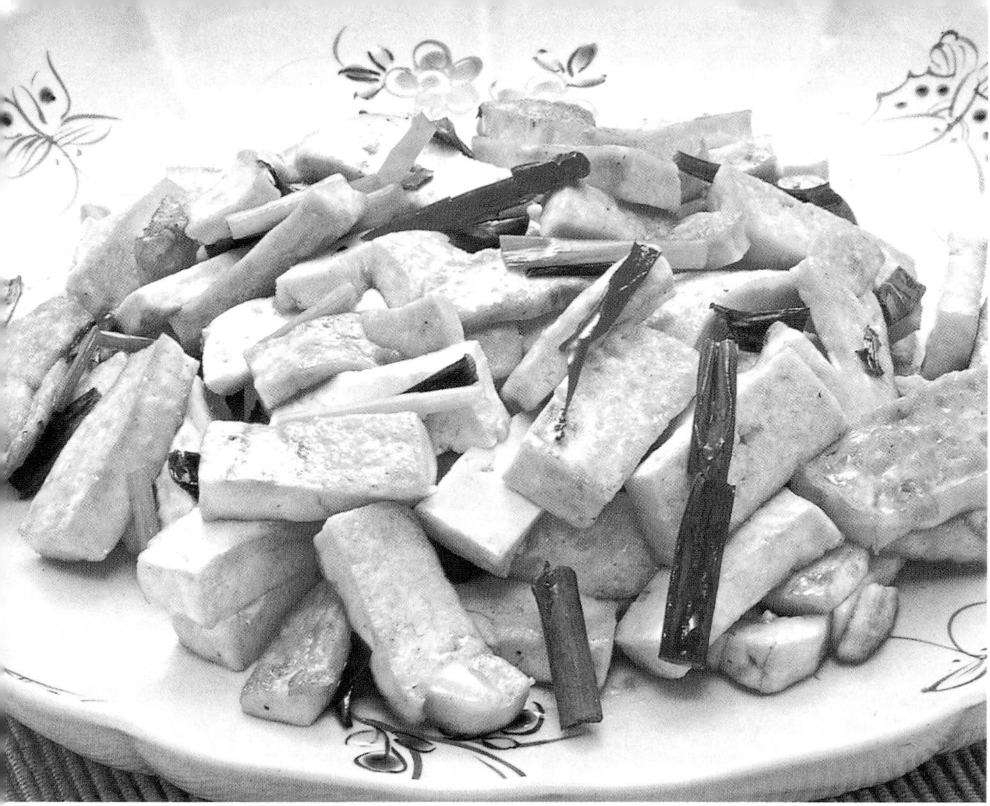

中式炒豆腐

材料（二人份）

- 傳統豆腐……1⅓塊（400g）
- 薑、蒜……各少許
- 紅辣椒……½根
- 蔥……2根
- 麻油……1大匙
- 蠔油……1小匙
- 砂糖……½大匙
- 醬油……1大匙

【1人份營養分析】

熱量	240kcal
蛋白質	15g
鈣質	**250mg**
鹽分	1.6g

作法

①傳統豆腐放在砧板上，以直徑20～30cm的平盤代替重石壓豆腐，擱置1小時使其出水。用廚房紙巾擦拭豆腐水氣，切成1.5cm寬、2cm長短條狀。

②薑、蒜擦碎，紅辣椒去籽，切成細絲。

③蔥切成2cm長。

④煎鍋中熱麻油，爆香薑末、蒜末、紅辣椒絲與蔥段，產生辣味。

⑤加入①豆腐大火炒，小心不要炒破。加入蠔油、砂糖、醬油調味。

●建議：充分去除豆腐的水氣是好吃的祕訣。如果殘留水氣，炒的時候豆腐會出水。因此，加調味料前一定要倒掉鍋中的水。去除水的豆腐不僅可以做炒菜，做成煮菜也不錯。

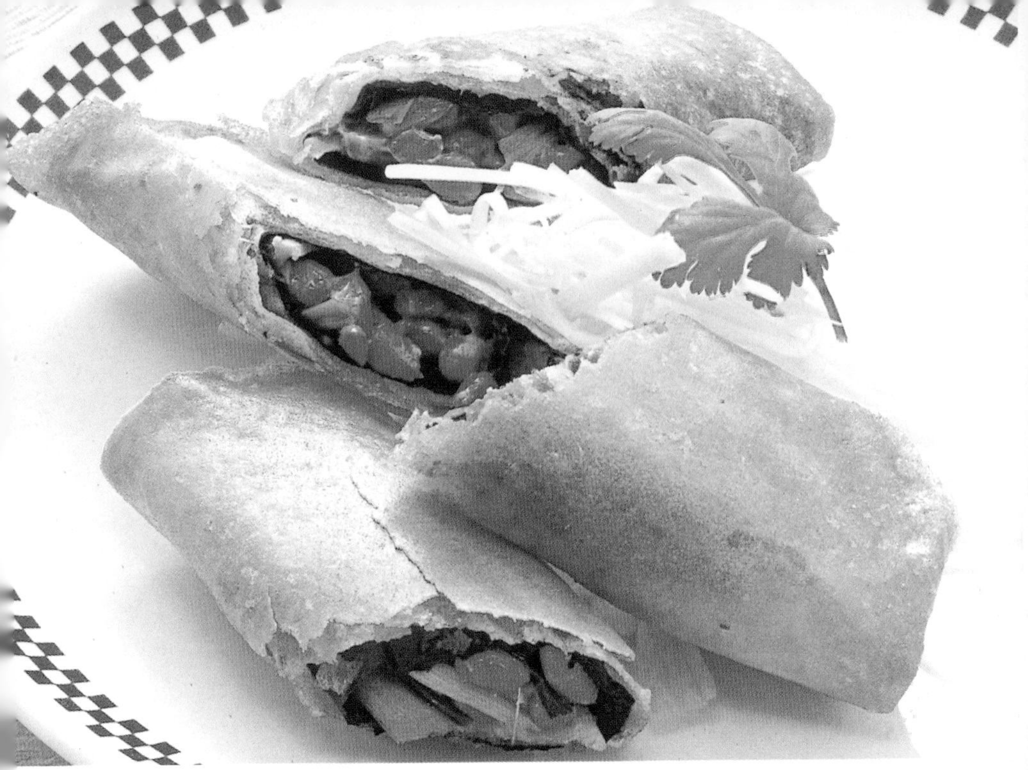

炸納豆包

材料（二人份）

- 納豆……60g
- 蔥……2根
- 薑……1塊
- 烤海苔……½片
- 春捲皮……2張
- 味噌……½大匙
- 油（油炸用）……適量
- 蔥白……適量

作法

①蔥切段，加入納豆中充分混合。薑切絲。烤海苔切成2片四方形。

②攤開春捲皮，表面塗抹味噌，鋪上烤海苔，擺上調過的納豆，撒上薑。

③捲起皮，前端和兩側沾水黏合，做成納豆包。

④油加熱為170℃。③放入油中，一邊滾動一邊炸成金黃色。切成喜歡的大小，添加蔥白。

【1人份營養分析】

熱量	96kcal
蛋白質	6g
鈣質	**45mg**
鹽分	0.6g

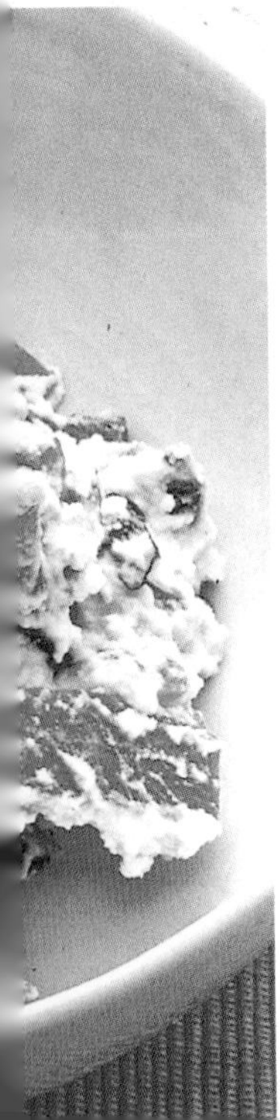

中式涼拌豆腐

材料（二人份）嫩豆腐…1塊（300g）　乾香菇（小）…2朵　乾櫻蝦…10g　酒與高湯…各1大匙　薑…少許　蔥…1根　炒過的黑芝麻…½小匙【**淋汁**】料理米酒…1小匙　醬油…1大匙　醋…2小匙

作法
①嫩豆腐分成2等分，冰過。
②乾香菇浸泡還原，去蒂，切絲。
③香菇絲與乾櫻蝦放入耐熱容器中，加入酒和高湯，用保鮮膜包著，放入微波爐加熱1分鐘，取出冷卻。
④薑切碎。蔥切成蔥花。炒過的黑芝麻、料理米酒、醬油、醋加入③混合，淋在豆腐上。

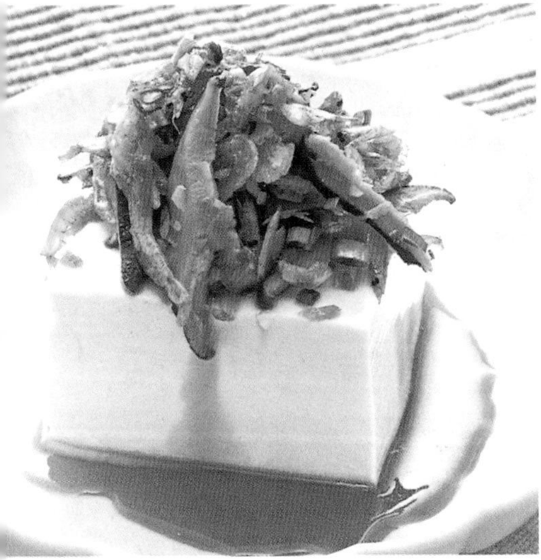

【1人份營養分析】
熱量……129kcal　**鈣質……248mg**
蛋白質………12g　鹽分………1.5g

白芝麻拌落葵紅蘿蔔

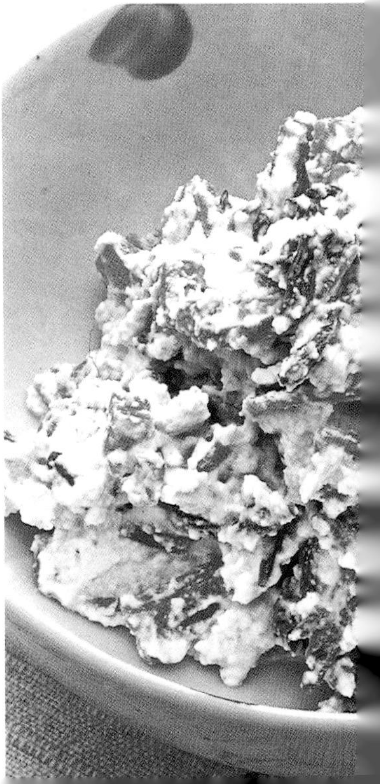

材料（二人份）落葵…60g　紅蘿蔔…50g【**拌醬**】傳統豆腐…⅔塊（200g）　磨碎的炒芝麻（白）…1大匙　砂糖…1小匙　味噌…1大匙　高湯…少許

作法
①落葵煮過，切成2cm長。紅蘿蔔成為2等分，煮過，切成1cm寬、2cm長的短條狀。
②鍋中煮滾水，豆腐掰開放入，煮20～30秒，撈起放入簍子瀝乾水分。稍微冷卻後用布包起去除水氣。
③豆腐移入研缽中，加入磨碎的炒芝麻，再加入砂糖、味噌、少許高湯，混合做成拌醬。
④以①的拌醬拌③的落葵與紅蘿蔔。

【1人份營養分析】
熱量……121kcal
蛋白質………9g
鈣質……208mg
鹽分………0.6g

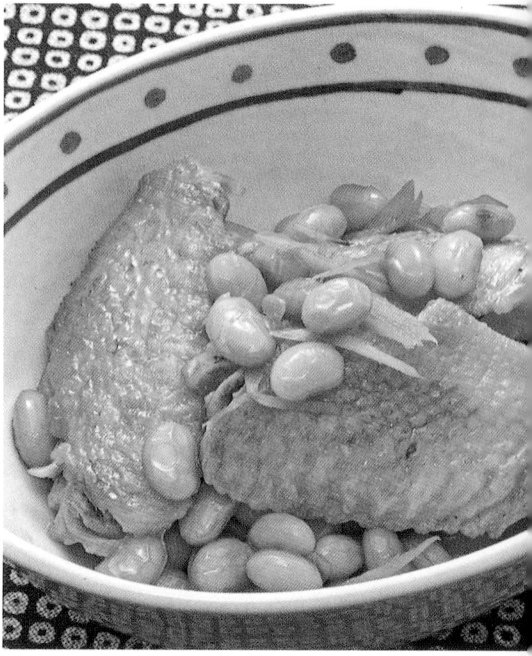

大豆煮雞翅

材料（二人份）雞翅…（中）6根（200g）
沙拉油…1小匙　水煮大豆…2/3杯（90g）　薑…1塊　水…2/3杯　砂糖…2小匙　醬油…1.5大匙　酒…1大匙

作法
①煎鍋中熱沙拉油，加入雞翅煎成金黃色。薑切絲。
②將①移入另鍋，加入水煮大豆和薑、水、砂糖、醬油、酒。加蓋，用較弱的中火慢慢煮。

【1人份營養分析】

熱量	344kcal
蛋白質	26g
鈣質	**60mg**
鹽分	2.0g

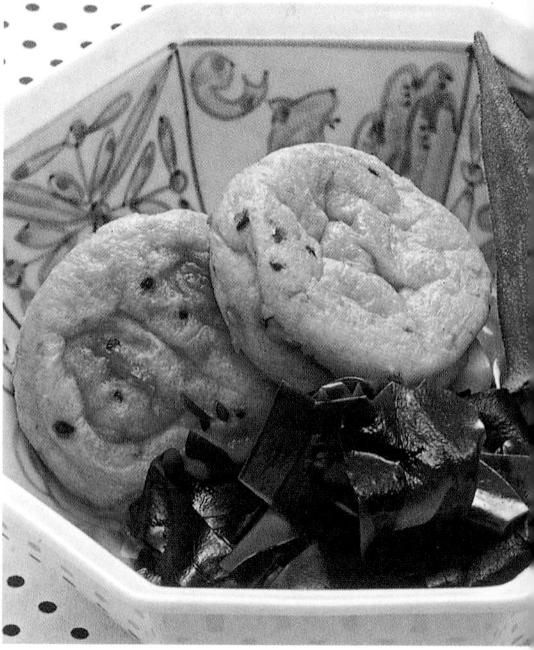

青菜絲油豆腐煮海帶芽

材料（二人份）青菜絲油豆腐…小4個（80g）
海帶芽（浸泡還原）…40g　高湯…2/3杯　砂糖…2小匙　醬油…1大匙　酒…1大匙　秋葵…4根

作法
①青菜絲油豆腐用滾水燙過，用牙籤戳4~5個洞。海帶芽充分洗淨，斜切成5~6㎝長。
②鍋中加入高湯，煮滾後放入①。加入砂糖、醬油、酒，加蓋，用中火慢慢煮。
③煮汁減少後放入秋葵，煮2分鐘即可。

【1人份營養分析】

熱量	122kcal
蛋白質	7g
鈣質	**128mg**
鹽分	1.6g

甜煮大豆

材料（二人份）水煮大豆…⅔杯（80g）　葡萄乾…2大匙　水…½杯　楓蜜…2大匙　砂糖…1小匙　醬油…½大匙

作法

①大豆放入簍子去除水氣，放入鍋中。葡萄乾洗淨後去除水氣，放入同一個鍋中。

②加入楓蜜、砂糖、醬油、水，蓋上蓋子，用較弱的中火煮到汁收乾為止。

●建議…使用楓蜜和葡萄乾可以做成好吃的煮豆。

【1人份營養分析】
熱量……167kcal
蛋白質…………8g
鈣質………52mg
鹽分…………0.7g

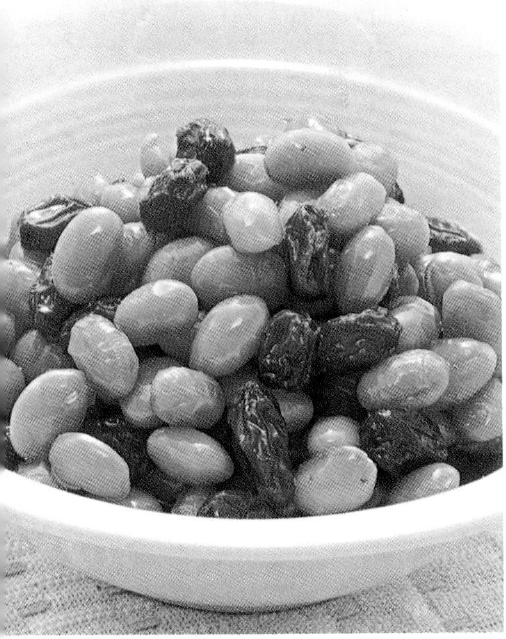

山葵拌納豆鮪魚

材料（二人份）納豆…40g　鮪魚（生食用）…100g　醬油…½大匙　山葵醬…½小匙　料理米酒…1小匙　蔥…1根　青紫蘇葉…1片　烤海苔絲…適量

作法

①納豆充分混合。鮪魚切成2㎝正方形。

②醬油混合山葵醬、料理米酒。

③大碗中加入納豆和鮪魚，加入②的山葵調味料，再加入蔥花、青紫蘇葉絲，全部混合7～8次後盛盤，撒上烤海苔。

【1人份營養分析】
熱量……152kcal
蛋白質………16g
鈣質………32mg
鹽分…………1.4g

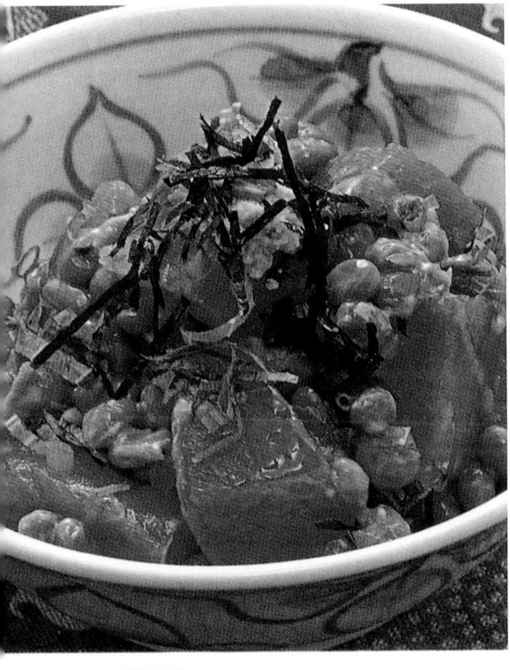

利用海藻與乾貨做菜

海藻不僅含有鈣質，同時含有碘及鐵質。隨時準備蘿蔔乾或芝麻等乾貨，可以做成方便的菜。

香菇煮蝦

材料（二人份）乾香菇（中）…8朵　斑節蝦…6條　薑汁…少許　高湯…½杯　砂糖…1小匙　醬油…1大匙　料理米酒…1小匙

作法 ①乾香菇浸泡還原，去蒂。斑節蝦留下尾部，去除頭、殼與泥腸，撒上薑汁。

②鍋中加入高湯，排入香菇，用中火煮滾。加入砂糖、醬油、料理米酒，加蓋，煮到煮汁剩下半量。

③加入斑節蝦煮1～2分鐘，擺在鍋中冷卻。

經常使用的
海藻、乾貨製品鈣質含量比
(100g中　單位為mg)

【海藻】	
羊栖菜(乾)	1400
海蘊	100
新鮮海帶芽	100
薄片海帶	560
雌株海帶芽	660
海帶芽莖	23
綠紫菜	840
【乾貨】	
蘿蔔乾	470
葫蘆乾	250
黑木耳(乾)	180
【其他】	
芝麻	1200
罌粟子	1700
杏仁	230

羊栖菜煮蔬菜包

材料（二人份）羊栖菜（乾）…7g　乾香菇…2朵　紅蘿蔔…⅕根（40g）　蔥…3根　麻油…1小匙　油豆腐皮…2片　高湯…⅔杯　砂糖…1小匙　醬油…1.5大匙　料理米酒…½大匙

作法 ①羊栖菜泡軟。乾香菇浸泡還原後去蒂，切絲。紅蘿蔔切成2cm長細絲。蔥切成蔥花。

②油豆腐皮各自對半橫切，打開切口形成袋狀。

③煎鍋中熱麻油，炒①，略微冷卻後塞入②的油豆腐皮中，開口利用牙籤固定。

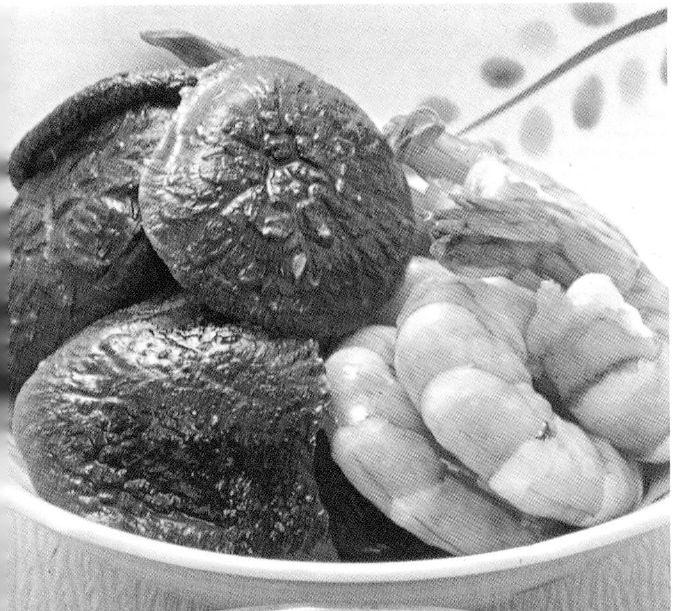

香菇煮蝦

【1人份營養分析】

熱量	79kcal
蛋白質	16g
鈣質	**34mg**
鹽分	1.4g

●建議：加入乾香菇浸泡液一起煮，風味更佳。蝦子一旦加熱過度會變硬，因此最後才放，煮一下即可關火。蝦子在煮汁中一邊冷卻一邊入味。

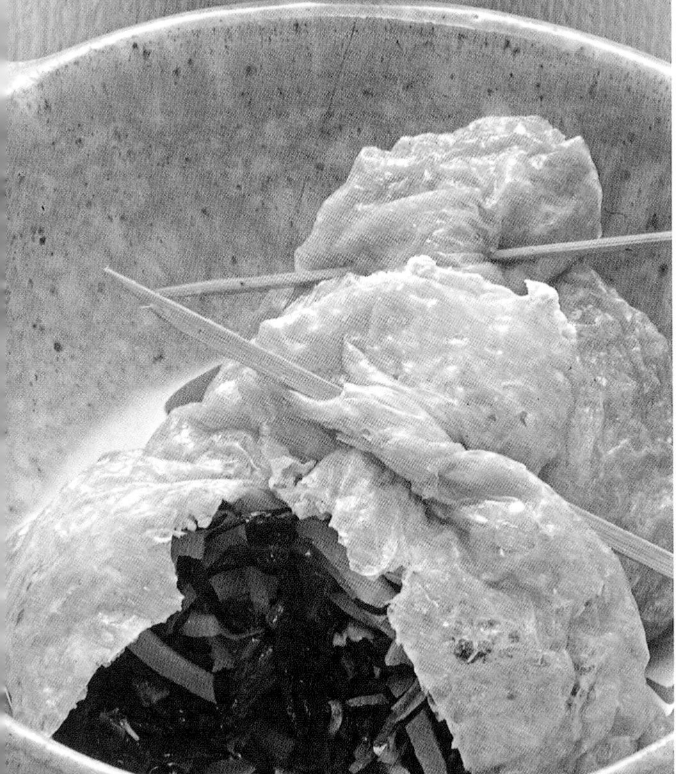

羊栖菜煮蔬菜包

【1人份營養分析】

熱量	149kcal
蛋白質	7g
鈣質	**147mg**
鹽分	2.0g

④將③排入鍋中，加入高、砂糖、醬油、料理米，加蓋，煮到汁收乾為。

海帶芽鴨兒芹拌芝麻

材料（二人份）海帶芽（浸泡還原）…30g　鴨兒芹…80g　磨碎的炒芝麻…2小匙　白味噌…½大匙　砂糖…1小匙　醋…2小匙　薑汁…少許

作法

①海帶芽用滾水燙過，再切成2～3㎝長。鴨兒芹用滾水燙過，斜切成3㎝長。一起放入簍子去除出水氣。

②大碗中加入磨碎的炒芝麻、白味噌、砂糖、醋、薑汁，混合。

③放入①的海帶、鴨兒芹涼拌。

●建議：乾海帶芽浸泡還原會膨脹4～5倍。

【１人份營養分析】

熱量	36kcal
蛋白質	2g
鈣質	**53mg**
鹽分	0.6g

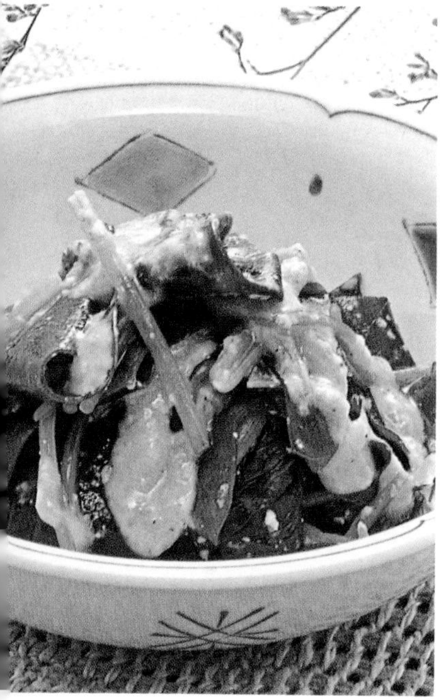

豆瓣醬炒羊栖菜絞肉

材料（二人份）羊栖菜（乾）…12g　雞絞肉…80g　薑汁…少許　青椒…2個　紅辣椒…⅓根　麻油…2小匙　豆瓣醬…⅓小匙　砂糖…1小匙　醬油…2小匙　酒…1大匙

作法

①羊栖菜洗淨，放入大量水中泡軟。雞絞肉撒上薑汁。青椒對半縱切，去籽，切成7㎜寬細絲。紅辣椒去籽，切成小段。

②煎鍋中熱麻油，炒紅辣椒、羊栖菜、雞絞肉。絞肉熟後加入青椒拌炒。

③淋上豆瓣醬、砂糖、醬油、酒，迅速拌炒即可。

【１人份營養分析】

熱量	155kcal
蛋白質	9g
鈣質	**94mg**
鹽分	0.9g

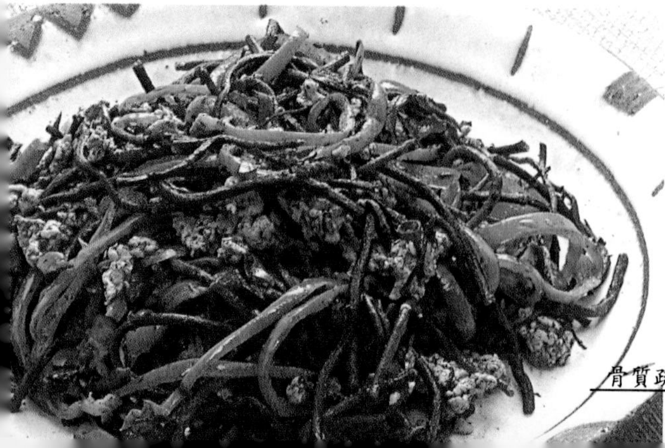

醃辣蘿蔔乾

材料（二人份）蘿蔔乾…30g　紅辣椒…½根
高湯…2大匙　砂糖…1大匙　醬油…1大匙弱
醋…1.5大匙

作法 ①蘿蔔乾浸泡還原，放入簍子瀝乾水分，切成5～6㎝長。紅辣椒去籽，切細。
②高湯、砂糖、醬油、醋放入小鍋中煮滾，加入①的蘿蔔乾與紅辣椒稍微醃漬。

●建議：【蘿蔔乾浸泡法】①用大量水輕輕搓洗蘿蔔乾，去除灰塵。②稍微擠壓去除水氣，換水，浸泡30分鐘。

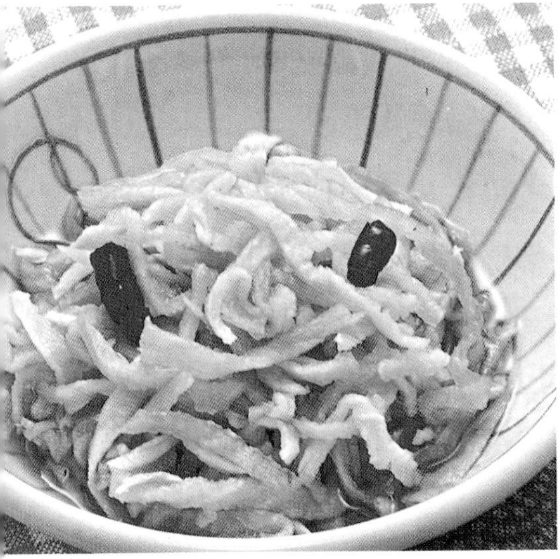

【1人份營養分析】

熱量	67kcal	鈣質	73mg
蛋白質	2g	鹽分	1.3g

蘿蔔乾芝麻沙拉

材料（二人份）蘿蔔乾…30g　小黃瓜…½根
玉米粒（罐頭）…2大匙　磨碎的炒芝麻…1大匙　白味噌…½大匙　美乃滋…1大匙　檸檬汁或醋…1小匙　荷蘭芹…少許

作法 ①蘿蔔乾浸泡還原，放入大量滾水中浸泡20分鐘，撈起放入簍子瀝乾水分，切成易吃的大小。小黃瓜切成3㎜寬圓片。
②大碗中加入磨碎的炒芝麻、白味噌、美乃滋、檸檬汁或醋混合。
③將蘿蔔乾、小黃瓜與玉米粒放入②中涼拌，添上荷蘭芹。

●建議：用芥末粒代替白味噌更好吃。

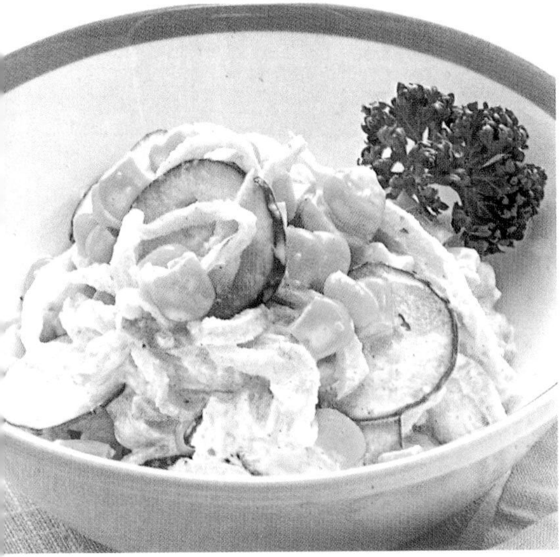

【1人份營養分析】

熱量	125kcal	鈣質	119mg
蛋白質	3g	鹽分	0.5g

芝麻海苔炸海蝦

材料（二人份）烤海苔…½片　海蝦（乾）…4大匙　麵粉…4大匙　薑汁…½小匙　炒過的白芝麻…2小匙　水…4大匙　鹽…1小撮　油（油炸用）…適量　細香蔥…少許

作法 ①烤海苔切成8片正方形。

②大碗中放入海蝦（乾）、麵粉、薑汁、炒過的白芝麻、水、鹽混合。

③油加熱為170℃，用湯匙將②塗抹在每片①上，放入鍋中油炸。吃前撒上細香蔥花。

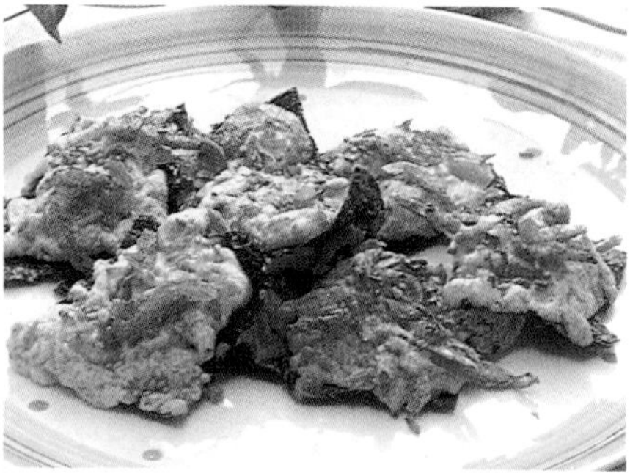

【1人份營養分析】
熱量……120kcal　**鈣質……87mg**
蛋白質……4g　鹽分……0.5g

辣味炒海帶芽

材料（二人份）海帶芽（浸泡還原）…80g　麻油…½大匙　醬油…1小匙　料理米酒…2小匙　辣椒粉…適量

作法 ①海帶芽充分洗淨，去除水氣，切成易吃的大小。

②煎鍋中熱麻油，炒海帶芽，加入醬油、料理米酒調味。入味後盛盤，撒上辣椒粉。

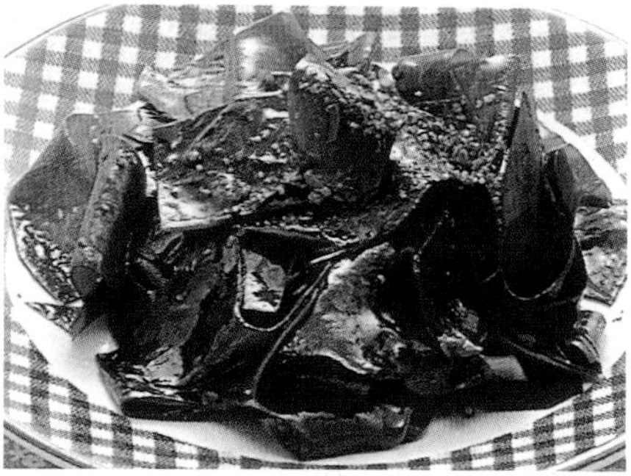

【1人份營養分析】
熱量……27kcal　**鈣質……32mg**
蛋白質……1g　鹽分……0.4g

檸檬味海蘊

材料（二人份）海蘊（新鮮品）…80g　金菇…50g　萊姆皮（擦碎）…少許　萊姆汁…1個份　萊姆圓片…2片　砂糖…1小匙　淡味醬油…2小匙

作法 ①海蘊充分洗淨，放入簍子瀝乾水分，切成易吃的大小。金菇去蒂，切成2cm長，用滾水燙過。

②放入大碗中，加入萊姆皮、萊姆汁、砂糖、淡味醬油混合。盛盤，添上萊姆片。

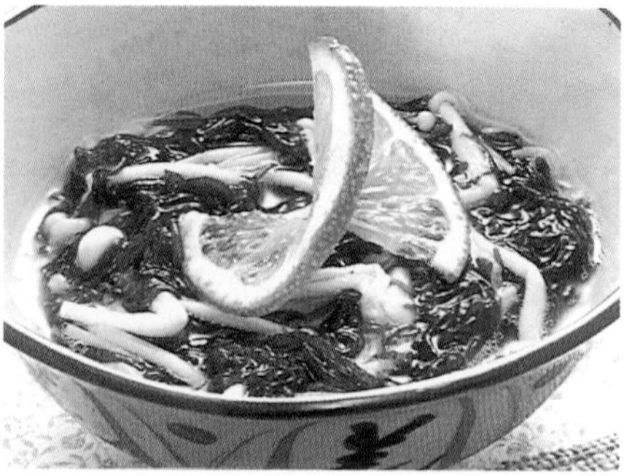

【1人份營養分析】
熱量……15kcal　**鈣質……42mg**
蛋白質……2g　鹽分……0.9g

餐桌上的常備菜 香 鬆

香菇芝麻香鬆

材料（完成後約30g份）乾香菇…5～6朵（20g） 青紫蘇葉…5片 炒過切碎的芝麻…2大匙 烤海苔…¼片 鹽…¼小匙

作法 ①乾香菇去蒂，剁碎。攤在耐熱紙上，放入微波爐加熱45秒。

②青紫蘇葉也攤在耐熱紙上，放入微波爐加熱1分鐘，使其半乾燥。

③香菇放入研缽中磨碎，再加入青紫蘇葉磨碎。

④揉碎烤過切碎的芝麻與烤海苔，加入鹽，用研磨棒研磨。

●建議：香菇和芝麻的香氣能提升風味，做成握壽司的菜碼或淋在熱飯上也很好吃。

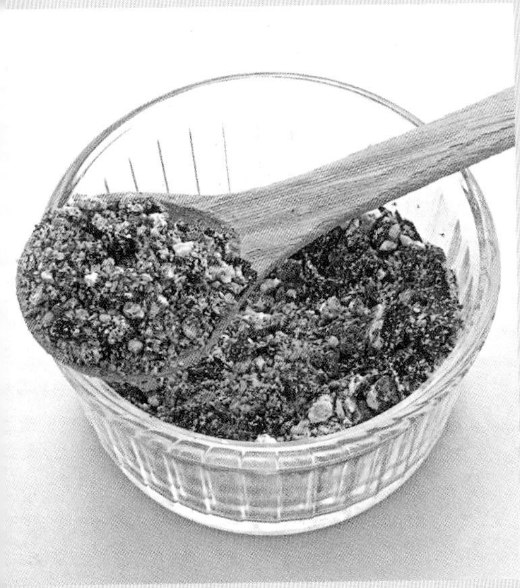

小魚乾香鬆

材料（完成後約35g份）小魚乾…30g 青紫蘇葉…5片 薑汁…1小匙 砂糖…½小匙 醬油…1小匙 綠紫菜粉…1小匙 炒芝麻（白）…2大匙

作法 ①去除小魚乾內臟，放入煎鍋略炒，放入攪拌器或食物調理器中攪碎。青紫蘇葉攤在耐熱紙上，放入微波爐加熱1分鐘，乾燥後切碎。

②①放入大碗中，加上薑汁、砂糖、醬油混合。攤在耐熱紙上，不必使用保鮮膜，直接放入微波爐加熱30秒使其乾燥。

③略微冷卻後加入綠紫菜粉、炒芝麻混合。

●建議：使用鹽分較少的小魚做成香鬆，撒在燙青菜或豆腐上都很好吃。

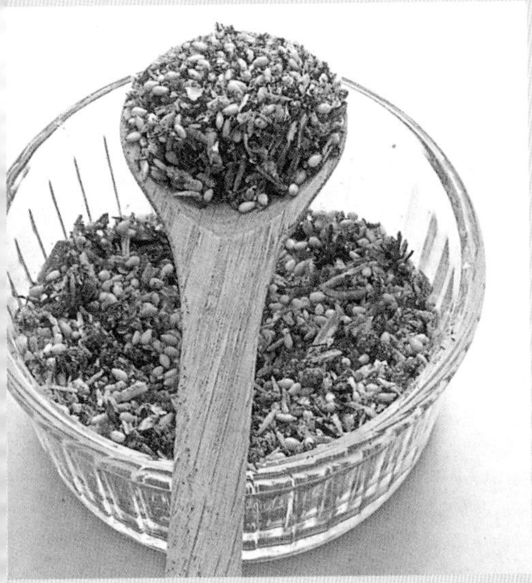

義大利花草香鬆

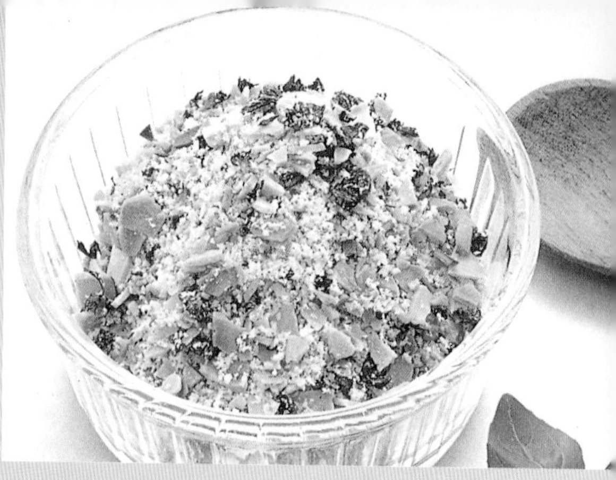

材料（完成後約30g份）杏仁片：（20g）百里香（乾燥）、迷迭香（乾燥）、胡椒粉：合計1/3小匙　九層塔：4~5片　荷蘭芹：1根　乳酪粉3大匙　鹽：1/4小匙

作法　①用較弱的中火加熱煎鍋，加入杏仁片炒香後關火。加入百里香、迷迭香與胡椒粉，利用餘熱使其乾燥。

②切碎九層塔與荷蘭芹，攤在耐熱紙上，放入微波爐加熱1分鐘使其乾燥，再次切碎。

③①放入研缽中磨碎，加入②的九層塔、荷蘭芹，再磨碎，加入乳酪粉與鹽混合。

●建議：杏仁香氣和花草香氣四溢的香鬆，可以撒在通心粉料理或沙拉、三明治、披薩吐司上，非常好吃。

餐桌上的常備菜　佃煮菜

核桃芝麻沙丁魚乾

材料（完成後約50g份）熟小魚乾：30g　薑汁：少許　核桃（烤過）：10g　砂糖：1大匙　醬油：1大匙　料理米酒：1大匙　炒芝麻（白）：2小匙

作法　①熟小魚乾放入煎鍋炒香，撒上薑汁。核桃略切。

②鍋中加入砂糖、醬油、料理米酒，開小火煮，同時搖晃鍋子，煮成濃稠後加入小魚乾、核桃及炒芝麻，用筷子迅速攪拌。

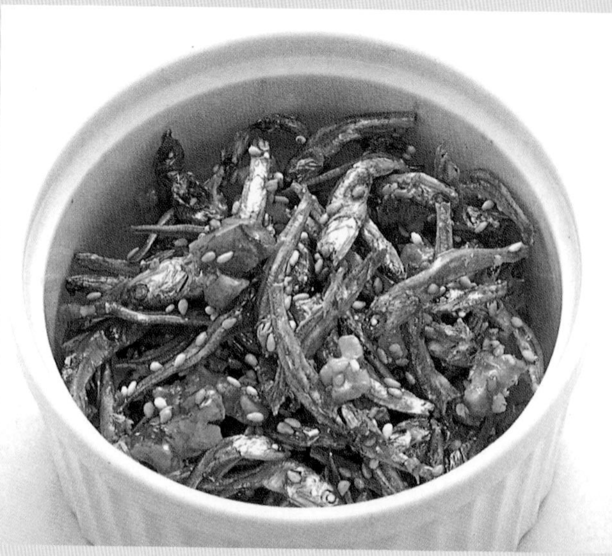

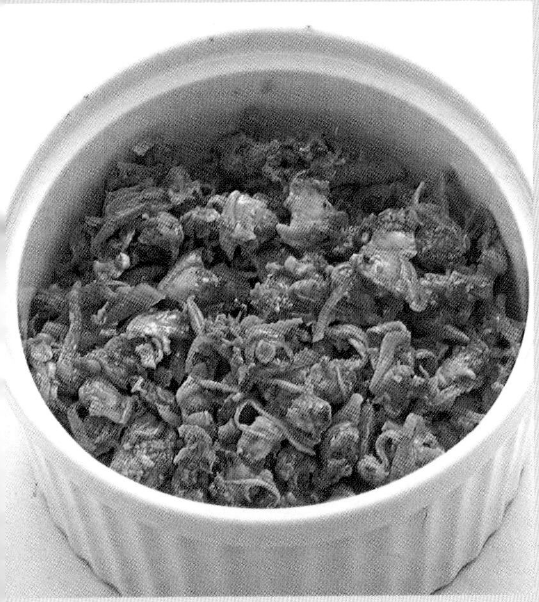

佃煮櫻蝦牛蒡

材料（完成後約100g份）蛤仔肉（罐頭）…90g　薑汁…2小匙　砂糖…2小匙　醬油…2大匙　料理米酒…2大匙　酒…1大匙　花椒粉…⅓小匙

作法 ①倒掉蛤仔罐頭汁。

②蛤仔倒入鍋中，加入薑汁、砂糖、醬油、料理米酒、酒，用大火炒煮。煮汁收乾時撒上花椒粉增添香氣。

●建議…可以使用新鮮蛤仔肉。作法是將肉放入鍋中乾炒，去除多餘的汁液後加入調味料，注意不要炒焦。

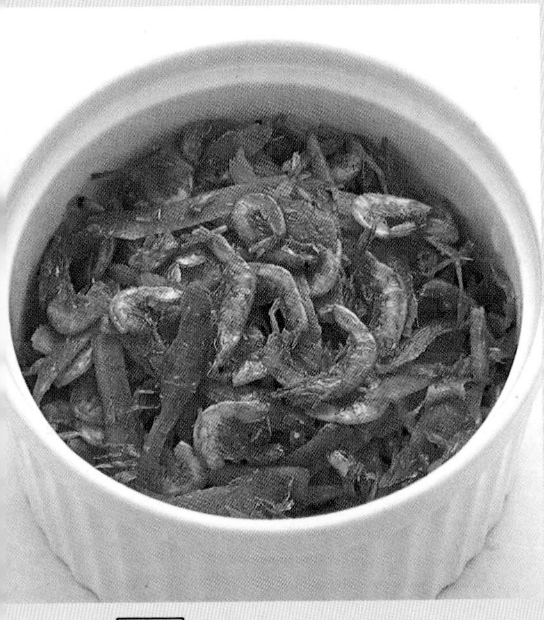

花椒煮蛤仔

材料（完成後約70g份）乾櫻蝦…20g　薑汁…少許　牛蒡…20cm長　高湯…⅓杯　砂糖…1小匙　醬油…1.5大匙　料理米酒…1小匙

作法 ①乾櫻蝦撒上薑汁。牛蒡去皮，斜切成細絲，泡在大量水中10分鐘去除澀液。

②鍋中加入高湯與牛蒡，用中火煮軟，加入砂糖、醬油、料理米酒，煮到汁收乾為止。

●建議…依照個人口味可以改變調味料分量。煮好後撒上芝麻或辣椒粉也不錯。

醃漬菜 餐桌上的常備菜

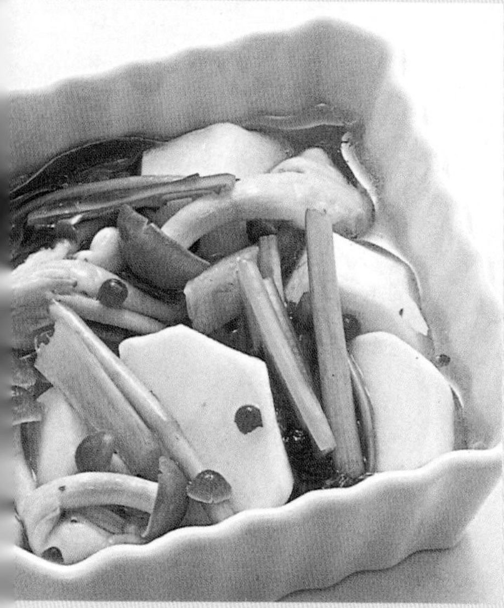

花草漬木耳玉蕈

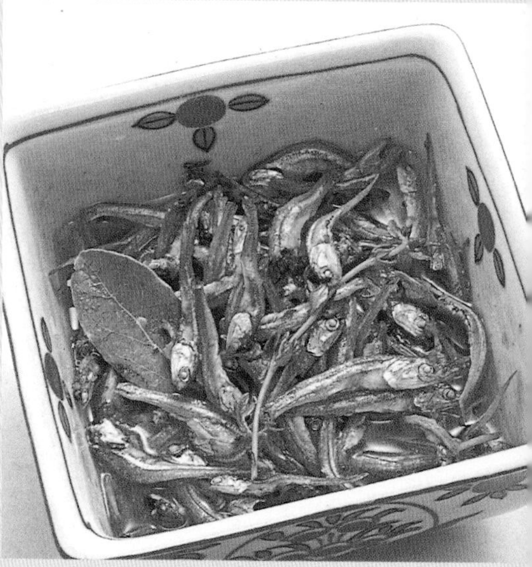

咖哩小魚乾泡菜

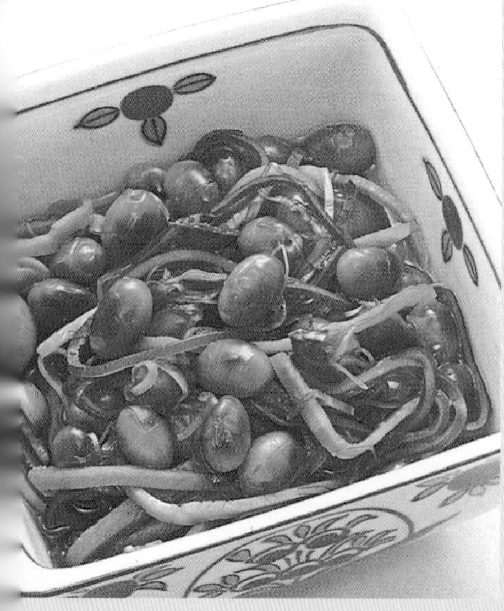

醃炒大豆海帶

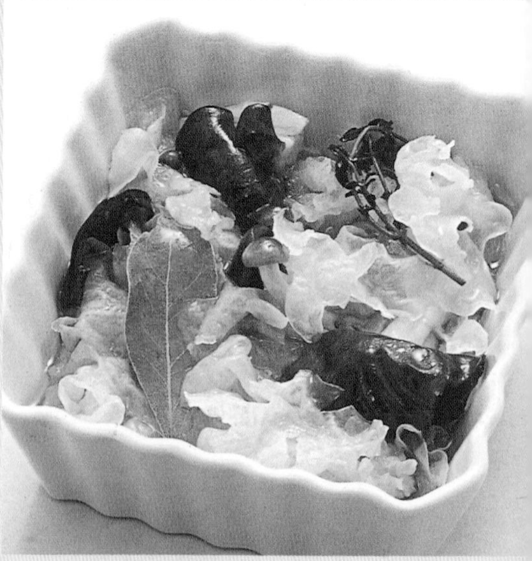

蕪菁玉蕈泡菜

咖哩小魚乾泡菜

材料（約½杯份）熟小魚乾…25g【泡菜液】醋…1大匙　咖哩粉…⅔小匙　法式調味醬（市售品）…⅓杯　肉桂…1片　百里香…少許

作法 ①醋、咖哩粉、法式調味醬、肉桂、百里香混合，做成泡菜液，放入容器中。

②熟小魚乾放入調味料中，醃漬1～2小時。

●建議…稍大的小魚乾去除內臟再使用。可以使用無油型法式調味醬或日式調味醬。依照個人喜好斟酌使用咖哩粉。

蕪菁玉蕈泡菜

材料（二人份）蕪菁根（中）…2個　蕪菁莖與葉…40g　玉蕈…40g【泡菜液】肉桂…1片　胡椒粒…少許　酒醋（或醋）…1大匙　白葡萄酒…¼杯　法式調味醬（市售品）…¼杯　砂糖…1小匙　鹽…少許

作法 ①蕪菁根去皮，切成6瓣。蕪菁莖與葉切成3㎝長。玉蕈去蒂，分為小株，略洗後放入滾水燙過，撈起瀝乾水分。

②肉桂、鹽、胡椒粒、酒醋、白葡萄酒、法式調味醬、砂糖放入深的容器或瓶中，充分混合，做成泡菜液。

③去除蕪菁根、莖、葉、玉蕈的水分，醃漬在②中。5～6小時後就可以吃。

●建議…利用完成的泡菜液，可以補充蔬菜或菇類3～4次。3～4天內吃起來都非常好吃。

花草漬木耳玉蕈

材料（二人份）木耳（白）…7g　木耳（黑）…2g　玉蕈…40g【醃漬汁】橄欖油…1大匙　酒醋…2大匙　白葡萄…1大匙　鹽…½小匙　胡椒…少許　肉桂…1片　百里香（乾燥品也可以）…少許

作法 ①木耳浸泡還原，去蒂，充分洗淨。玉蕈去蒂，用滾水燙過，放入簍子瀝乾水分。

②橄欖油、酒醋、白葡萄酒、鹽、胡椒、肉桂、百里香等加入大碗中，充分混合。

③加入去除水氣的木耳與玉蕈，醃1～2小時。

●建議…醃漬木耳在4～5天內很好吃。可以用加蓋的容器保存。

醃炒大豆海帶

材料（約1杯份）大豆…40g　海帶…20g　魷魚乾…20g　紅蘿蔔…20g　薑…1塊【調味液】鮮味露…2大匙　高湯…2大匙　酒…⅓杯　料理米酒…1大匙

作法 ①大豆放入煎鍋炒。海帶表面用溼布擦拭，切絲。魷魚乾擦淨，切絲。紅蘿蔔、薑切絲。

②鮮味露、高湯加入小鍋中煮滾。冷卻後加入酒、料理米酒做成調味液。混合①的材料，放入加蓋容器中，醃漬4～5天。

●建議…中途充分混合醃漬。

做菜的基礎 1 高湯製作法

利用小魚乾製作味噌湯的高湯

利用小魚乾可以製作每天的味噌湯高湯。小魚乾的鈣質含量豐富，而且每一條小魚乾都可以吃，得以充分攝取鈣質。去除小魚乾的頭和內臟，吃起來才不苦。較大的可以對半切開。如果早上製作味噌湯，則前一天晚上將材料泡水，就可以輕易享受美味高湯。

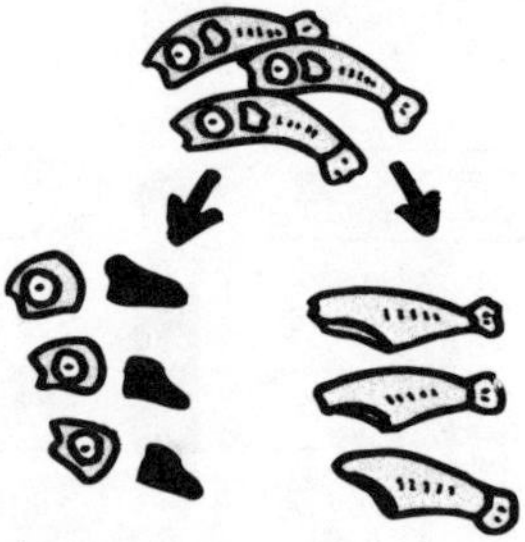

1 小魚乾 20 條，去除頭和內臟。

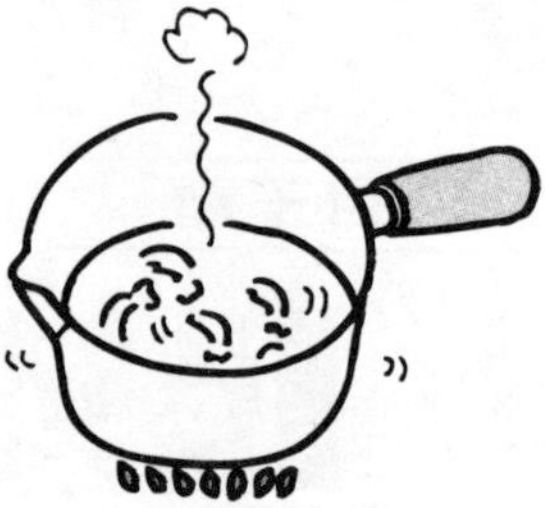

2 中火炒小魚乾，邊炒邊搖動鍋子。加入 3 杯滾水，煮 20 分鐘。

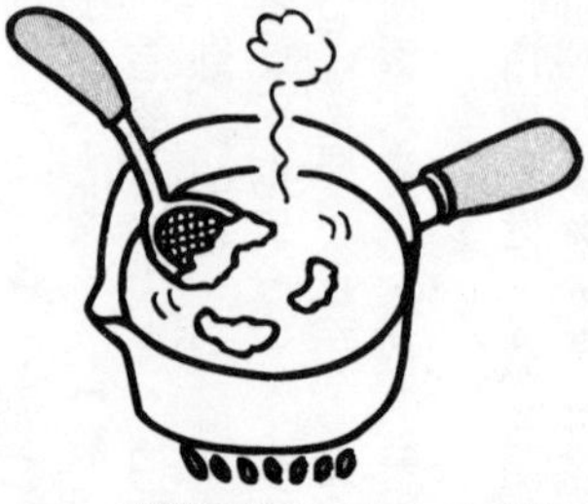

3 撈除澀液，加入味噌湯菜碼。

利用柴魚片取得煮菜等的高湯

製作清蒸或煮菜等使用的高湯，在3杯滾水中加入10 cm高湯海帶，煮到海帶出色後再加入10 g柴魚片，小火煮2分鐘，關火。

味噌湯基本製作法

豆腐海帶芽味噌湯

材料（四人份）豆腐…1塊　鹽醃海帶芽…20 g　高湯…3杯　味噌…3大匙

作法 豆腐切成1 cm正方形。海帶芽洗淨鹽分，略切。高湯中加入味噌，依序加入豆腐、海帶芽，煮滾即可。

蛤仔味噌湯

材料（四人份）帶殼蛤仔…300 g　水…3杯　味噌…3大匙

作法 蛤仔搓洗乾淨，放入鹽水中吐沙。鍋中加入水和蛤仔，煮到蛤仔開口時倒入味噌，完全開口後可以撒上鴨兒芹末。

每天的味噌湯、清湯製作法

●配飯吃的味噌湯、清湯也可以當成補充鈣質的一道菜。

◇滑子菇黑海帶味噌湯

材料（二人份）滑子菇…60g　黑海帶（乾）…2g　高湯…1.5杯　味噌…1.5大匙

作法
①滑子菇洗淨，放入簍子瀝乾水分。
②小火煮高湯，放入滑子菇後加入味噌。
③最後撒上黑海帶。

◇豆腐海帶芽湯

材料（二人份）嫩豆腐…¼塊　海帶芽（浸泡還原）…20g　高湯…1.5杯　醬油…2小匙　蔥…少許

作法
①豆腐切成骰子狀。海帶芽切成易吃的大小。
②高湯中加入醬油，再加入豆腐與海帶芽略煮。
③撒上蔥花。
※有時可以倒入1個蛋汁，邊加熱邊用筷子攪拌，做成蛋花湯。

◇蕪菁納豆湯

材料（二人份）蕪菁根…1個（80g）　蕪菁葉…40g　納豆…50g　蔥…1根　高湯…1.5杯　味噌…1.5大匙

作法
①蕪菁根去皮，切成8塊。蕪菁葉切成2～3cm長。
②納豆用菜刀稍微剁碎。蔥切小段。
③鍋中加入蕪菁和高湯煮滾，蕪菁軟化後關小火，加入味噌與納豆，撒上蔥段，不要煮開，立刻離火。

◇馬鈴薯小油菜牛乳味噌湯

材料（二人份）馬鈴薯…70g　小油菜…40g　油豆腐皮…¼片　高湯…½杯　牛乳…1杯　味噌…1.5大匙

作法
①馬鈴薯去皮，切成短條狀。小油菜切成3cm長。油豆腐皮用滾水略燙，切成1cm寬，長度配合小油菜。
②鍋中加入馬鈴薯和高湯煮滾。馬鈴薯煮軟後加入小油菜與油豆腐皮略煮。
③倒入牛乳，用小火略煮，不必煮滾，加入味噌混合。

◇南瓜奶油湯

材料（二人份）南瓜（冷凍）…120g　水…½杯　牛乳…1杯　湯塊…1個　鹽、胡椒…各少許

作法
①南瓜解凍，去皮後搗碎。
②鍋中加入南瓜、水、牛乳，煮滾後加入調味料。可以撒上鴨兒芹。
※100g南瓜放入微波爐需加熱2分30秒。使用時更方便。

做菜的基礎 2 飯的煮法

煮美味飯的方法

煮飯不需要特別技術，重點在於煮出好吃的飯。迅速洗米。煮前至少泡水10分鐘。煮好後充分燜一會兒。注意上述三個方法就能使味道完全不同。

1

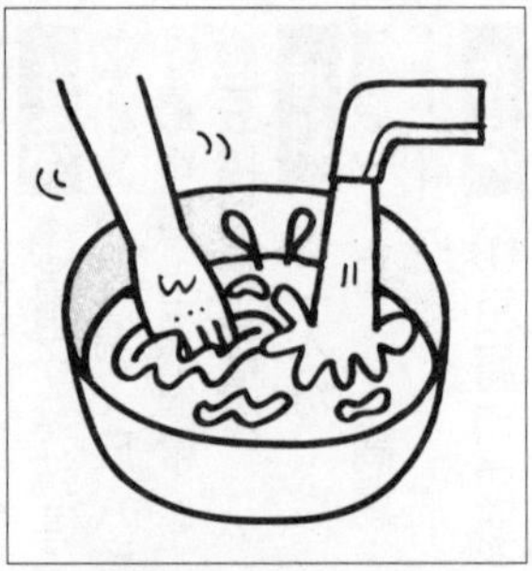

迅速洗 2~3 次，換水，去除米糠味。

2

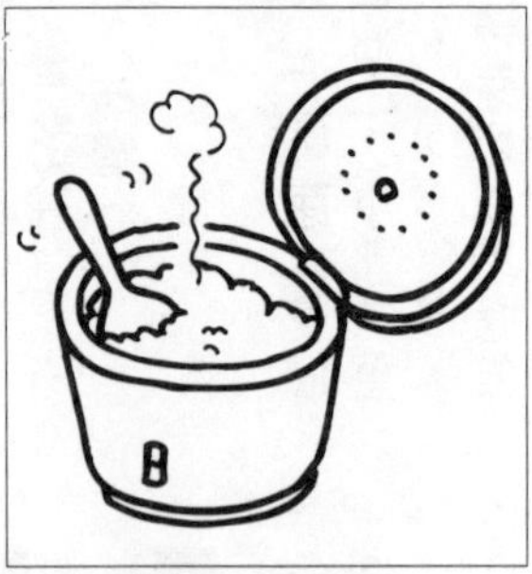

煮好後全部翻攪混合，再燜 10 分鐘。

基本混合飯

白蘿蔔葉混合飯

材料（四人份）米…2杯　水…2杯　白蘿蔔葉…適量　鹽…少許

作法 去除白蘿蔔葉葉尖較硬的部分，柔軟部切成小段，撒上少許鹽稍微揉捏使其變軟。擠乾白蘿蔔葉水氣後加入煮好的飯上混合，燜10分鐘。

菜　飯

米……3杯
高湯……3杯
酒……¼杯
醬油……1.5大匙
鹽……少許

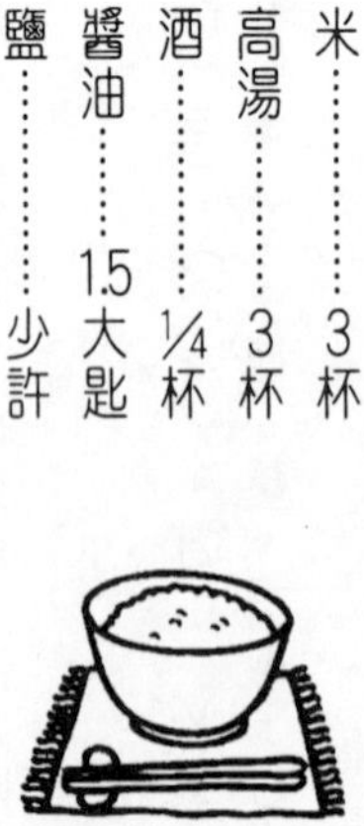

甘藷飯（米與菜碼的比例標準）

米…3杯　甘藷…中1個

●甘藷去皮，切成1㎝正方形，泡在鹽水中去除澀液，加入米中一起煮成飯。

蔬菜飯（米與菜碼的比例標準）

米…3杯　牛蒡…½根　紅蘿蔔…⅓根　油豆腐皮…1片

●利用右述的調味料，在煮好的飯中加入切成1㎝長的鴨兒芹。撒上海苔絲也不錯。

飯的作法

●少一道配菜時，可以利用飯增加鈣質。

◇毛豆飯

材料（二人份）米…1杯　毛豆仁…30g　高湯或水…1⅓杯　鹽…¼小匙

作法①米洗淨，放入簍子瀝乾。

②米、高湯或水、毛豆仁、鹽放入鍋中混合，以一般方式煮飯。煮好後混合，再燜10分鐘。

◇蛤仔飯

材料（二～三人份）米…1.5杯　水…1.5杯　蛤仔（水煮罐頭）…小½罐（40g）　海帶芽…10g　牛蒡…3cm長　牛乳…1杯（200cc）　醬油…1大匙　酒…1小匙　鹽…少許

作法①海帶芽剁碎。牛蒡斜切成細絲，浸泡在水中去除澀液。取出罐頭蛤仔肉，罐頭汁倒入容器中，擱置待用。

②煮飯器中加入洗好的米、牛乳和蛤仔罐頭汁，再加入海帶芽、牛蒡、調味料，混合後煮熟。

◇炒豆腐羊栖菜飯

材料（二人份）飯…3碗份　羊栖菜（乾）…2g　小油菜…50g　豆腐…150g　麻油、醬油…各1小匙　料理米酒…1大匙

作法①羊栖菜泡軟後放入簍子瀝乾（較長者切段）。豆腐略微瀝乾水分。小油菜切為1cm長。

②鍋中熱麻油，豆腐剁散後放入鍋中炒，加入小油菜、羊栖菜、醬油、料理米酒。炒煮到煮汁減少為止。

③混合熱飯，撒上炒芝麻。

◇櫻蝦毛豆炒飯

材料（二人份）飯…3碗份　櫻蝦…10g　洋蔥…60g　乾香菇…4朵　毛豆…60g　麻油…2小匙　鹽、胡椒…各少許

作法①洋蔥切碎。香菇浸泡還原，去蒂，切碎。櫻蝦泡軟。

②毛豆煮過，從豆莢取出。

③鍋中熱麻油，炒①，加入飯與毛豆拌炒，撒上鹽、胡椒調味。

◇牛乳粥

材料（二人份）飯…⅔碗份　牛乳…2.5杯　水…½杯　砂糖…1大匙　奶油…2小匙　碎核桃…2大匙

作法①飯加水清洗。

②飯倒入鍋中，加入牛乳和水煮成粥狀。加入砂糖、奶油調味，撒上碎核桃。

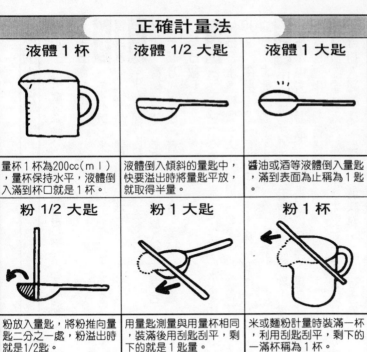

正確計量法

液體 1 杯

量杯 1 杯為200cc（ml），量杯保持水平，液體倒入滿到杯口就是 1 杯。

液體 1/2 大匙

液體倒入傾斜的量匙中，快要溢出時將量匙平放，就取得半量。

液體 1 大匙

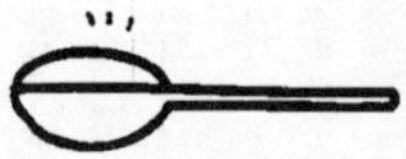

醬油或酒等液體倒入量匙，滿到表面為止稱為 1 匙。

粉 1/2 大匙

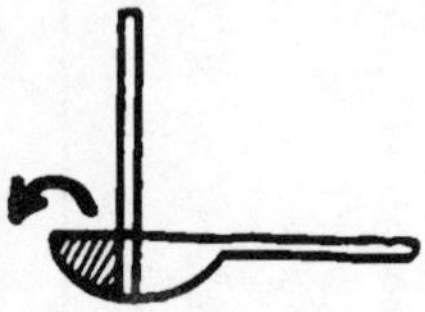

粉放入量匙，將粉推向量匙二分之一處，粉溢出時就是1/2匙。

粉 1 大匙

用量匙測量與用量杯相同，裝滿後用刮匙刮平，剩下的就是 1 匙量。

粉 1 杯

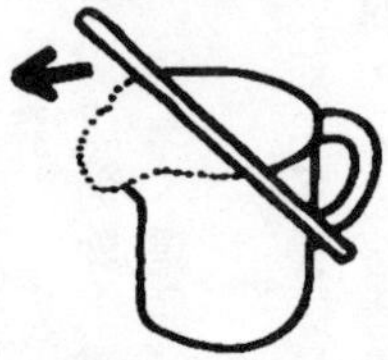

米或麵粉計量時裝滿一杯，利用刮匙刮平，剩下的一滿杯稱為 1 杯。

經常使用的調味料鈣質含量比（1 大匙份）

調味料	鈣質含量比
醬油(1 大匙)	4
味噌(1 大匙)	18
芝麻(1 大匙)	12
砂糖(高級砂糖)	1
(三溫糖)	3
(黑砂糖)	22
鹽(1 小匙)	2
穀物醋	0.3
酒	1
英國辣醬油	10
中濃調味醬	14
番茄醬	3
美乃滋	1
拌麵露	2
咖哩粉	32
楓蜜	16
奶油	2

沒有量杯或量匙時

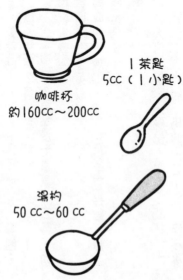

咖啡杯
約160cc～200cc

1茶匙
5cc（1小匙）

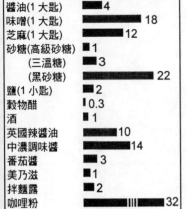

湯杓
50 cc～60 cc

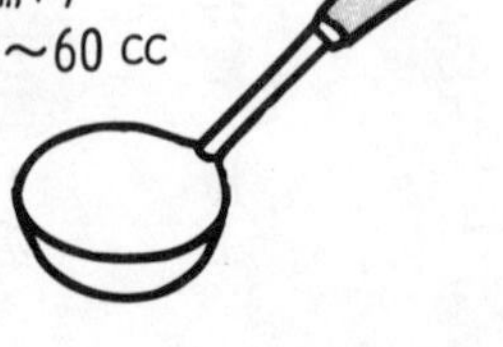

綜合調味料一覽表

（調味醬）	法式調味醬	醋…1/3 杯　油…2/3 杯　鹽…2/3 小匙　胡椒…少許
	中式調味醬	麻油…２大匙　醋…２大匙　醬油…２大匙　炒芝麻…１大匙　胡椒或辣椒粉…少許
	日式調味醬	油…１大匙（也可省略）　柑橘系列擠汁…1/4 杯　醬油…1/4 杯　高湯…2.５大匙　※柑橘系列擠汁包括香橙汁、檸檬汁、酸橙汁等。
	白色調味醬	麵粉…15ｇ（２大匙弱）　牛乳…１杯　奶油…15ｇ（１大匙強）　鹽…少許　胡椒…少許　※適合搭配雞肉、蝦、蟹、煮蔬菜等。
	Tartar Sauce	美乃滋…１杯　洋蔥末…1/4杯　酸黃瓜末…１條份　西洋芹末…１大匙　脫脂奶粉…２小匙　※適合搭配煮蔬菜、蝦、蟹、炸魚等。
（調和醋）	壽司醋	（３杯米使用的量）醋…70cc（約1/3杯強）砂糖…2.5大匙　鹽…2/3小匙　※依個人喜好控制砂糖量。　※適合搭配什錦壽司、壽司捲等。
	二杯醋	醋…２大匙　高湯…1/2大匙　醬油…1/2大匙　鹽…少許　※適合搭配醋漬海鮮類、煮過的蟹、柴魚鬆等。生吃魚貝類時，可以當成淋在海鮮上的醋或蘸汁。
	三杯醋	醋…４大匙　高湯…２大匙　砂糖…１大匙　醬油…１小匙　鹽…少許　※在二杯醋中加入砂糖後更容易吃。適合搭配蔬菜、魚貝類。屬於可以淋在任何食物上的調和醋。
（沾醬、鮮味露）	烏龍麵露	高湯…５杯　料理米酒…２大匙　醬油…２大匙　鹽…1.5大匙　※全部混合煮滾。
	沾　醬	高湯…２杯　料理米酒…1/2杯弱　醬油…1/2杯強　※全部混合煮滾。也可以冰涼後使用。
	醬　汁	高湯…１杯　料理米酒…1/4杯　醬油…1/4杯　※混合煮滾。可依個人喜好加入少許砂糖。
	芝麻醬汁	芝麻醬…３大匙　豆瓣醬…１小匙　醬油…４大匙　砂糖…１小匙　水…２大匙　醋…少許　麻油…少許　蒜…１片　※搭配新鮮蔬菜、涼拌豆腐、涮涮鍋、蒸雞等。
	醋味噌醬汁	醋…１～２大匙　味噌…３大匙　砂糖…２～2.5大匙　料理米酒…1.5大匙　（芥末醬…1/2大匙）　※用來涼拌魚貝類。※依味噌鹹味不同斟酌砂糖量。
（麵衣）	油炸菜麵衣	蛋…１個　冷水…2/3杯　麵粉…１杯　※蛋和冷水搭配合計１杯。
	炸雞麵衣	麵粉…適量　蛋…適量　麵包粉…適量
	普通麵衣	蛋…１個　牛乳…２大匙　麵粉…1.5大匙　※可以搭配雞肉、豬肉、魚、蔬菜等食物。
	奶油麵衣	蛋…１個　麵粉…１杯　奶油…２大匙　牛乳…1/2杯　※蛋白打起泡，加入蛋黃與其他材料混合。

做菜的基礎 4 乾貨還原法

香菇

多放一些水，加入一小撮砂糖，乾香菇傘面朝上放入水中。時間緊迫時，可將乾香菇放入溫水中，加蓋避免香菇浮起。浸泡的香菇大約可以擺在冰箱保存一週。

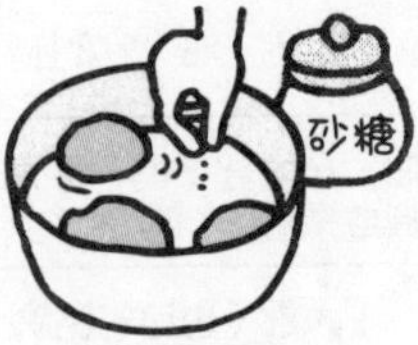

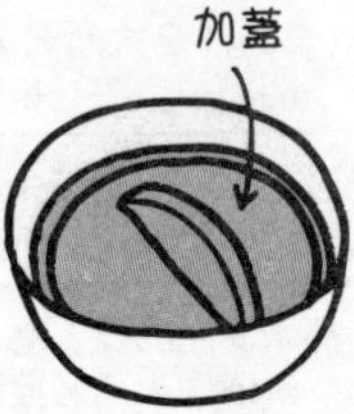

使用微波爐
水100cc份3分鐘　不要用保鮮膜，直接加熱。完成後擱置5分鐘。

凍豆腐

將凍豆腐排入大盤中，使其充分滲出水分。泡軟後換水，同時雙手放入水中輕輕擠壓豆腐，直到不再出現白水為止，反覆壓洗2～3次。中心部分很難泡軟，必須用手指按壓，確定柔軟後再擠乾水分調理。

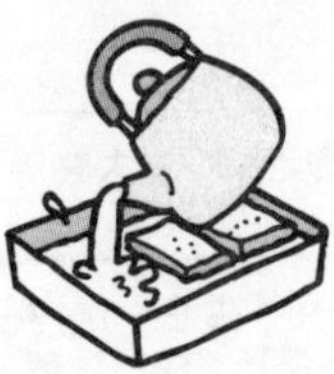

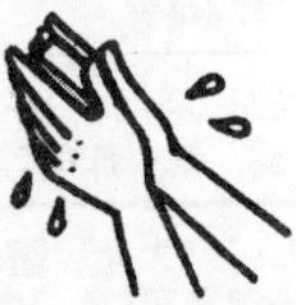

使用微波爐
水100cc份2分鐘
擱置5～6分鐘冷卻。

羊栖菜

羊栖菜放入加有大量水的容器中，稍微漂洗去除沙子或灰塵。接下來浸泡在大量溫水中7～10分鐘。膨脹後再泡入大量水中漂洗，邊換水邊去除污垢。膨脹後為原先的十倍，水即使變成混濁的茶色也無妨，放入簍子去除水氣後就可以調理。

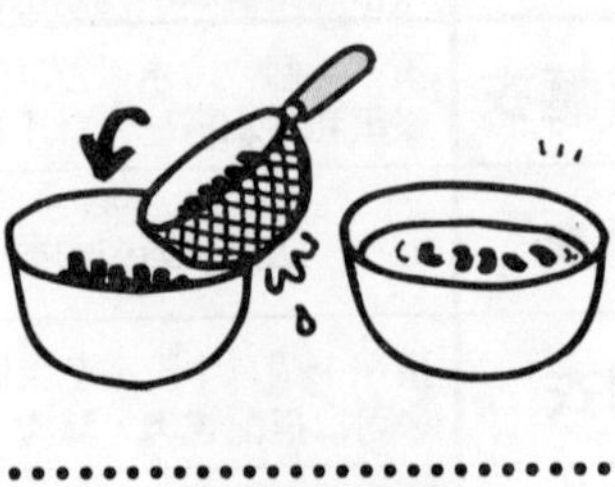

使用微波爐
10ｇ水100cc2分鐘
上下翻轉，加熱完成後擱置3分鐘。

蘿蔔乾

蘿蔔乾洗淨、擠乾水分，放入可蓋滿蘿蔔乾的水中，迅速搓洗去除污垢。換水（也可以使用溫水），加入可以蓋滿蘿蔔乾的水量，浸泡20分鐘使其柔軟。水太多將使蘿蔔乾的甘甜味流失，必須避免。泡軟後撈起擠乾水分。做煮菜時可以加入一杯浸泡汁，風味更佳。

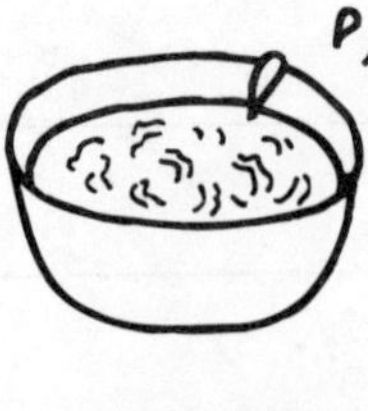

使用微波爐
蓋滿蘿蔔乾的水量3～4分鐘
用保鮮膜封住，加熱完成後擱置5分鐘。

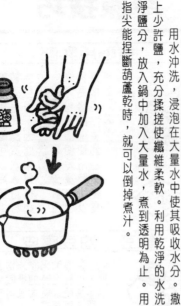

大　豆

去除乾燥大豆蟲蛀的部分及灰塵，泡入5倍的水中擱置一晚。膨脹後連同浸泡的水移入鍋中，煮滾後去除澀液。小火慢煮到大豆柔軟為止。大豆洗淨後不用火煮，放入加了5倍量滾水的大碗中擱置一晚也可以。

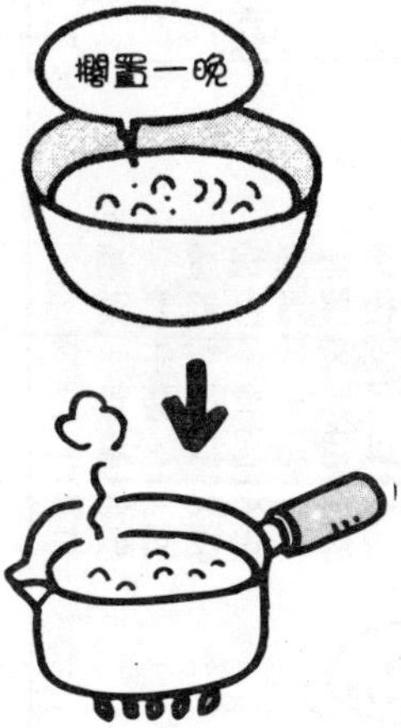

葫蘆乾

用水沖洗，浸泡在大量水中使其吸收水分。撒上少許鹽，充分揉搓使纖維柔軟。利用乾淨的水洗淨鹽分，放入鍋中加入大量水，煮到透明為止。用指尖能捏斷葫蘆乾時，就可以倒掉煮汁。

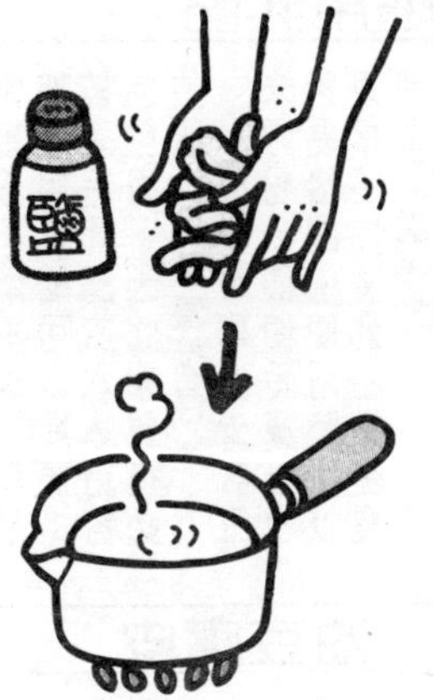

櫻　蝦

希望蝦米或小魚乾、櫻蝦等乾貨吃起來具有柔軟的口感，調理前必須在容器中加入少許酒（或水），稍微擱置就會柔軟。做淡味鹹菜時可以直接使用，因為很柔軟所以沒有問題。蝦米用溫水浸泡還原。浸泡汁也可以使用。

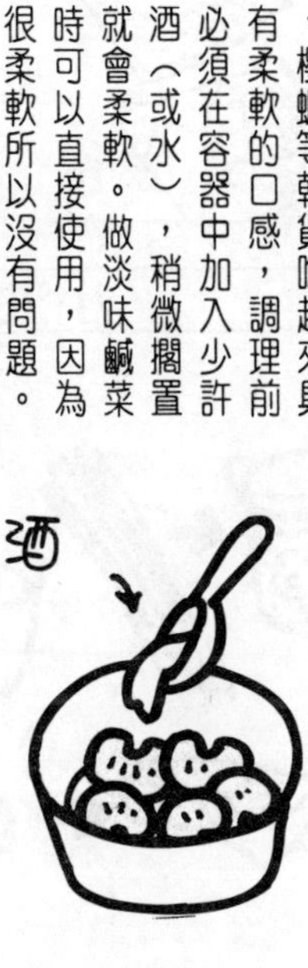

瀝乾豆腐的水分

豆腐用廚房紙巾（耐熱紙）包住，放入容器中，上方壓重石。將水灌入空牛奶盒中，使用起來非常方便。製作炒豆腐時，放入未加油的鍋中，利用小火邊加熱邊去除水分，出水後倒掉水繼續加熱。

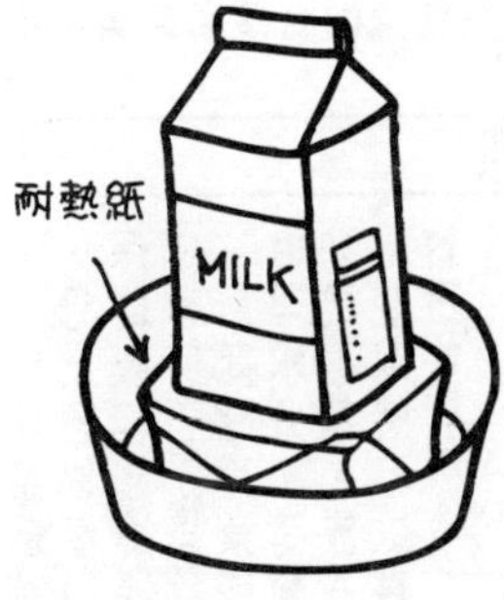

使用微波爐
1塊3分鐘
用耐熱紙包住加熱。

做菜的基礎 5 冷凍技巧

煮菜

- ●煮羊栖菜
- ●煮蘿蔔乾
- ●煮豆

煮豆、煮羊栖菜、煮蘿蔔乾、煮牛蒡、煮葫蘆乾等可以冷凍保存。煮過之後連煮汁一起裝入塑膠袋，自然解凍後就可以吃。煮乾貨時一次可以多煮些，分為幾餐分量冷凍，每次只需解凍該一餐的分量。

披薩用乳酪

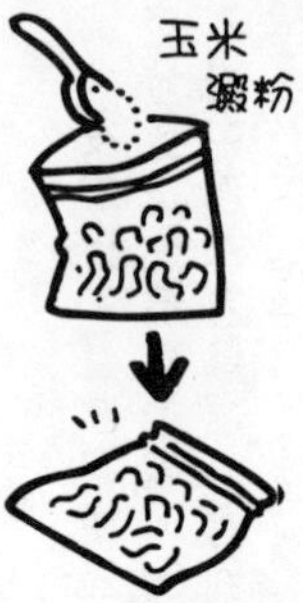

天然乳酪或加工乾酪幾乎不能冷凍，但是披薩用乳酪可以冷凍。披薩用乳酪放入冰箱容易發霉，因此開封後必須放入冷凍庫保存。冷凍時撒上少許玉米澱粉，即使冷凍後也容易掰開。使用時可以直接將冷凍乳酪撒在食品上烹調。

納豆、油豆腐皮

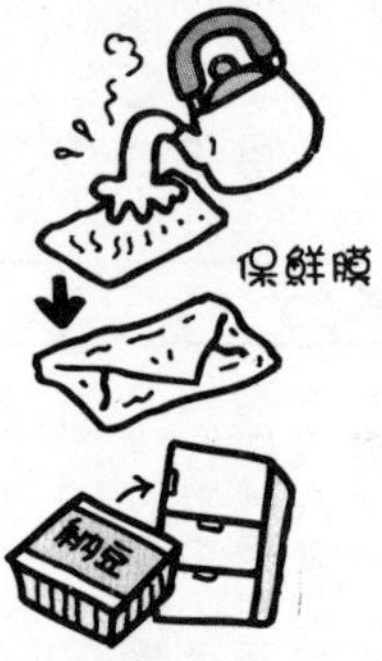

納豆冷凍保存時鮮度不會降低。可以擺入小容器中直接放入冷凍庫。自然解凍後就可以吃。油豆腐皮用滾水燙過，去除油分後切成易吃的大小，先冷凍保存，使用時就非常方便。冷凍的狀態可以直接加入煮汁中。做成紅燒菜也可以冷凍。紅燒油豆腐皮在自然解凍的狀態下，半解凍時就可以加入烏龍麵中。

小油菜、荷蘭芹、大蔥

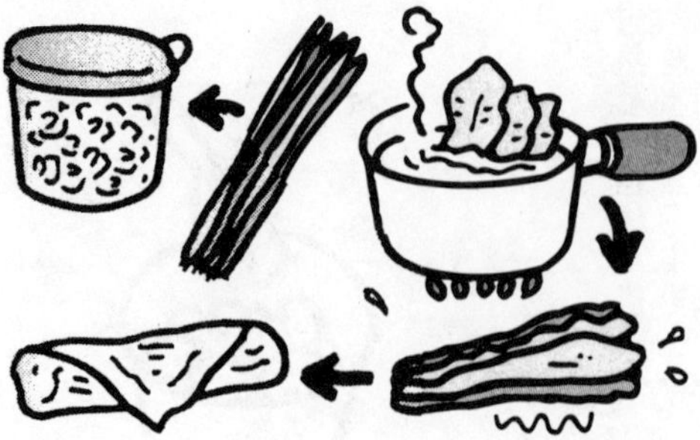

小油菜略煮，擠乾水分，分出容易使用的分量，用保鮮膜包起冷凍。如果冷凍成棒狀，事後就容易切開。荷蘭芹菜或大蔥洗淨後擦淨水分。荷蘭芹剁碎蔥切成蔥花，放入密閉容器中。使用時可以直接將冷凍材料掰碎使用。

第 3 章

骨質疏鬆症的基本知識

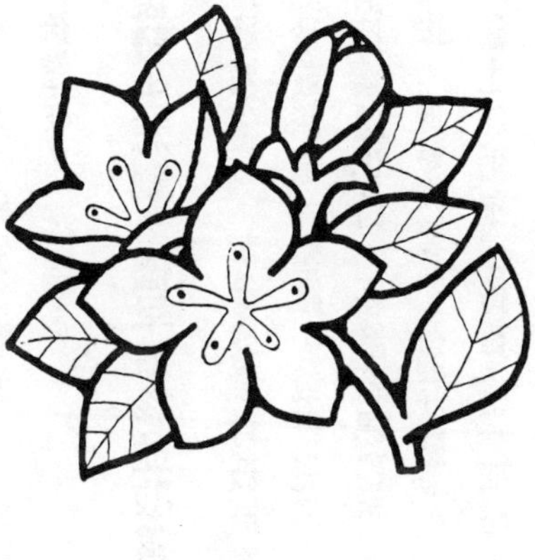

年輕時開始預防骨質疏鬆症

骨質疏鬆症是因為缺乏鈣質導致骨質疏鬆而引起的疾病

最近，經常聽到骨質疏鬆症這個病名。

但是，這個疾病並非現在出現的新疾病。過去就有各式與骨骼疾病相關的艱難字眼，例如，骨多孔症及其他各種名稱。一九四〇年起統一稱為「骨質疏鬆症」。

「鬆」這個字意味有縫隙、可以看到對面的情況。因此，所謂骨質疏鬆症就是骨骼變疏鬆、脆弱的疾病。

近來專門研究這種疾病的學者增加了。同時，目前也能正確進行骨量測定及診斷。骨質疏鬆症這個疾病突然嶄露頭角，肇因於迎向高齡化社會，為這個疾病所苦的人增加之故。骨質變疏鬆、脆弱，則起因於骨的鈣量隨著加齡而減少。

因此，骨質疏鬆症以高齡者較常見。女性由於停經後鈣質急速減少，因此許多女性罹患骨質疏鬆症。

為避免日後發生悲劇，儘早就診並改善生活

鈣量持續減少時，背骨或腰骨被擠壓，有些人的身高變矮或駝背、彎腰，或是覺得這些部位受傷。病情持續惡化時，手腳容易骨折。折斷的骨不容易連接，很難恢復原先的狀態。

一旦經醫生診斷罹患骨質疏鬆症時，必須改善飲食生活，同時進行增加骨的鈣量治療。日常生活中必須注意避免跌倒與骨折。

尤其高齡者，骨折後大都過著臥病在床的生活。因此，平時盡量尋求周圍人的協助，努力避免骨折。

年輕的你骨骼沒問題嗎?

如果不屬於容易罹患骨質疏鬆症的人，則即使年紀增長，骨骼也不會突然變脆弱。

為了預防骨質疏鬆症，必須從年輕時骨骼的成長期開始留意。

如下表所示，骨骼在三十五歲前維持最大骨量狀態。

這段期間內一定要充分貯存鈣質於骨骼。因此，努力攝取鈣質不可或缺。四十歲以上的人一天的理想鈣質攝取量為一五〇〇毫克。

促進鈣質吸收的日常生活，就是多活動身體、多到戶外曬太陽。

年輕時因為減肥、怕胖而極端減少食量的人，無法攝取足量鈣質，因此，容易成為骨量減少的骨質疏鬆症預備軍。

最近三十～四十歲的年輕人中，經由醫師診斷罹患骨質疏鬆症的人也不少。大都肇因於骨骼成長時期進行減肥等，偏差的飲食生活。

骨質疏鬆症如何預防?如何診斷呢?一旦罹患骨質疏鬆症，該進行何種治療較好呢?稍後為各位詳述這些重要內容。

●一生骨量的變化●

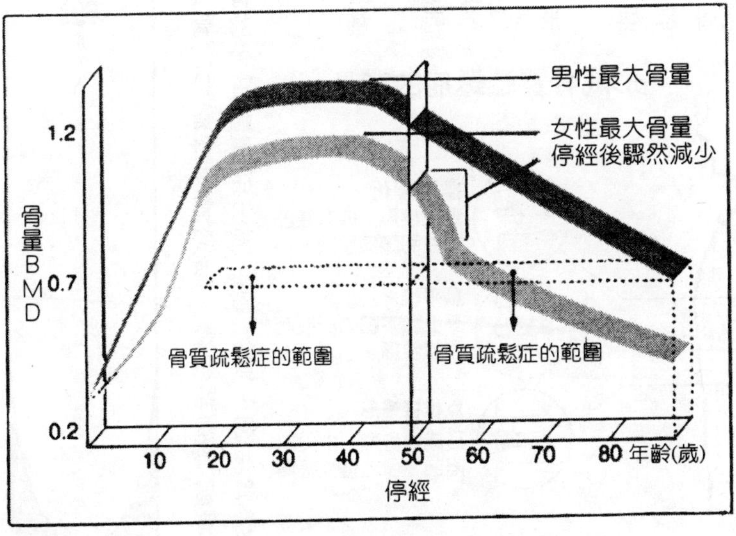

骨的基本知識 2

何謂骨質疏鬆……

骨吸收不斷進行時鈣量減少，骨量減少就是骨質疏鬆症

骨的鈣質量減少時，本身沒有自覺症狀，依然可以過正常生活。如果在這個時期測量骨量，可以得知骨量減少，掌握骨的求救信號。但是，沒有測量骨量的人無法採取對策，骨量減少持續進行就會造成骨質疏鬆，因而罹患骨質疏鬆症。

就症狀而言，出現背部疼痛、腰沈重，可能因為小意外而導致手腳骨折，因為上半身的重量造成背部被擠壓、彎曲等而產生疼痛感，因此前往醫院就診。

出現下述症狀前，最好先接受骨的健康診斷

●背骨受擠壓就會駝背

脊椎骨的骨質骨密質較薄，幾乎都是骨鬆質。脊椎骨的骨質疏鬆症出現在骨鬆質，因此骨鬆質的骨小梁較細。

在這種情況下，如果拿重物或扭轉身體，就可能導致脊椎骨變形。

可能變成楔狀、扁平或脊椎骨中央陷凹、斷裂或折斷等。

形成骨質疏鬆症的背骨

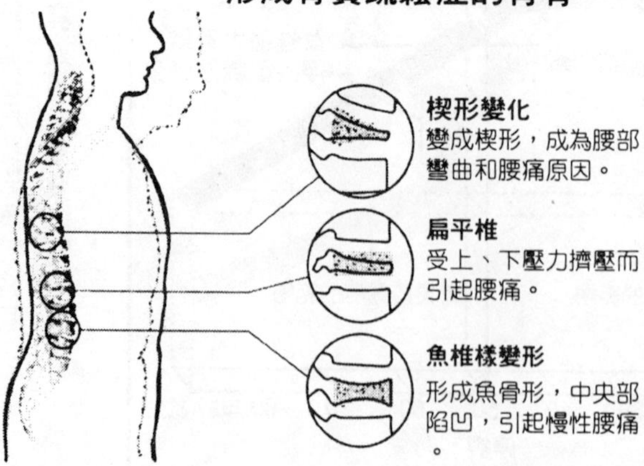
楔形變化
變成楔形，成為腰部彎曲和腰痛原因。
扁平椎
受上、下壓力擠壓而引起腰痛。
魚椎樣變形
形成魚骨形，中央部陷凹，引起慢性腰痛。

骨變形時，身高會變矮，出現彎腰駝背。

脊椎骨與脊椎骨間有神經通過，一旦受壓迫就會產生劇痛，嚴重時甚至手腳發麻。不過，有時不會覺得受傷。

背部逐漸彎曲、變小並非老人的專利，罹患骨質疏鬆症才會出現這種現象。

●骨折

容易骨折的部位包括大腿部、手腕、背骨（脊椎）等。

上肢的手臂根部（肱骨）與手腕，下肢的大腿根部（股骨）容易骨折。

上肢骨折大都發生於跌倒用手扶地時，首先產生劇痛，手臂無法上抬並腫脹。

股骨骨折也因跌倒而產生。但是，七十五歲以上的高齡者即使沒有發生任何意外，也可能因為稍微的彈跳而使得股骨骨折。

此外，還有肋骨骨折。對高齡者而言，骨折後必須經過較長的時間才能痊癒。行動不便期間長期躺在床上，造成肌力退化、骨量持續減少，導致惡性循環。

後來由於恐懼骨折，因此日常生活變得消極、儘量減少刺激，成為痴呆的關鍵。

容易骨折的部位

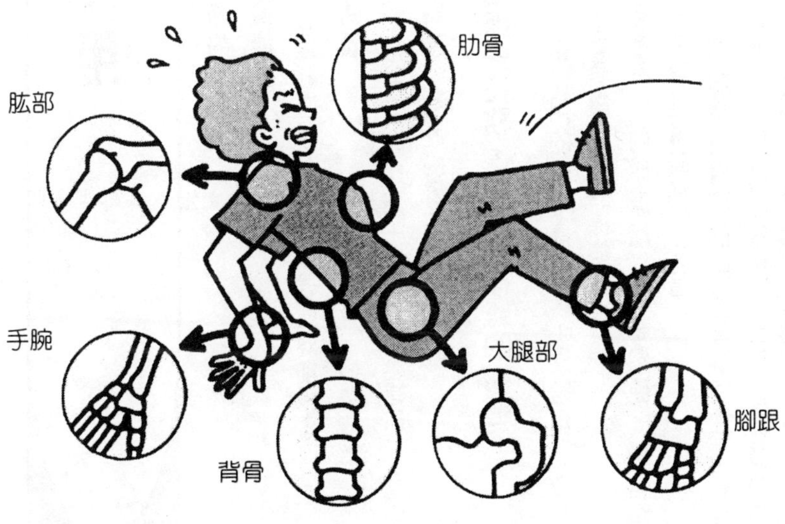

骨的基本知識3

骨的構造與作用

了解骨質疏鬆症前先了解骨的作用

除了支撐身體，骨還有其他作用

人類的骨骼由二〇六塊骨頭與存在骨頭間的軟骨構成。相互間藉由關節連結，支撐身體各部分。

骨骼的全重量約占體重的百分之二十。

骨的功能簡述如下。

●維持身體姿勢

支撐肌肉、血管、神經等身體柔軟組織、保持姿勢。

●保護臟器

骨圍繞臟器，保護維持生命的重要內臟。

●運動身體

附著於骨的肌腱、韌帶與肌肉連接，藉由收縮進行身體的運動。

●造血機能

骨髓製造紅血球、白血球等血液細胞。

●貯藏鈣質

體內的鈣質百分之九十九貯藏於骨骼。藉由鈣質建造堅硬、強壯的骨骼。

為了完成這些任務，骨具有複雜的構造

具有上述作用的骨不僅堅硬，同時具有複雜的構造，才能負責必要的機能。

骨具有柔軟性的膠原纖維，雖然硬，也有脆弱的骨鹽（主要是磷酸鈣）沈著。

骨最外側由稱為骨膜的兩層薄膜包住。骨膜除了保護骨外，還能供給營養，對於骨的發育與再生具有相當重要的作用。

骨膜內側是骨質，由骨密質（也稱為皮質骨

）與內側的骨鬆質構成。

骨密質在骨骼內側，由互相重疊、堅固、板狀的骨板構成。骨板中有哈佛森氏板，圍繞哈佛森氏管形成同心圓，裏面有血管和神經。

骨鬆質則在骨密質內側，是具有海綿狀小腔（髓腔）的柔軟組織，藉由骨小梁支撐。

髓腔或骨幹中心部的骨髓腔，含有豐富血管的骨髓組織。

骨鬆質與骨密質的比例，依身體各部分的活動、機能不同而異。

支撐身體的部分骨密質較多；讓身體柔軟、活動的部分則骨鬆質較多，各有不同目的，構造相當優良。

鈣質的貯藏庫是骨鬆質，由這個部分溶出鈣質時，骨小梁減少而形成疏鬆狀態。

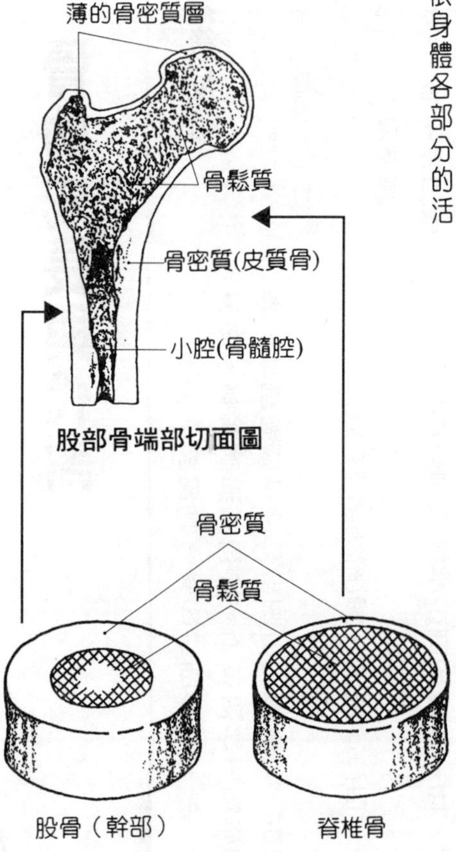

依骨的部位不同，骨密質與骨鬆質比例也不同

●骨的構造●

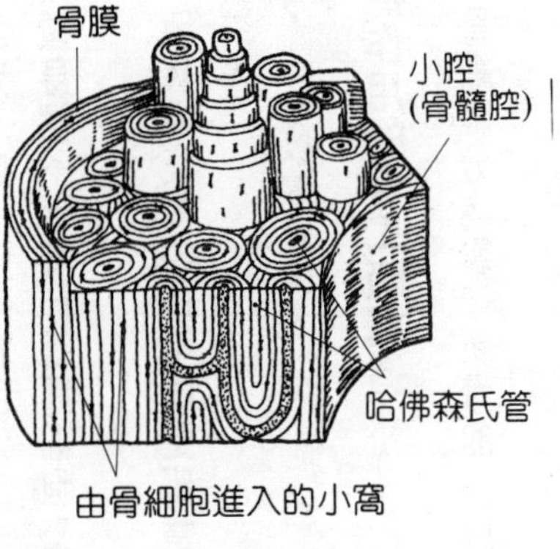

骨的基本知識 4

骨的成長與代謝

骨成長到二十歲爲止，然後反覆新陳代謝

骨的成長分為骨的長度增加的「增長」，以及粗細增加的「增厚」兩種方式。

利用前者長骨的骨化不斷進行，身高增高，但這個過程持續進行到二十歲為止，接下來只進行增厚。

增厚是指骨膜內面形成新的「成骨細胞」，骨的外面形成骨質。

新骨質增加的同時，藉著「破骨細胞」進行骨質的破壞與吸收，形成骨特有的形。

骨的成分雖遭破壞但能夠再生，因此骨不會脆弱

如前頁圖示，骨在硬的基質中有小腔，裏面有骨細胞進入的組織。

去除骨髓的骨，水分佔百分之十～二十，非常少。基質為無機成分，有機成分主要是膠原纖維（骨細胞聚集而成的蛋白質纖維），佔百分之四十。

無機質中主要是鈣質，佔百分之四十～六十。

這個組成是磷酸鈣佔百分之八十五、碳酸鈣百分之一、氟化鈣百分之二、磷酸鎂百分之一・五與其他物質。人類身體不斷進行新舊細胞交替的代謝活動。

骨日夜代謝，新舊骨交替，一年內更新整體骨的百分之二十～三十。

骨如何代謝呢？請看以下說明。

兩種細胞每天發揮作用的骨工廠構造

先前敘述過，骨細胞分為製造新骨的「成骨

細胞」，以及溶解舊骨的「破骨細胞」。

破骨細胞屬於溶解舊骨的細胞，當破骨細胞發揮作用時，破壞骨的成分。但是，破壞進行到某種程度時，則由製造骨的「成骨細胞」發揮作用。

成骨細胞將膠質分泌到骨的表面，然後再用鈣沈著於該處，在破壞部分製造新骨。

製造新骨稱為骨的生成（也稱為骨生成），溶解舊骨稱為骨的吸收（也稱為骨吸收）。

鈣質缺乏時，骨生成工作無法完成

骨生成強烈進行時，骨變強硬；骨吸收力增強時，骨變脆弱。

健康人這種生成與吸收保持平衡，當然沒有問題。但隨著年齡增加，無法保持平衡時，骨生成（成骨細胞的作用）減弱，使得骨逐漸脆弱。

也就是說，想要增強骨，只要增強成骨細胞的作用就可以，重點就在鈣質。

身體如果具有製造骨的足夠鈣質，成骨細胞就能旺盛發揮作用。

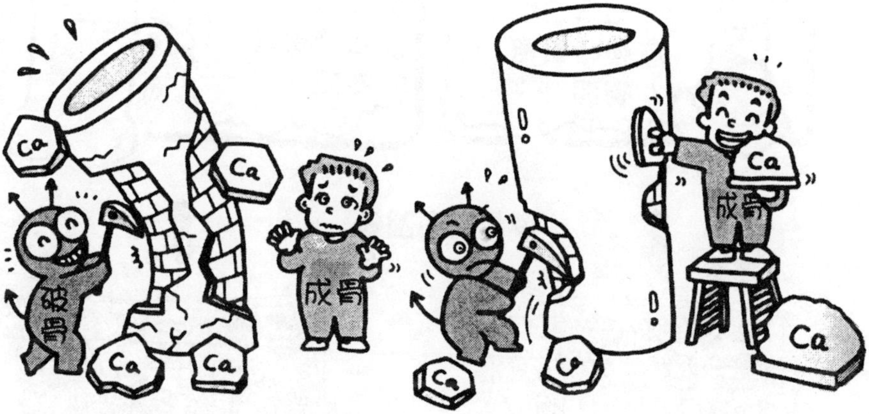

骨的代謝構造

破骨細胞溶解骨（骨的吸收），一旦這個過程持續進行時，成骨細胞會在骨被吸收的部分使得鈣質沈著，製造新骨（骨的生成）。

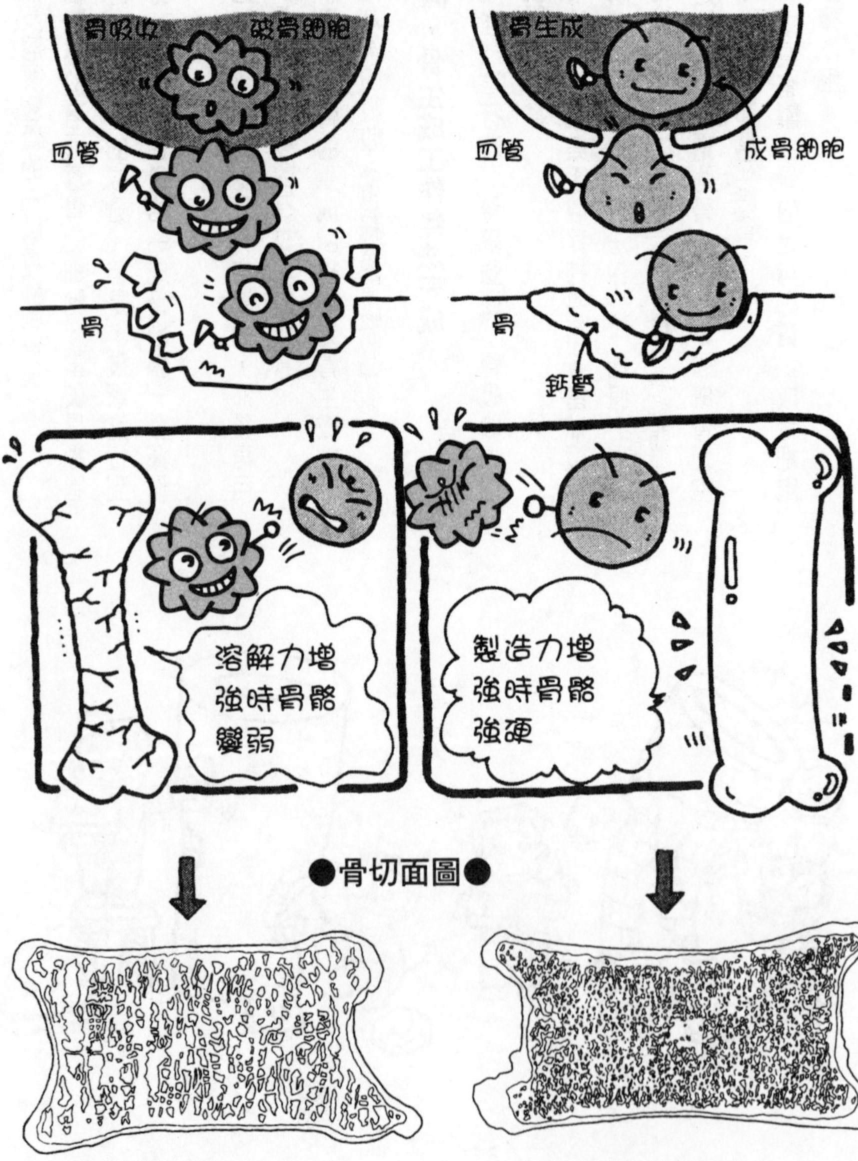

骨質疏鬆症的骨的狀態　　　　健康骨的狀態

骨的基本知識5 骨生成與激素（荷爾蒙）的作用

骨的代謝與激素有關

骨的鈣質減少的骨吸收（破骨細胞作用）與骨的生成（成骨細胞作用）兩者，都和激素有密切關係。為使骨代謝正常進行，激素具有重要的作用。

例如，女性激素之一的雌激素會抑制骨的吸收。一旦雌激素減少時，功能減弱，骨量當然也會減少。

此外，由腎臟製造、幫助鈣吸收的活性型維他命D減少時，腸管的鈣吸收不良。

為避免血中鈣濃度下降，分泌的上皮小體（甲狀旁腺）激素奪走骨的鈣質。

也就是說，激素異常導致骨代謝無法順暢進行時，即使製造再多的骨，也無法完成骨生成的任務。停經期時雌激素分泌減少是自然現象。女性到了這個時期骨量急速減少的理由就在於此。

此外，減肥也是導致激素平衡失調的原因之一。

鈣調整激素

骨的生成與吸收藉由上皮小體（過去稱為甲狀旁腺）激素以及降鈣素、活性型

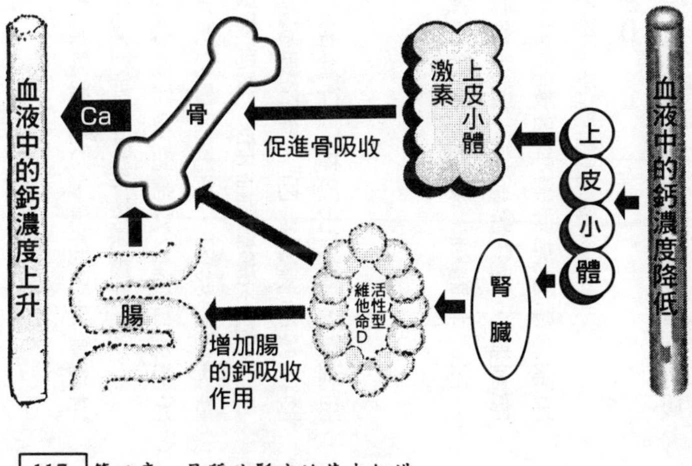

維他命D等調節。

上皮小體激素會使骨吸收進行旺盛；降鈣素則會抑制骨吸收；活性型維他命D則能使腸的鈣吸收旺盛。

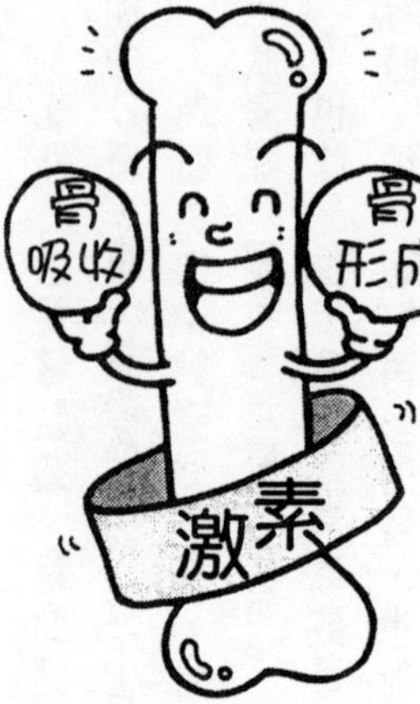

這些激素平衡失調時，骨吸收比骨生成的作用旺盛，因此骨量減少，成為骨質疏鬆症的原因。

◆上皮小體激素（也稱為甲狀旁腺激素）

甲狀腺上方與下方附著的兩對小臟器分泌的激素，使得破骨細胞功能旺盛，進行骨吸收。由於骨吸收，骨中分離出來的鈣釋出在血液中，血液的鈣濃度因而上升。此外，這個激素與維他命D合作，增加腸管的鈣吸收能力。

也就是說，上皮小體激素能夠促進骨吸收進行，使骨的鈣游離，具有提高血液中鈣濃度的作用。

當血液中的鈣濃度降低時，這個激素會增加分泌量，以保持血液的鈣濃度維持適量狀態。

鈣攝取量減少者或懷孕期婦女必須特別補充鈣。孕婦為了補充胎兒骨的鈣質，因此需要大量的鈣，必須儘量攝取鈣質，但有時還是不夠。

這時血液的鈣濃度降低，因此激素分泌旺盛。孕婦的骨吸收旺盛進行，釋放出鈣質，以利用進行胎兒的骨形成。

◆降鈣素

甲狀腺的旁濾泡細胞、胸腺、垂體等分泌出來的激素。能抑制骨吸收、促進鈣吸收，具有促進骨生成的作用。當血液的鈣濃度提高時，降鈣素激素就會增加分泌，降低鈣濃度。

◆活性型維他命D

維他命D與上皮小體共同，促進腸管的鈣吸收。

香菇等植物性食品所含的維他命D，具有成為維他命之前的形態（前驅體——前維他命）的作用。一旦進入體內運送到皮膚，藉由紫外線照射，就能成為有效的維他命D。

藉由肝臟送達腎臟，變成具有強力作用的活性型維他命D。此外，魚肝油等動物性食品中的維他命D並不是前驅體，因此，雖然能發揮維他命D的作用，但還是要經由肝臟、腎臟使其活性化。

因此，為了從植物性食品中攝取維他命D，必須接受日光浴。

不過，不必到海灘進行全身日光浴，只要在陽光下散步，就能達到效果。

女性激素

卵巢分泌的激素稱為女性激素，包括卵泡素（雌激素）與黃體素（黃體酮）。

女性激素能夠控制女性的身體，停經期時這些激素的分泌減少。卵泡素具有抑制骨吸收的作用，因此，當這個激素分泌減少時，抑制骨吸收的作用減弱，會促進骨吸收而使骨量減少。

所以，停經後女性的骨量急速減少。

●骨量較低者的比例●

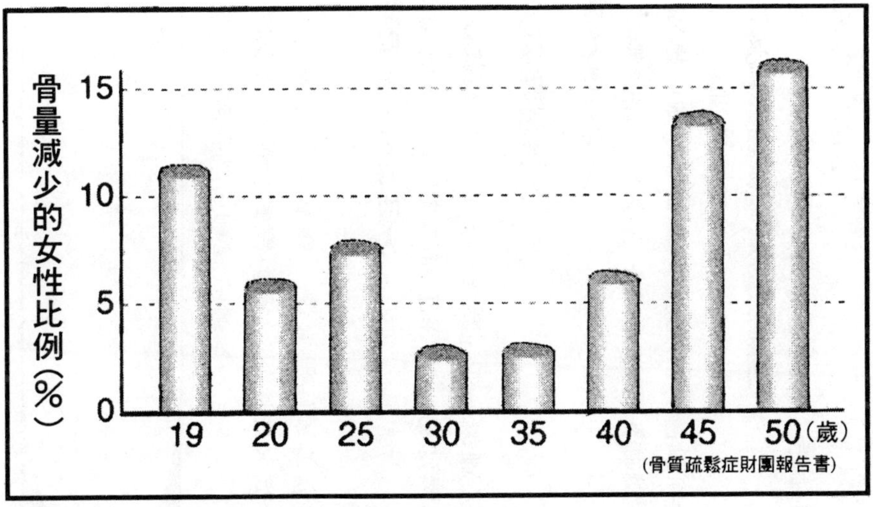

骨的體質

骨質疏鬆症的原因 1

容易與不容易罹患骨質疏鬆症的人

先前介紹過骨脆弱的構造。簡單的說，骨質疏鬆症就是無法順暢進行骨生成時產生的骨骼疾病。因此，具有不容易達到骨生成作用要因的人，就是容易罹患骨質疏鬆症的人。具體而言包括下述種類。

因為激素關係容易罹患骨質疏鬆症的人

●女性

女性與男性相比，由於骨較細，因此容易罹患骨質疏鬆症。

●停經期的人、年輕時月經不順的人

先前敘述過，女性激素（雌激素）的分泌會影響骨生成。雌激素減少時造成骨量急速減少。所以與年齡無關，雌激素無法順暢分泌的月經不順的女性，即使年輕，骨量也會減少。

月經不順會因為減肥或壓力而引起，對女性而言，是身體的危險信號，必須前往婦科接受治療。

●摘除卵巢、子宮的人

這種情況與迎向停經期同樣的，由於缺乏雌激素而造成骨量減少。（請參照117頁—激素）

體質性骨骼較弱的人

●東西吃較少的人

與骨骼粗壯的人相比，骨較細的人骨質容易脆弱。吃較少東西時鈣質容易缺乏，隨著年齡增加，骨脆弱的可能性增大。

●父母或兄弟罹患骨質疏鬆症的人

骨質疏鬆症雖然不具有遺傳因素，但是可能遺傳到骨較弱的骨質。

過著容易缺乏鈣質的飲食、生活習慣的人

●飲食生活有問題的人

即使攝取普通的飲食，鈣質本來就是容易缺乏的營養素。偏食、減肥、依賴外食或加工品的飲食生活，也會造成鈣質缺乏。

因為減肥，骨成長期鈣質攝取量極端少的人，也會出現同樣的情況。

●不曬太陽的人

由於幫助鈣吸收的維他命D缺乏，因此鈣吸收不足。

●運動不足的人

骨必須藉由某種程度的負荷才能強健。

●喜歡煙酒的人

抽煙過多造成胃腸功能不良，降低鈣的吸收；喝過多酒也會出現同樣的狀況。

容易罹患骨質疏鬆症的疾病

胃腸較弱或胃腸不好等因素，造成營養無法充分吸收。胃腸障礙或曾經進行胃腸手術的人，也容易罹患骨質疏鬆症。

此外，有些藥物具有溶解鈣質的副作用，服用這些藥物的人也容易罹患骨質疏鬆症。

這些人必須經由醫師監督接受治療及飲食指導。（請參照176頁—容易罹患的病病）

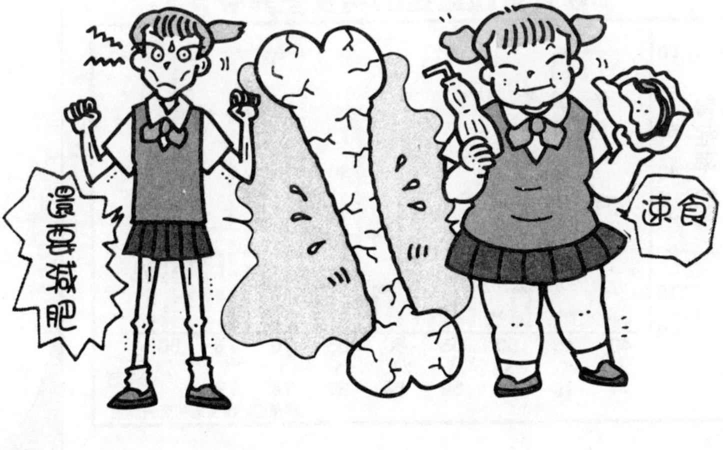

骨質疏鬆症的原因2

女性的骨骼老化

骨質疏鬆症以瘦弱女性或年紀較大的人較常見

人類在二十歲前身體處於發育期，進行旺盛的代謝。二十歲後發育停止，代謝大致穩定。不僅如此，還會出現代謝降低的現象。

雖然具有個人差異，但是，發育結束後老化都會開始慢慢進行，稱為老年化現象。人類按照以下方式逐漸老化。

人類的骨骼在二十歲前以驚人的速度成長，達到一生中骨量最多的最大骨量。

過了四十歲後，罹患骨質疏鬆症的危險度增加

最大骨量在三十～四十歲之前都能維持。（參見109頁圖）

骨的增長在二十歲時停止，之後逐漸增厚、變粗，最大骨量維持年齡也會增長。

但是過了四十歲後，骨生成衰退，隨著年齡增加骨量逐漸減少。到了這個年齡骨量減少的人增加了。

●骨質疏鬆症的男女差異●

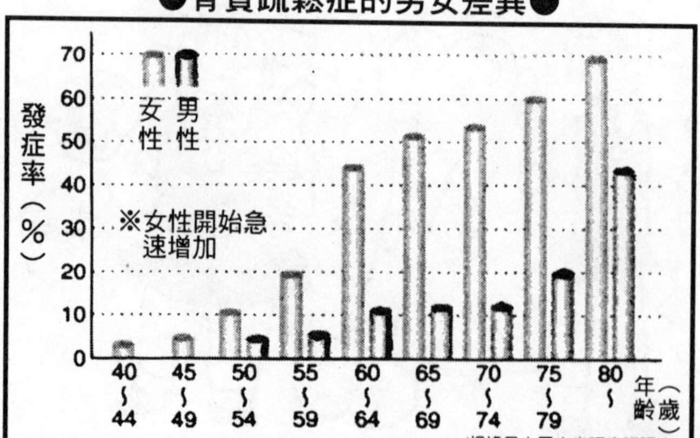

（根據日本厚生省研究班調查）

所有女性都是骨質疏鬆症預備軍

骨量具有明顯的男女差異，無論任何年齡女性的骨量都比同齡的男性少。而且女性進入停經期後骨量會急速減少。

由於具有抑制骨量減少作用的女性激素（雌激素）減少而會造成這種狀況。所以，年紀大的女性與同齡男性相比，更容易罹患骨質疏鬆症。

以發育期的骨量增加而言，女性比男性更快。女性初經來臨前的十五歲前骨量急速上升，十八歲時達到最大骨量（男性為二十歲）。因此，對女性而言，由初經開始到十八歲為止（初中、高中生），是使骨量增加的最重要時期。

只要在這段期間充分攝取鈣質、適度運動，使骨量增加，就可以避免停經後骨量減少。

有些人的體質容易罹患骨質疏鬆症

除了肥胖等特殊情況外，一般而言體重較重、肌肉或脂肪較多的人不容易罹患骨質疏鬆症；消瘦、骨骼較細的人容易罹患骨質疏鬆症。

體重較重的人，骨必須經常承受重量的負荷，不容易罹患骨質疏鬆症。相反的，瘦的人由於負荷較少，所以骨量較少。

利用身高或體重計算理想體重，也包括上列要素在內。

此外也與遺傳有關。例如，父母、兄弟姐妹等有人罹患骨質疏鬆症時，則家人的骨的鈣量可能比較少。

●女性的理想體重表●

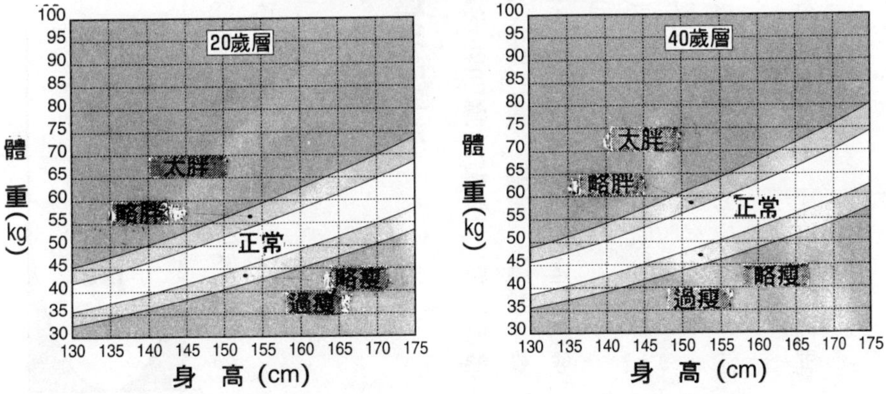

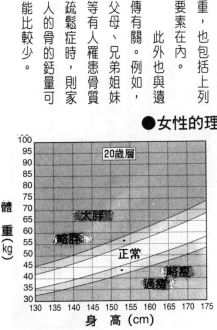

骨質疏鬆症的原因 3

對骨不好的生活、飲食習慣

過著這些生活，即使年輕，骨也會發出求救信號

懶得活動身體，骨無法強健

進行無重力圈飛行的太空人，經過數天的太空飛行後，腿的骨量會減少百分之十～十五。這是因為太空人身處無重力狀態下，沒有加諸腿骨的負荷，才會造成這種現象。但是，同樣是太空人，在無重力狀態下努力進行手腳運動的人，則骨量減少較少。

因此，如果不經常運動，給予骨刺激，骨就會衰弱。為避免運動不足，適度運動對於骨的健康有益。

酒、咖啡因、煙等都會使鈣的吸收惡化

酒會阻礙腸吸收鈣或促進鈣排泄到尿中。

煙則會使得胃腸功能不良，阻礙鈣的吸收。

茶或咖啡中所含的咖啡因會促進鈣的排出，因此不要喝太多。

注意偏食、外食、速食品生活

根據衛生署進行的國民營養調查，國人的營養攝取量中，最多的是蛋白質、脂質、醣類、維他命與礦物質等，幾乎所有營養素都能達到必要量，只有鈣質只達必要量的百分之九十。

對國人而言，鈣質是最容易缺乏的營養素。許多國人都出現慢性鈣不足狀態。

因此，必須經常攝取鈣含量較多的食品，注意營養均衡。

即使擁有大量含鈣質的食品，未進入體內就沒有任何作用。

牛乳所含鈣質在體內的吸收率為百分之五十，魚類為百分之三十五，蔬菜為百分之十五，比例各有不同。根據不同的吸收率充分攝取各類含鈣質食品。

此外，攝取過多蛋白質、磷、鹽分或纖維時，會阻礙鈣質吸收。最近許多速食品中添加磷酸鹽，光吃這類食品會導致鈣質缺乏。

除了攝取鈣質外，不要忘記攝取維他命D。維他命D能夠促進腸管吸收鈣。

成長期減肥的人骨量較少，屬於骨質疏鬆症預備軍

理想體重與骨的負荷有關，由這層意義來看，過瘦與過胖對健康都不好。

體重減少使得對骨的刺激減少，導致骨量減少。因為減肥，在骨的成長期減少食量，或是光吃低熱量食品，營養的絕對量不足會造成低營養症。

因此，如果鈣攝取量銳減，二十歲層時就可能罹患骨質疏鬆症。即使沒有症狀但骨量較少的人，都可以說是骨質疏鬆症預備軍。

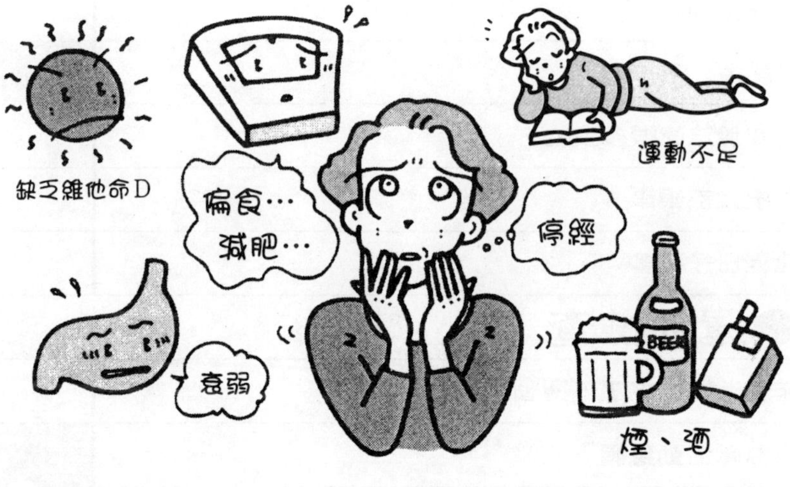

缺乏維他命D
運動不足
偏食…
減肥…
停經
衰弱
煙、酒

容易罹患骨質疏鬆症的
危險度檢查

只要前往醫院檢查，就可以診斷骨質疏鬆症。但是在此之前，自己也可以掌握容易罹患骨質疏鬆症的傾向。下表各項目符合者畫○，○越多表示罹患骨質疏鬆症的危險度越高。尤其是在有※記號畫○的人，大約 50 歲以上就要儘早接受檢診以掌握骨的狀態，儘早謀求預防對策。

●日常生活檢查	○記號↓
消瘦體型	
※感覺衣服或長袍太長	
※感覺腰或背部疼痛	
老煙槍	
※駝背	
一次無法吃很多食物	
外出大都乘車	
焦躁日子較多	
●運動檢查	
年輕時開始幾乎不運動	
※討厭活動身體	
討厭走路	

一週約有一半以上日子整天待在家裏	
在家時大都坐著	
※過著臥病在床的生活	
●食物傾向檢查	
討厭牛乳、乳製品	
經常吃速食品	
一天喝２杯以上咖啡	
※午餐、晚餐大都外食	
有偏食習慣	
喜歡吃肉，不喜歡吃魚	
喜歡喝酒。喝很多酒	
有減肥經驗	
喜歡口味較重的食物	
●健康狀態檢查	
※生理不順	
容易下痢	
迎向停經期	
※有糖尿病	
動過胃腸手術	
※切除卵巢	
家人或親戚中有人罹患骨質疏鬆症	
壓力較多	

鈣質攝取法1

鈣質含量較多的食品

鈣質是人體不容易吸收的營養素，因此要吃很多

人類身體一旦必要的鈣質缺乏時，蓄積在骨骼的鈣質就會流出到血液中以維持身體。

為了維持健康並預防骨質疏鬆症，一天至少要攝取八〇〇毫克鈣質。停經後女性的鈣質吸收率降低，因此應該攝取一〇〇〇毫克鈣質。

但是，目前國人的飲食生活無法攝取最低必要量六〇〇毫克的鈣質。

理由是國人的飲食傾向乳製品較少。不僅如此，鈣質這種營養素與普通營養素相比，不容易吸收。攝取的鈣質在胃中離子化後才能被腸吸收到體內。

也就是說，即使吃很多，並不是完全被吸收，不能離子化的部分會隨著尿液排出體外。

因此，為使鈣質盡可能大量吸收到體內，重點是吃法。

你認為鈣質吸收困難嗎？

為了預防及治療骨質疏鬆症，首先必須攝取含有豐富鈣質的食品。但是不能光吃某種特定食品。

每餐都要注意均衡營養。除了鈣質外，還需要其他營養素。尤其為了提高鈣質的吸收率，一定要一併攝取維他命D。

巧妙選擇鈣質較多的食材，吃美味食品

◇積極攝取乳製品

牛乳中含有大量鈣質，同時，乳製品的鈣質藉由所含的乳糖與氨基酸的作用，有助於提高小腸吸收鈣質及其他營養成分。

●各營養素攝取狀況●

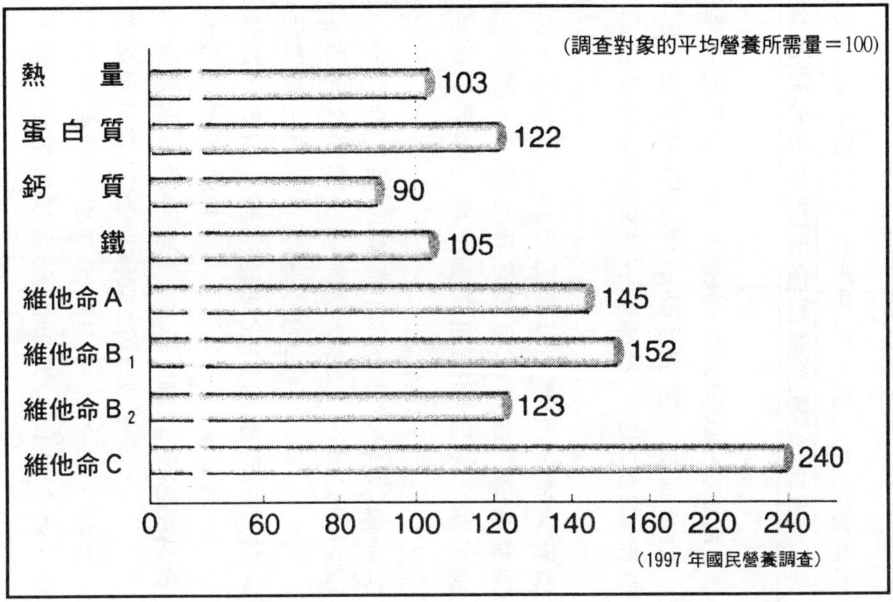

●各年齡層一天鈣質所需量●

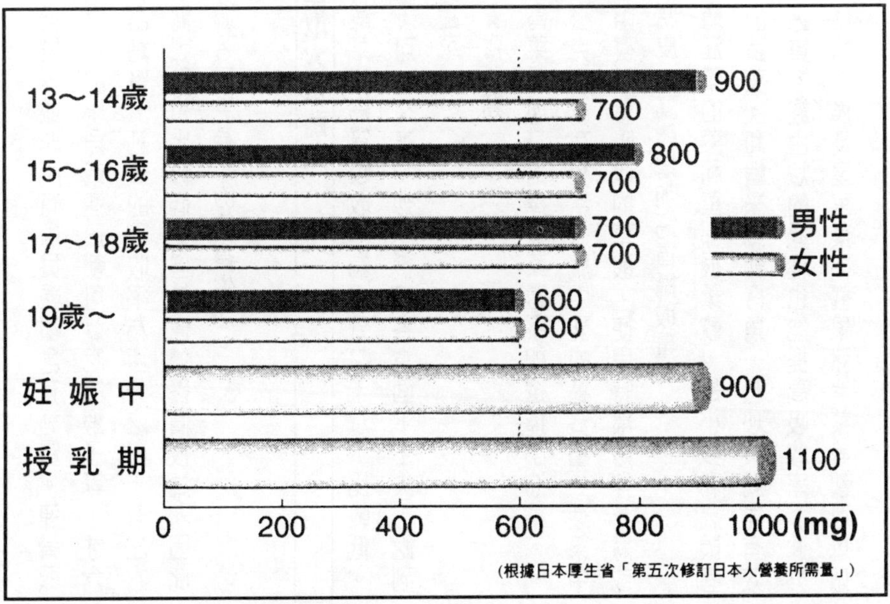

(根據日本厚生省「第五次修訂日本人營養所需量」)

乳製品的鈣質吸收率達百分之五十左右，小魚的鈣質吸收率只有百分之三十五左右。因此，能夠有效提供鈣質的食品就是乳製品。

不喜歡喝牛乳的人，可以選擇脫脂奶粉或優格、乳酪等發酵食品。

鈣質不像其他維他命會因為加熱而遭破壞。每天的料理中可以巧妙納入鈣質。

乳酪的鈣質量為牛乳的五倍，尤其攝取天然乳酪二十公克，就能獲得一七〇到二五〇毫克鈣質。

乳脂肪較多、動脈硬化或肥胖的人，最好選擇加工乾酪。稍微肥胖的高血脂症者，選擇鬆軟白乾酪。鈣質為牛乳的四分之一左右，是低脂肪食品。

優格所含鈣質量比牛乳更多。由於是發酵的乳製品，所以不必擔心下痢的問題。具有整腸、防止便秘的作用，小孩到老人都喜歡這個食材。

◇養成配菜中多攝取魚貝類的飲食習慣

海島國家最適合利用魚貝類攝取蛋白質和鈣質。但是，並非所有魚貝類都含有鈣質。連骨頭都能吃掉的小魚或連殼都可以吃的蝦子等，才含有豐富鈣質。鈣質的吸收率為百分之三十五左右，與乳製品相比較低，但其他營養價很高。因此最好過著以魚為主的飲食生活。

◇攝取大量蔬菜

蔬菜的鈣質吸收率為百分之十八，比較低。但是，可以在煮、炒、燙等各方面下工夫，吃到更多蔬菜。

★青菜類

青菜類與其選擇菠菜還不如選擇小油菜。一〇〇公克中含有相當一瓶牛乳的鈣質量。菠菜中含有阻礙鈣質吸收的草酸，使用時最好拌芝麻或油豆腐皮，就能增加鈣質攝取量。

青江菜的葉和莖都很柔軟，是小孩和高齡者喜歡的蔬菜。和蝦米或魩仔魚一起炒，就能有效攝取鈣質。經由炒的過程也能提高吸收率。此外，油菜花、埃及皇宮菜、截果豬毛菜等都可以做成燙青菜。維他命A含量豐富，適合當成副菜。

◇每天都要花點工夫吃的大豆

豆腐、納豆、油豆腐皮、油豆腐塊等豆製品種類豐富。

大豆的鈣質吸收率為百分之十八，並不高，但是可以當成各種配菜使用。每天多吃一點，就能攝取到鈣質。每天最好從大豆製品中攝取一〇〇毫克鈣質。

◇羊栖菜、海帶芽、海帶等海藻也可以利用

羊栖菜中的鈣質含量豐富。

無論乾燥品或新鮮的都一樣。長短都有，鈣質含量都相同。

海帶芽、海帶是僅次於羊栖菜鈣質含量較多的食材，具有水溶性纖維，即使多吃一點肚子也不會發脹，可以當成味噌湯或泡菜的菜碼。不僅可由海帶取得高湯，做關東煮時也搭配一點，就可以攝取五十毫克鈣質。

◇經常準備太陽曬乾的乾貨，增加一道菜

在太陽下曬乾的乾貨含有鈣質、鐵質與食物纖維。蘿蔔乾、乾香菇、葫蘆乾、木耳、洋菜等，都是能夠保存的方便食材。

蘿蔔乾比新鮮白蘿蔔含有多達十五～十六倍鈣質。一餐份二十公克可以攝取半杯牛乳量的鈣質。

乾香菇不僅含有鈣質，同時也含有提高鈣質吸收率的維他命D。木耳也是含有鈣質的乾貨，白木耳的鈣質含量比黑木耳多二倍，同時還含有豐富的鐵質，可以當副菜使用。

◇芝麻磨碎後效率更高

芝麻在種籽類中，屬於相當優秀的鈣質保有者。一大匙炒芝麻含有七十毫克鈣質。此外，芝麻含有豐富的維他命E，因此，擔心動脈硬化的高齡者可以每天搭配主、副菜使用。

每天在飯上撒一小匙芝麻也有效。

當成調味料擺上餐桌，養成經常吃的習慣。

鈣質 200 mg（1 杯牛乳份），由其他食材攝取…

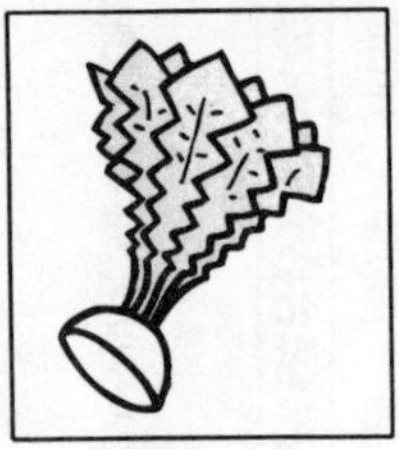

蘿蔔葉100g

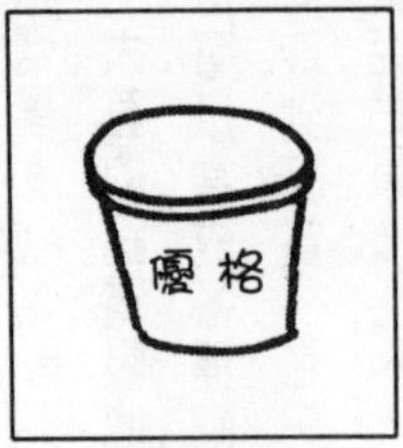

優格200ml

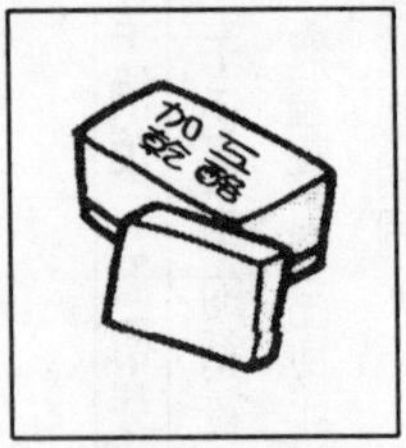

加工乾酪1.5cm寬1塊

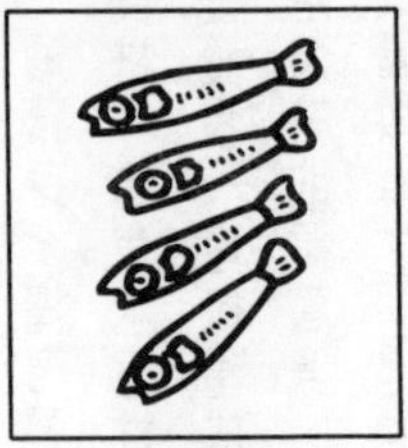

若鰵4條

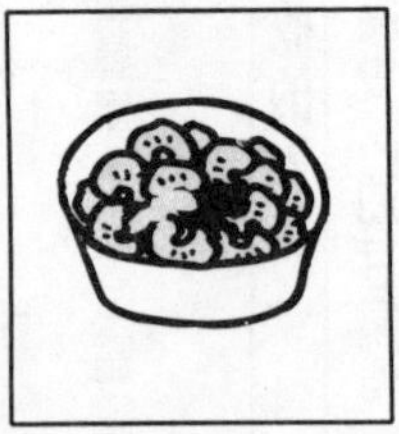

蝦米1/2杯(8~9g)

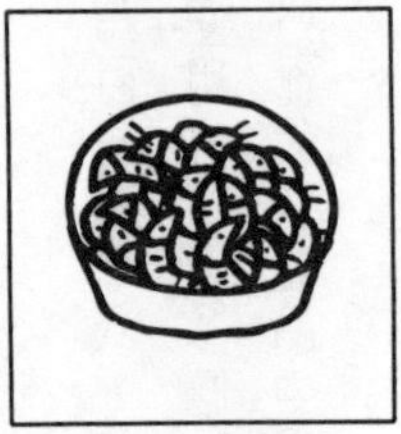

櫻蝦1/2杯(10g)

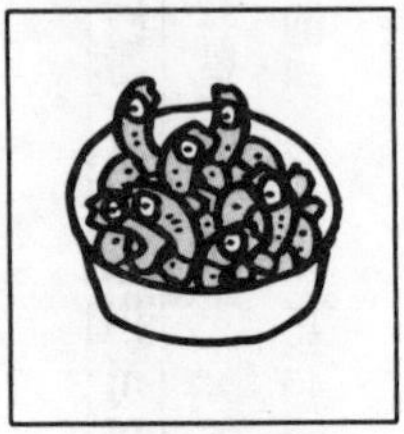

小乾白魚(10g)

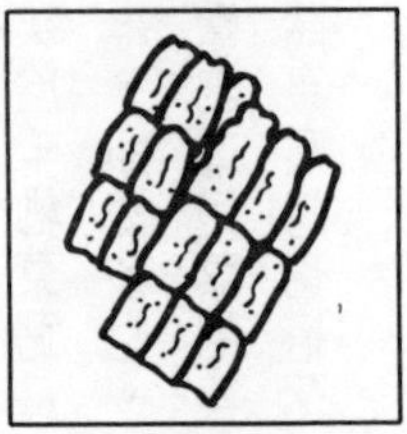

臘製小乾魚25g

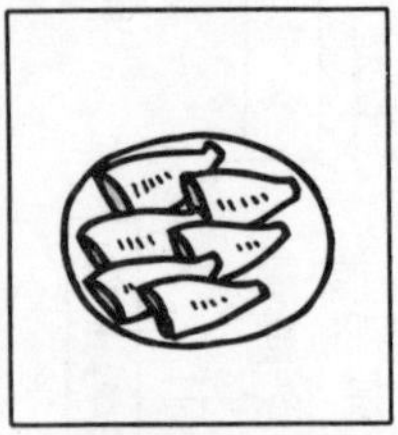

油漬沙丁魚50g

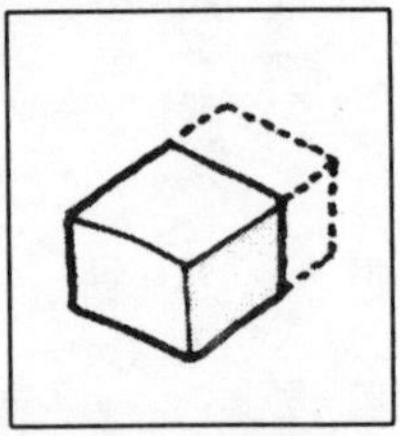

豆腐2/3塊(166g)

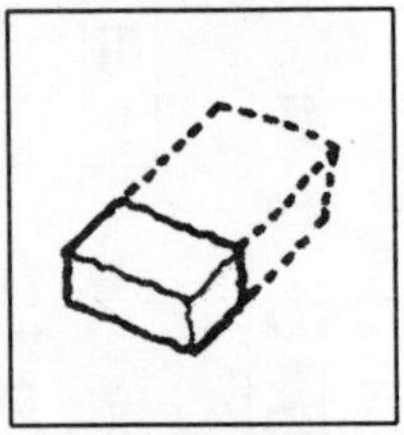

新鮮油豆腐塊1/3塊(83g)

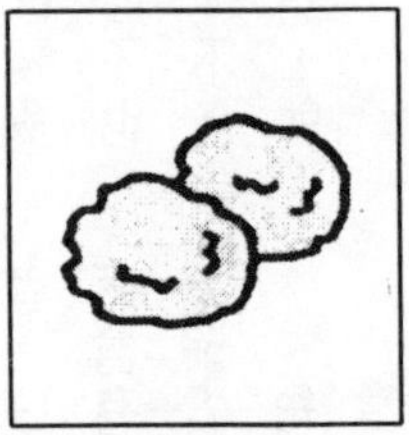

青菜絲油豆腐小2個(90g)

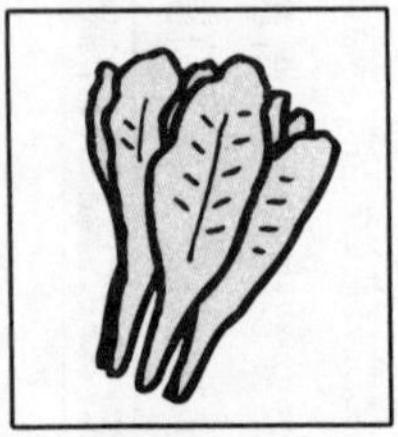

小油菜1/4束

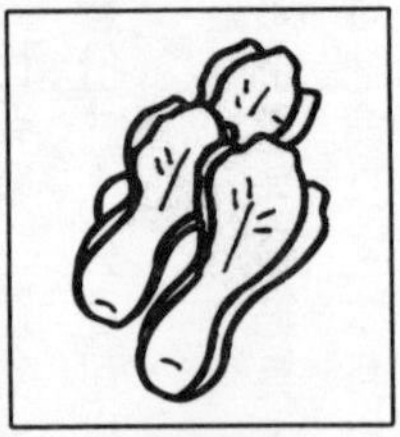

青江菜150g

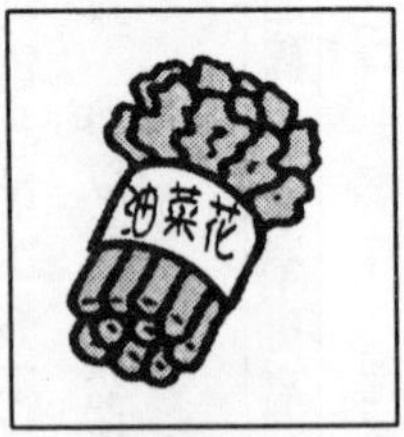

油菜花1束

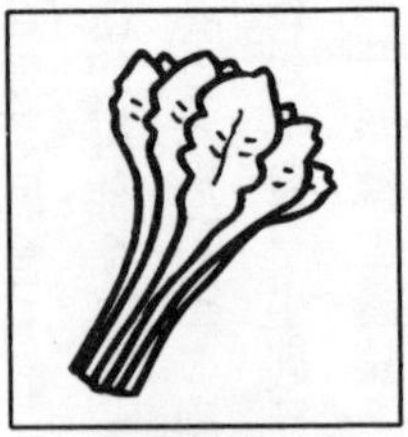

蕪菁葉100g

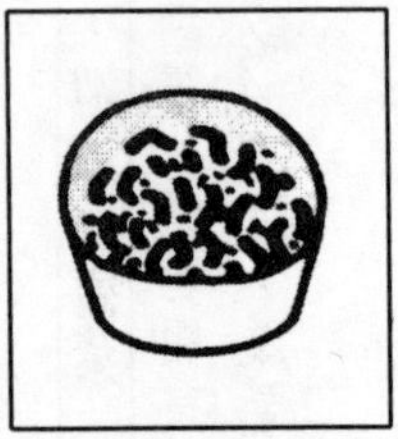

羊栖菜1/3杯(15g)

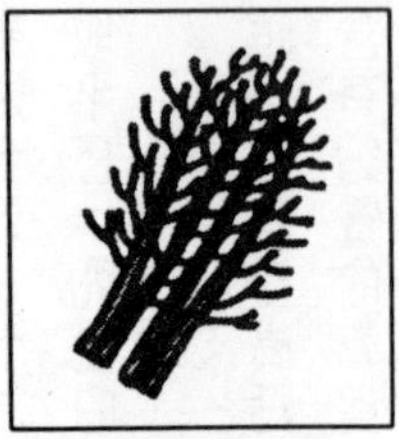

截果豬毛菜100g

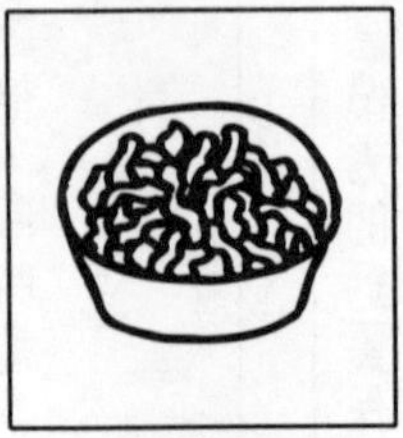

蘿蔔乾43g

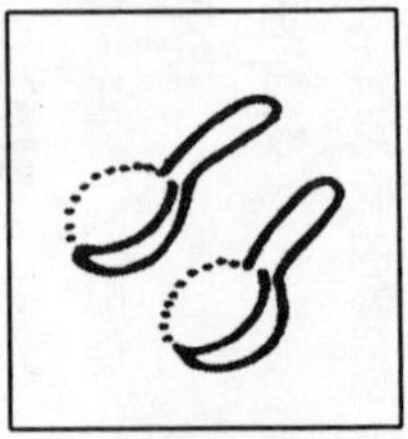

芝麻2大匙

一次吃的食品標準量與鈣質量

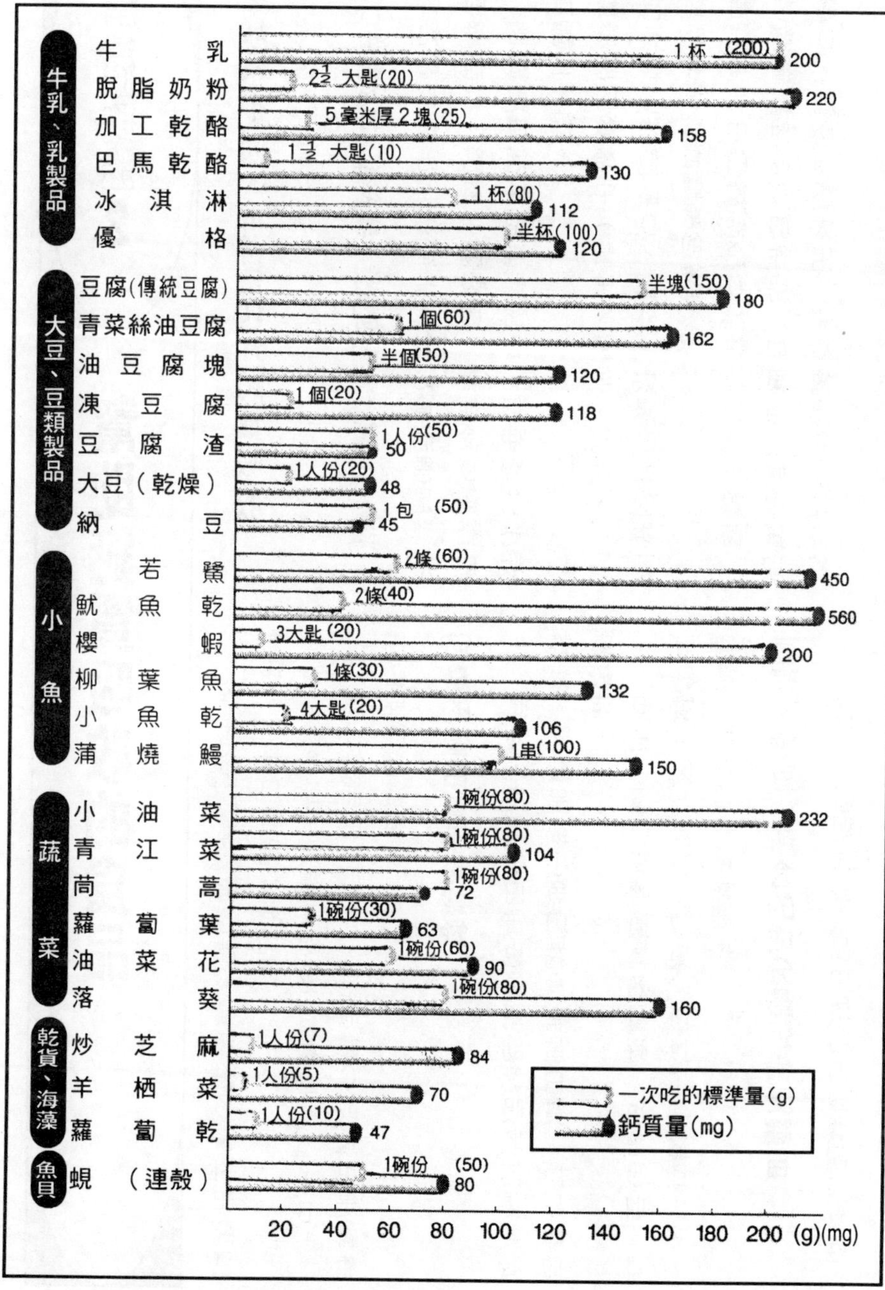

牛乳、乳製品
牛乳 1杯 (200) 200
脫脂奶粉 2½ 大匙(20) 220
加工乾酪 5毫米厚2塊(25) 158
巴馬乾酪 1½ 大匙(10) 130
冰淇淋 1杯(80) 112
優格 半杯(100) 120
大豆、豆類製品
豆腐(傳統豆腐) 半塊(150) 180
青菜絲油豆腐 1個(60) 162
油豆腐塊 半個(50) 120
凍豆腐 1個(20) 118
豆腐渣 1人份(50) 50
大豆（乾燥） 1人份(20) 48
納豆 1包 (50) 45
小魚
若鷺 2條(60) 450
魷魚乾 2條(40) 560
櫻蝦 3大匙 (20) 200
柳葉魚 1條(30) 132
小魚乾 4大匙(20) 106
蒲燒鰻 1串(100) 150
蔬菜
小油菜 1碗份(80) 232
青江菜 1碗份(80) 104
茼蒿 1碗份(80) 72
蘿蔔葉 1碗份(30) 63
油菜花 1碗份(60) 90
落葵 1碗份(80) 160
乾貨、海藻
炒芝麻 1人份(7) 84
羊栖菜 1人份(5) 70
蘿蔔乾 1人份(10) 47
魚貝
蜆（連殼） 1碗份 (50) 80
一次吃的標準量(g)
鈣質量(mg)
20 40 60 80 100 120 140 160 180 200 (g)(mg)

鈣質攝取法2

幫助鈣質吸收的食品

依營養素不同，可以提升鈣質吸收率

維他命D也稱為骨的維他命，對鈣質而言是重要營養素

維他命D是鈣的搬運者，對鈣質而言是非常重要的維他命。鈣質由腸吸收，維他命D則經由肝臟、腎臟變成活性型維他命D，能使腸的鈣吸收率提高二十倍。

經常吃的魚類中（柴魚、鯖魚、鮪魚、肝臟等）含有較多維他命D。此外，太陽曬乾的香菇或蘿蔔乾等也含有豐富的維他命D。

植物食品中的維他命D無法照射紫外線時，就無法發揮維他命D的作用。如果由食物中攝取維他命D，就必須曬太陽，將皮膚曝露於紫外線中。

維他命D屬於脂溶性，攝取過多會引起高鈣血症。平常用量則沒有問題。

維他命D一天需要的攝取量為一〇〇IU。

除了維他命D以外，維他命C或K也是骨生成必要的營養素。

適量的蛋白質不可或缺

此外，良質蛋白質也是幫助鈣吸收的重要營養素。乳製品或小魚因為含有蛋白質，所以吸收率較佳。

但是，蛋白質轉換為熱量時，也會吸收、排泄鈣質，因為具有反效果，所以不要攝取太多。

適量的蛋白質非常重要。

豆腐、納豆中所含的成分最近備受矚目

最近，證明大豆製品中所含的類黃酮與女性

激素具有同樣的作用，因此期待其效果。
納豆中所含的維他命K會製造骨骼不可或缺的物質Gla蛋白，具有強化骨骼的作用。因此，應該積極攝取豆腐或油豆腐皮等加工品與納豆。

含較多維他命D的食材

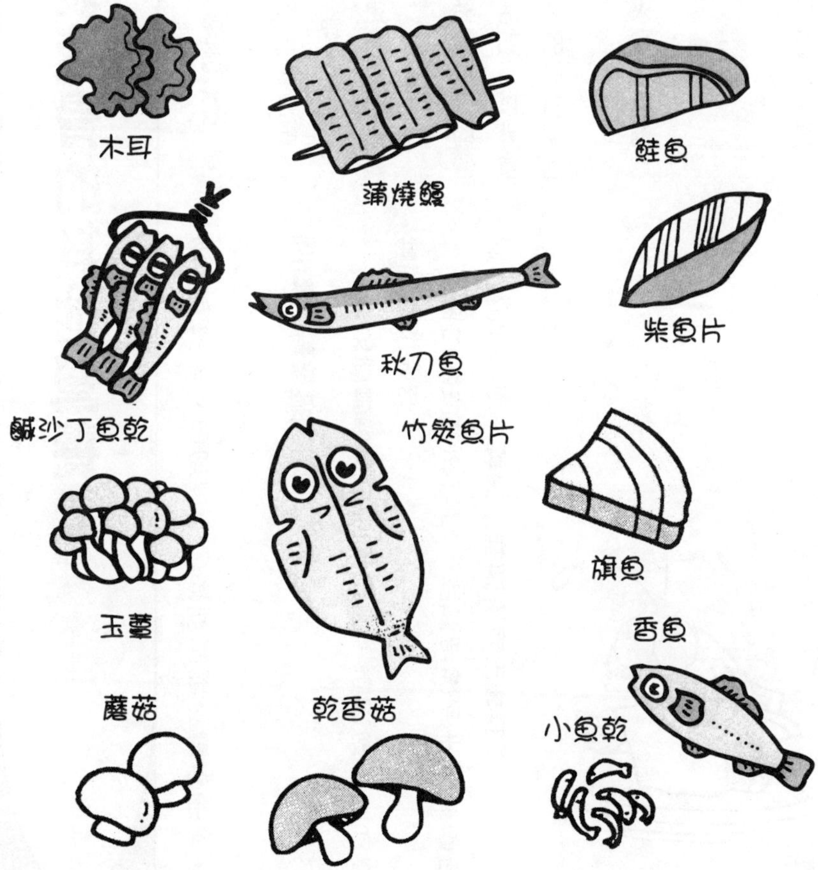

鈣質攝取法3 製造骨的其他營養素

鎂或磷等也是骨生成的必要營養素

骨生成需要的營養素除了鈣質外，還有蛋白質、鎂以及維他命A、C、D、K、鉀、鈉等。

鈣質藉著上述營養素的作用，更有效的成為骨骼，所以每天一定要攝取均衡營養。

做飯菜時一定要注意這一點。鈣質以外的營養素通常不會缺乏。但是，飲食生活如果以外食、市售便當為主，或過著速食品較多的飲食生活，就會缺乏這些營養素。

因此，一定要攝取很多食材，求取營養的均衡。

特別注意鎂

對骨生成造成影響的還有鎂。以鈣二、鎂一的比例攝取。攝取八○○毫克鈣時，就必須攝取四○○毫克鎂。

適量的磷與蛋白質

磷缺乏是骨軟化症的原因，但攝取過多反而會阻礙鈣吸收。

蛋白質也不可或缺。光攝取鈣而未適量攝取其他營養素時，就無法創造強健的骨骼。

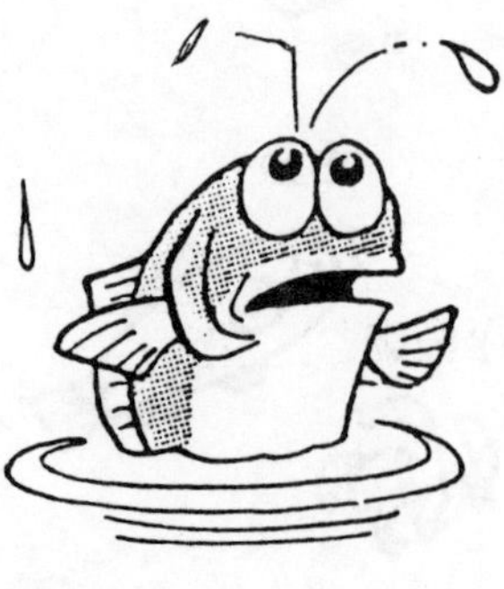

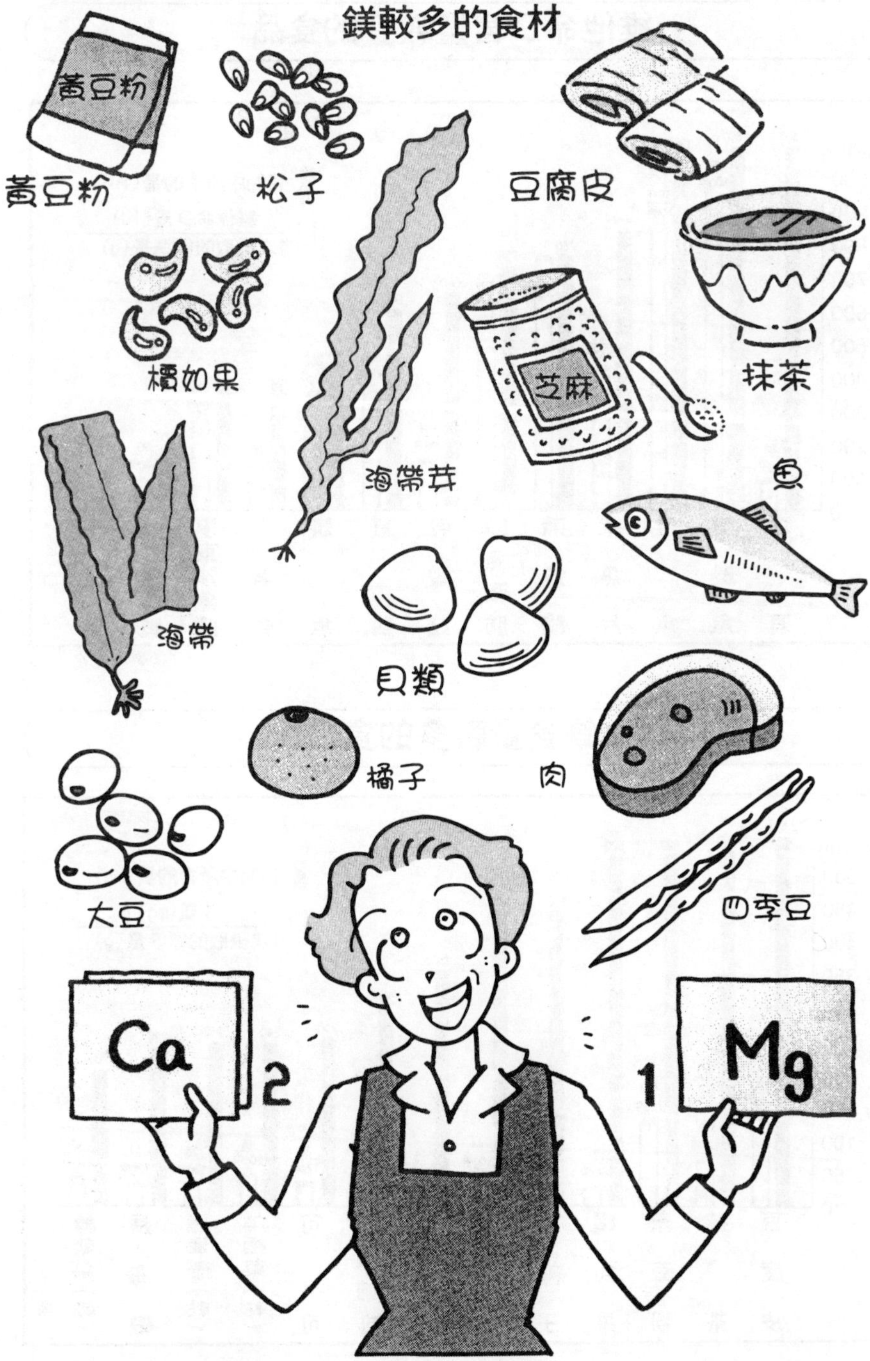
鎂較多的食材
黃豆粉
黃豆粉
松子
豆腐皮
抹茶
檟如果
芝麻
海帶芽
魚
海帶
貝類
橘子
肉
大豆
四季豆
Ca
2
1
Mg

維他命D含量較多的食品

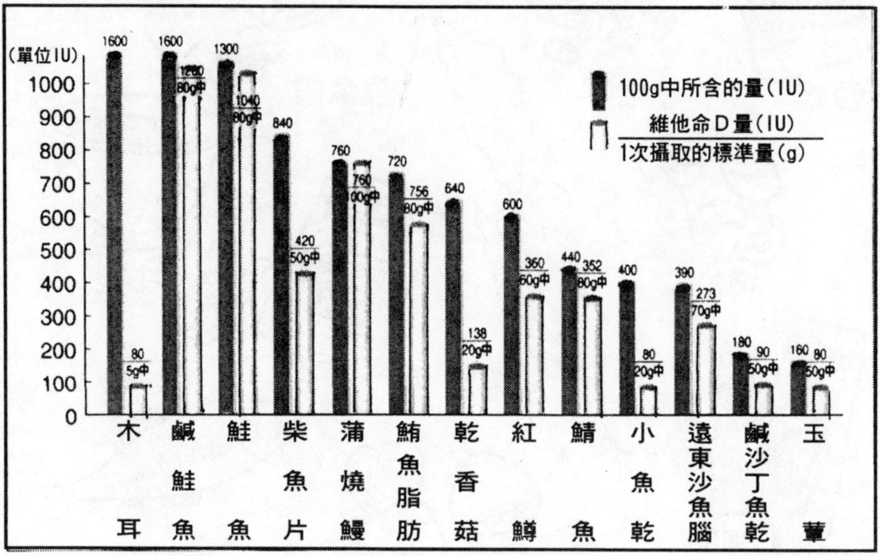
(單位IU)
100g中所含的量(IU)
維他命D量(IU) / 1次攝取的標準量(g)
木耳 1600 80 5g中
鹹鮭魚 1600 1280 80g中
鮭魚 1300 1040 80g中
柴魚片 840 420 50g中
蒲燒鰻 760 760 100g中
鮪魚脂肪 720 756 80g中
乾香菇 640 138 20g中
紅鱒 600 360 60g中
鯖魚 440 352 80g中
小魚乾 400 80 20g中
遠東沙魚腦 390 273 70g中
鹹沙丁魚乾 180 90 50g中
玉蕈 160 80 50g中

鎂含量較多的食品

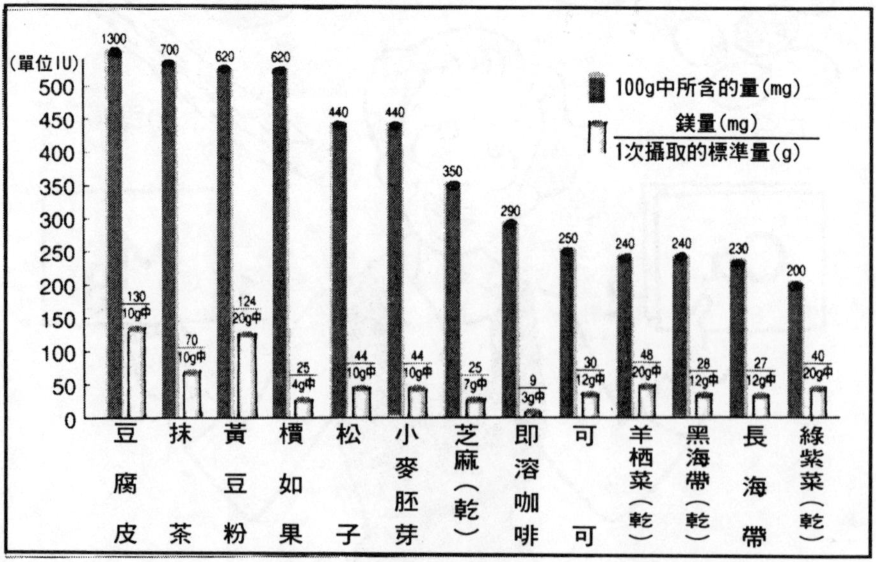
(單位IU)
100g中所含的量(mg)
鎂量(mg) / 1次攝取的標準量(g)
豆腐皮 1300 130 10g中
抹茶 700 70 10g中
黃豆粉 620 124 20g中
檟如果 620 25 4g中
松子 440 44 10g中
小麥胚芽 440 44 10g中
芝麻(乾) 350 25 7g中
即溶咖啡 290 9 3g中
可可 250 30 12g中
羊栖菜(乾) 240 48 20g中
黑海帶(乾) 240 28 12g中
長海帶 230 27 12g中
綠紫菜(乾) 200 40 20g中

鈣質攝取法4

對骨頭不好的食物

阻礙鈣質吸收的食品

攝取太多磷、草酸、食物纖維、食鹽等，在腸內與鈣附著，會阻礙骨吸收鈣質，同時會阻礙活性型維他命D在腎臟合成，造成鈣吸收不良。

但是，這些物質對身體來說，不見得是不好的食物。

對身體而言反而是適量而必要的營養素。

不過，為了鈣質著想，不可以攝取太多。

攝取含有這些成分的食品，例如，吃涼拌芝麻菜時撒些柴魚片，或和乳製品一起吃，就能增加鈣的吸收量。

尤其特別注意磷。清涼飲料或加工品中，為了保存食品及加強美味，會添加磷。

鈣質強化食品中也含有磷。因此，購買食品時一定要仔細看包裝上的食品成分。如果食用磷，反而會造成不良影響。

將鈣送達骨骼必須運動

即使經由食物攝取大量鈣，鈣如果無法沈著於骨，骨就無法強健。為使鈣到達骨，除了吃以外「運動」也非常重要。藉由運動提高腸的鈣吸收能力，使血液循環順暢、製造骨的細胞功能活絡。

運動能夠強化保護骨骼的肌肉，使骨骼變強健。

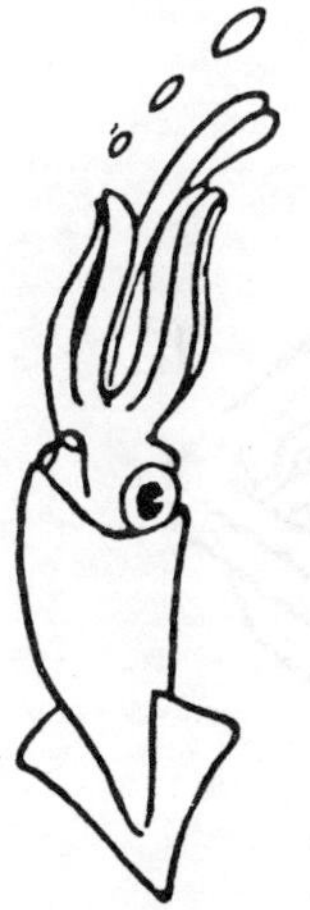

便利商店中也可以看到的

鈣質配菜

以外食為主的人，要選擇鈣質較多的菜單。從市售的配菜中選擇乳製品或乾貨，吃後再搭配優格或牛奶布丁等。點心也要選擇鈣質含量較多的產品。可以看包裝上的成分表，選擇含較少添加物的食品。

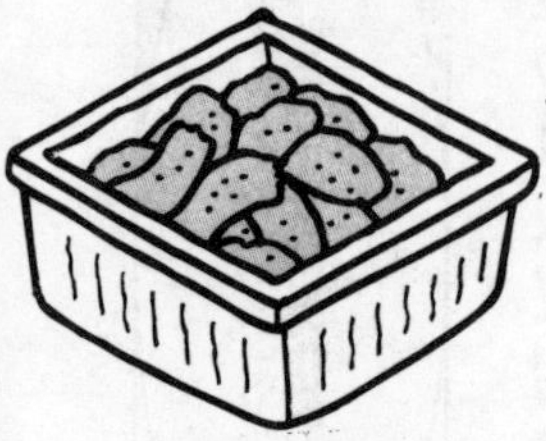

小油菜拌芝麻
(50g相當)329mg

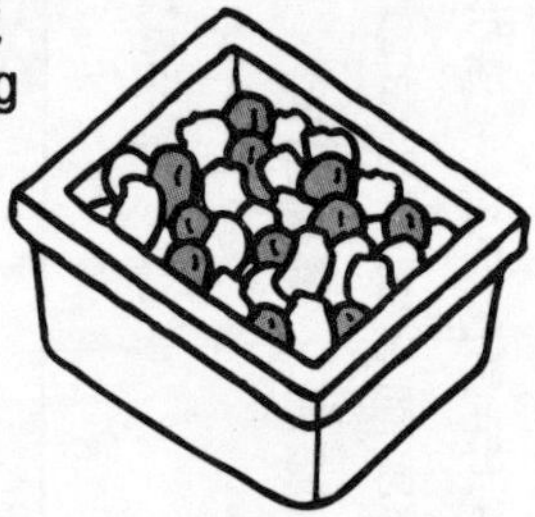

五目豆
(50g相當)110mg

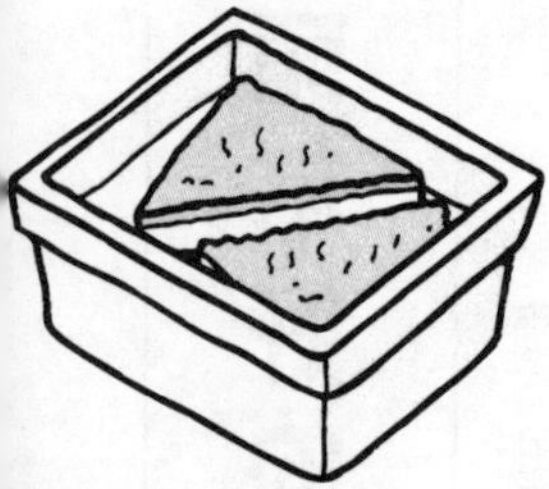

關東煮油豆腐塊
(50g 相當)133mg

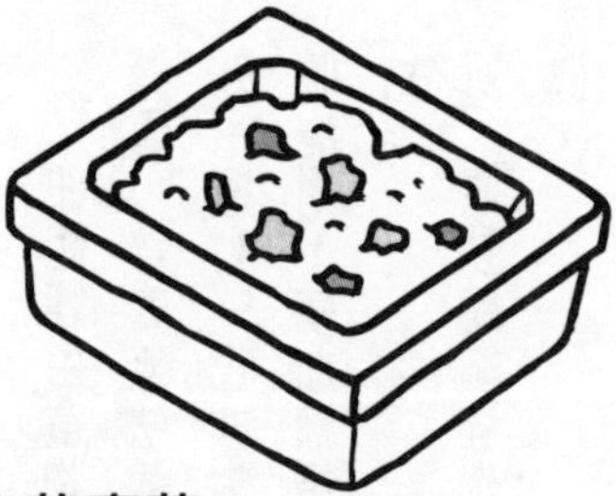

白芝麻菜
(50g 相當)169mg

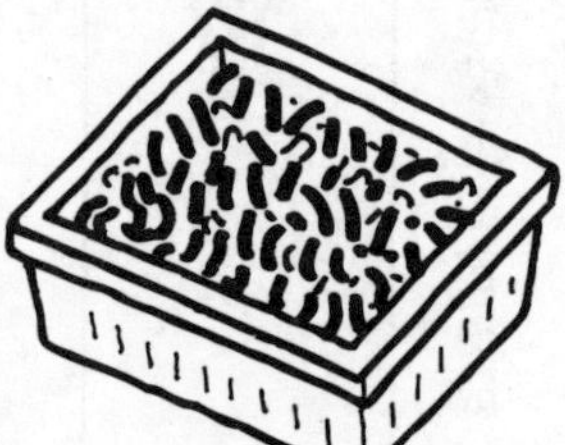

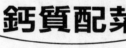

煮羊栖菜
(50g 相當)93mg

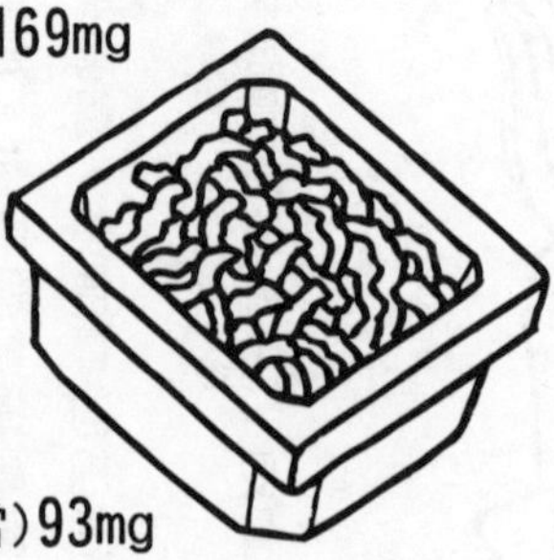

蘿蔔乾
(50g 相當)93mg

點心食品

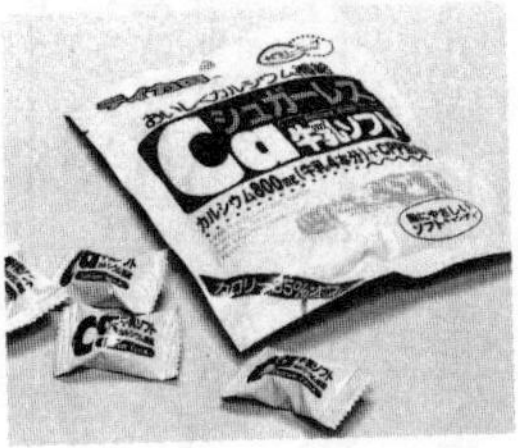

牛奶糖 1 顆
62mg
（鈣質軟牛奶糖）
11kcal/1 顆 4.5g

餅乾 1 片
33mg
（鈣質餅乾）
429kcal/100g

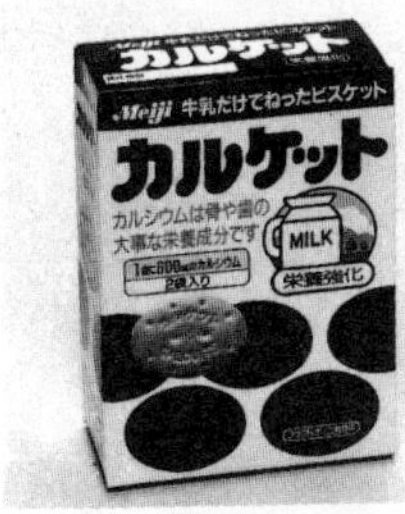

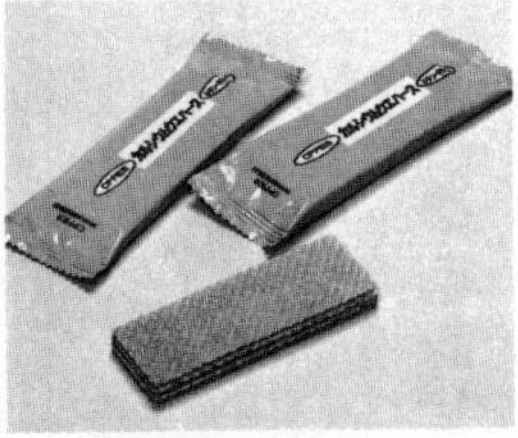

夾心餅乾 1 片
200mg
（鈣質夾心餅乾）
31kcal/1 片

牛奶布丁1個
177mg
（北海道牛乳）
125kcal/130g

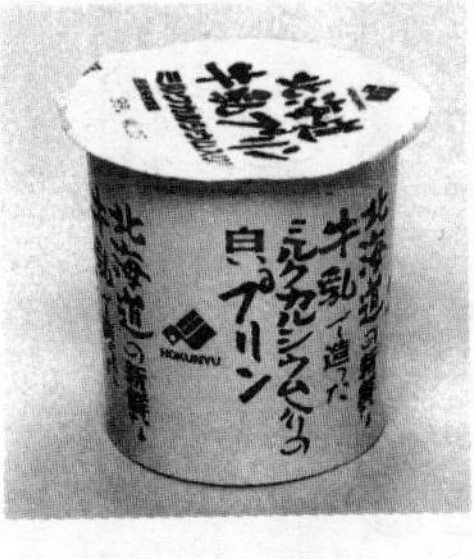

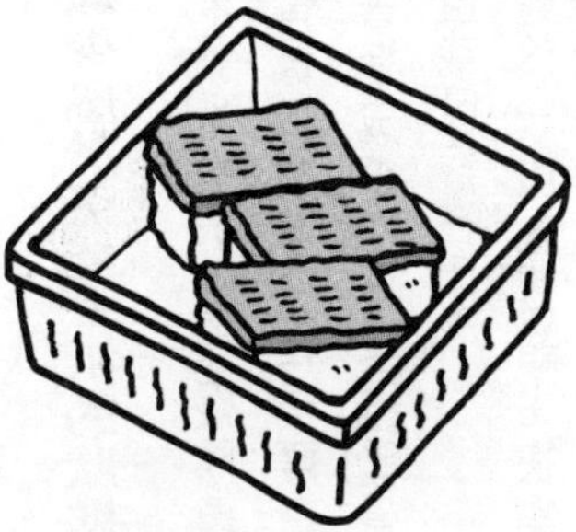

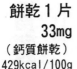

海鰻壽司
(50g 相當)54mg

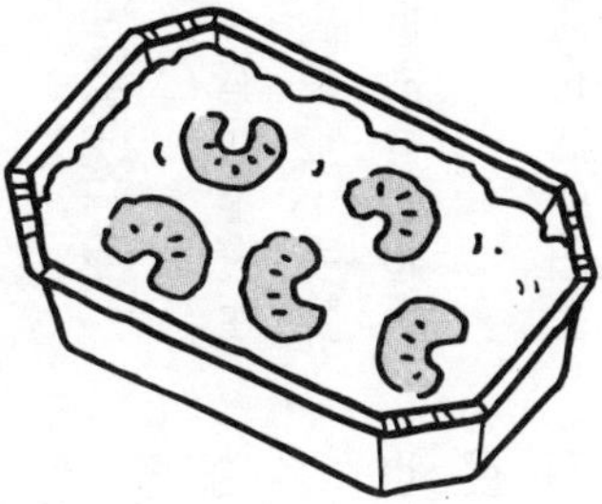

焗乳酪
(50g 相當)223mg

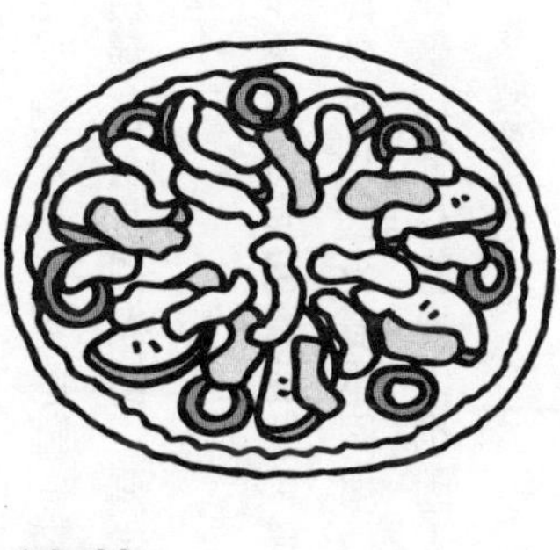

披薩
(50g 相當)220mg

骨質疏鬆症的診斷與治療 1

骨質疏鬆症的診斷

利用X光與骨量測定進行診斷

所謂骨質疏鬆症，其定義為「骨量減少和骨的細微構造劣化，使得骨脆弱、容易骨折的全身骨骼病體」。

但是，骨量減少不一定會出現骨折現象。如果只是處於骨折危險性增加的狀態，不會造成生活不便，因此有些人不在乎。

骨量減少屬於可能骨折的狀態，必須進行危機管理

未發生骨折當然沒問題。但是，有可能發生的背骨骨折會導致背或腰彎曲及身高變矮；手腕骨折會造成機能不全；股骨附近骨折則會引起步行障礙或臥病在床。

對於一般人想終生快樂、有元氣過活的願望而言，骨質疏鬆症的危機的確相當大。因此，即使高齡，如果能維持某種程度的骨量、保持骨的強度、預防跌倒，同時謀求骨質疏鬆症的對策等都很重要。

骨質疏鬆症對策，包括骨強度指標，也就是測定骨量。這是目前最值得信賴的預防第一步。近年來骨密度測定裝置改良，研發出精度極佳的機種。

稍後介紹骨密度測定法。到底哪一種方法比較好？當然，各機種都有其問題點，測定數值的判定和指導基準也不一。

同時，骨減少不見得有自覺症狀，骨量本身也具有個體差。此外，也因身體不同部位，骨密度也不同。骨質疏鬆症進行的要因也因人而異各有不同，具有許多複雜要素。

原發性骨質疏鬆症診斷基準（1996年度修訂版）

Ⅰ. X光片上確認椎體骨折時		
低骨量（骨萎縮度１度以上或骨鹽量值為年輕成人平均值（YAM 80%以下）的非外傷性椎體骨折症例為骨質疏鬆症）		
Ⅱ. X光片上沒有椎體骨折時		
	脊椎X光上	骨鹽量值
正常	沒有骨萎縮度	
骨量減少	骨萎縮度Ｉ度	ＹＡＭ的８０~７０％
骨質疏鬆症	骨萎縮度II度以上	ＹＡＭ不到７０％

YAM：年輕成人平均值（20～44歲）
（註）骨鹽量原則上是腰椎的骨鹽量，只有當腰椎的骨鹽量評價困難才使用橈骨、第二掌骨、股骨頸部、跟骨的骨鹽量值。
骨萎縮是指radiographic osteopenia。

治療骨質疏鬆症必須配合各個個體進行綜合診斷，同時參考生活背景再進行判斷。

以診斷基準數值為指針，謀求適當的預防對策

診斷骨質疏鬆症非常困難。因此，日本骨代謝學會在一九九五年的骨質疏鬆症診斷基準檢討委員會中，提出骨質疏鬆症的診斷基準。

在此之前的一段時間是依照國際基準判斷骨量。為了符合國人的需要，有必要製作屬於國人的基準（上表）。

ＹＡＭ就是Young Adult Mean。是指停經前的二十～四十四歲女性之骨密度平均值，意味「年輕成人平均值」。

診斷基準如果低於ＹＡＭ百分之七十以下，就是骨質疏鬆症；在百分之七十～八十間則定義為骨量減少。

百分之八十以上則是正常。不過這也只是指骨折的危險性較少，目前不需要特別治療而已。

ＹＡＭ在百分之七十以下時不見得就會骨折。但是今後骨量的確會持續減少。反之，即使現在的骨量在百分之八十以上，隨著年齡增長，也具有成為骨質疏鬆症原因的要因。

由骨量減少的狀態開始，需要階段性治療及預防骨折的對策

放任減少的骨量不管，則骨量會持續減少。

骨量減少的速度在停經後不久，一年甚至會減少百分之七～八。通常一年減少百分之一～二左右。此外，改善飲食生活、攝取鈣質、藉由藥物療法補充鈣質等，骨量也不見得上升。

由這層意義來看，骨量檢診最好半年進行一次。絕對不能怠忽治療。負責診療的醫療者最好能充分說明目前患者的骨量到底處於何種狀態、今後將以什麼速度降低、預測半年或一年後的骨量與何時再行檢查。掌握患者當時的狀態，進行階段性治療。

治療方針是以患者身體的變化為重點。因此，受檢者必須告訴醫生正確的情況，是否疼痛？何處疼痛？什麼時候疼痛？疼痛情況如何？做什麼動作時疼痛？怎麼做不會疼痛等，都要告訴醫生。

如果經醫生指出骨量減少、罹患骨質疏鬆症時，許多人會自行判斷認為腰痛或膝痛都是骨質疏鬆症造成的。

事實上，可能有其他原因存在。

疼痛時可以採用溫敷與濕布冷敷，有時可以使用護具，或進行整形外科的治療。有時光改善寢具就能解決問題。

醫療者如果只注意骨質疏鬆症的資料，會延遲適當的判斷。

骨量減少很明顯就會增加骨折的危險因子。治療方面應該將骨量減少的危險因子與骨折的危險因子分開考量，以長期眼光尋求階段性治療。

「兩種骨質疏鬆症」的不同與治療法

造成骨質疏鬆的原因，包括因為停經雌激素缺乏而引起，稱為停經後骨質疏鬆症；以及因為加齡等，使得掌管骨生成的成骨細胞機能減退而引起老人性骨質疏鬆症。這些都屬於退化性骨質疏鬆症，稱為「原發性骨質疏鬆症」。

此外，也可能因為其他基礎疾病而產生「續發性骨質疏鬆症」。

續發性骨質疏鬆症可能受慢性關節風濕或甲狀腺激素影響，原因非常清楚。這些因素對於骨代謝造成影響，使得骨量減少、骨強度降低。

原發性與續發性骨質疏鬆症都會造成骨量減少。測定方法相同，治療方面則必須分開探討。

關於「續發性骨質疏鬆症」，請參照本書後面的解說。

罹患容易引起骨質疏鬆症的疾病時，必須更注意骨質疏鬆症的預防和治療。

和主治醫生與專門醫生商量，儘早採取骨質疏鬆症對策。

此外，醫療者也必須積極謀求骨質疏鬆症對策。

階段治療的想法

骨量正常或輕度減少，必須勵行飲食、運動、戒煙等，進行維持骨量所需的日常生活指導，每隔2~3年測定骨密度，追蹤經過。

↓

依年齡不同而異。不過當骨量減少進行時，要接受治療，避免骨量持續減少。

↓

骨量再繼續減少到骨折範圍以下時，必須防止抑制骨吸收或骨量減少的因素，同時併用刺激骨生成的藥劑。但目前還沒有提供這些藥劑，必須謀求避免骨量減少的對策。

↓

對於持續進行的骨質疏鬆症，要緩和伴隨骨折出現的症狀，致力於恢復患者機能的理學療法，同時尋求精神照顧，以免患者臥病在床。

骨質疏鬆症階段治療法

第1階段	●日常生活指導、觀察經過 鼓勵攝取鈣質、維他命D 鼓勵運動、日光浴 勵行戒煙、禁止過度飲酒
第2階段	●防止骨量減少 使用抑制骨吸收藥 活性型維他命D、雌激素、降鈣素、紫花牽牛黃酮、維他命K_2等
第3階段	●增加降低到骨折範圍值以下的骨量 使用抑制骨吸收藥、刺激骨生成劑，或併用具有刺激骨生成作用的活性型維他命D、紫花牽牛黃酮、維他命K_2、PTH製劑等
第4階段	●防止骨折的對策 防止跌倒對策 藥劑再檢查，視力、聽力、環境的整備 保持、增強股四頭肌等 保持平衡感覺 安裝緩衝墊，分散跌倒時的衝擊力
第5階段	●骨折後的治療 適當的骨折治療 疼痛等諸症狀緩和措施 新規骨折防止法 復健（QOL的改善、回歸社會）

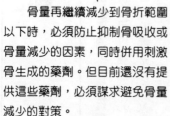

骨質疏鬆症的診斷與治療 2

骨的健康診斷

先前敘述過，骨質疏鬆症初期沒有自覺症狀。經由檢查可以發現徵兆，當天開始重新評估日常生活，謀求避免骨折、疼痛，或不方便生活的對策。

測定骨量，徹底了解骨的狀態，骨量低於基準值就是骨質疏鬆症

骨是否處於健康狀態，藉著骨的健康診斷，調查骨的鈣質量「骨量」就可以了解。

積極進行骨的檢查與健康指導，當成骨質疏鬆症預防對策。

骨質疏鬆症檢查迅速普及，起因於骨質疏鬆症已經是備受矚目的疾病。同時，各式調查骨的機器陸續開發，使得過去很難辦到的骨量測定變成輕易就能進行。

測定方法包括以下幾種。不論哪一種都是短時間、非常簡單而且沒有痛苦就能完成的方法。無論擔心或不擔心骨質疏鬆症的人，都要接受檢查，才能掌握骨的健康狀態。

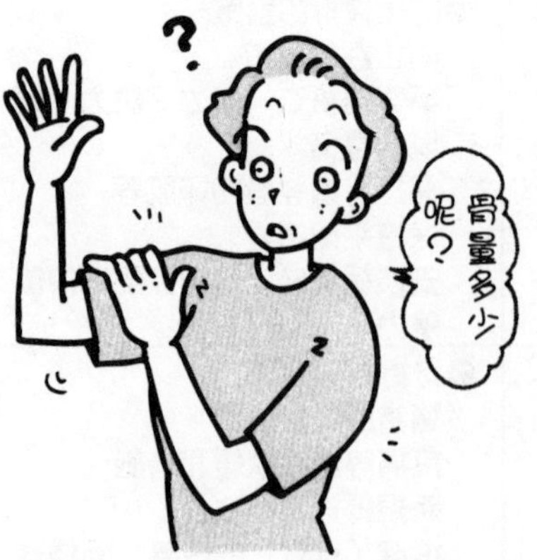

骨量測定機器的種類與測定法

目前可以經由簡單的檢查正確測得骨量，以下介紹主要測定方法。

DEXA法

雙重能量X光吸收法的簡稱。將X光照在背骨和股骨上，利用電腦解析資料測定骨量。屬於測定機器中精度最高的一種。對於最容易引起骨折的背、腰或股部都可以正確測得骨的鈣質量。

測定時間包括準備在內，需要十～十五分鐘。仰躺，然後將X光攝影裝置移到身體上測量骨量。不會疼痛，而且能立刻知道結果。

X光照射量為一般X光片的幾百分之一而已，非常安全，但孕產婦最好避免。

MD法

拍攝食指根部骨的X光片，利用電腦解析測定骨量。只要有X光攝影設備就能辦到，因此，小型醫院或團體檢查經常使用這種方法。短時間內就能簡單測量，適合一般檢查。

但是，就預防骨質疏鬆症的意義來看，只能測得手指的骨量，因此，關於骨量數值的正確性，比不上DEXA法。

CT法

利用X光進行電腦斷層攝影法。在腦和內臟檢查的範疇中，大家都熟悉這種方法。

測定骨量的方法是全身CT法和末梢骨CT法（rQCT）。

利用DEXA法可以測得海綿骨與皮質骨兩種骨量。CT法則能夠正確測得限定部分的海綿骨的骨密度，所以，比較適合骨質疏鬆症中特別容易成為問題的脊椎或腰椎的骨量減少的調查。

測量前臂骨的海綿骨之骨量，末梢骨CT法非常簡單，而且精度很高。

超音波法

DEXA法或CT法與一般的X光比較，雖然X光量較少，但是身體必須暴露在放射線中，因此，還是要求安全的設備。

超音波法不使用放射線，隨時隨地都可以進行，即使孕產婦或兒童都能安心進行。

赤腳，腳跟放在裝置上，超音波傳達到骨中調查其速度，測量骨量或骨的強度，可以檢查骨量與骨質。

屬於小型裝置，非常簡單、攜帶方便。適合團體檢查。

CT法

利用電腦斷層掃描末梢骨（前臂骨部分）。能夠簡單測量、精度很高，許多設施都使用。

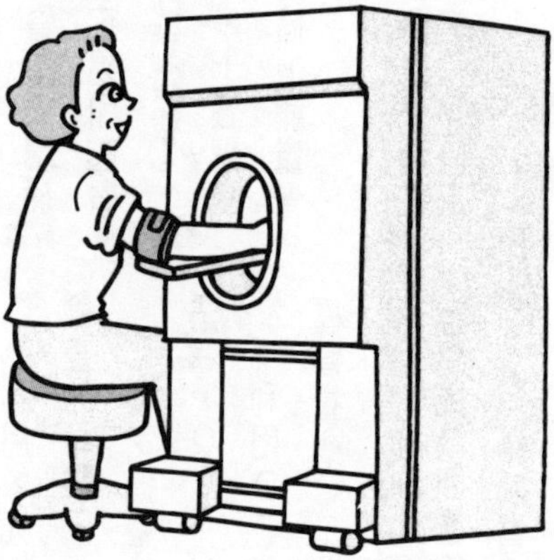

MD法

拍攝食指根部的X光片，需拿掉戒指或手錶。

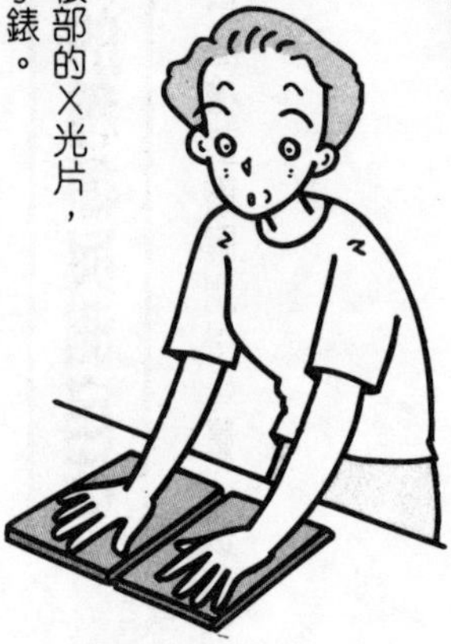

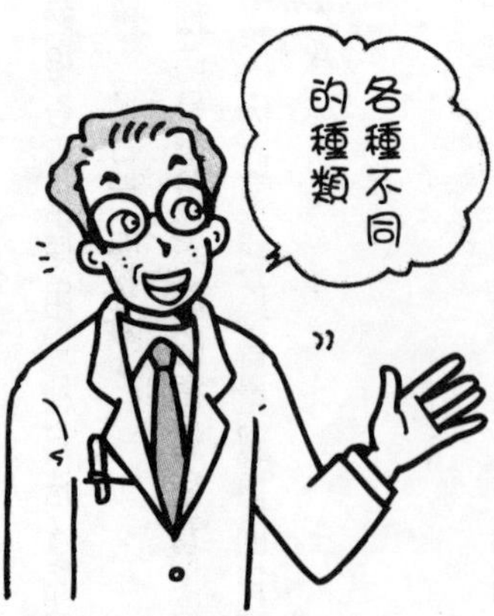

超音波法

赤腳，腳跟擺在裝置上，團體檢查可以使用。

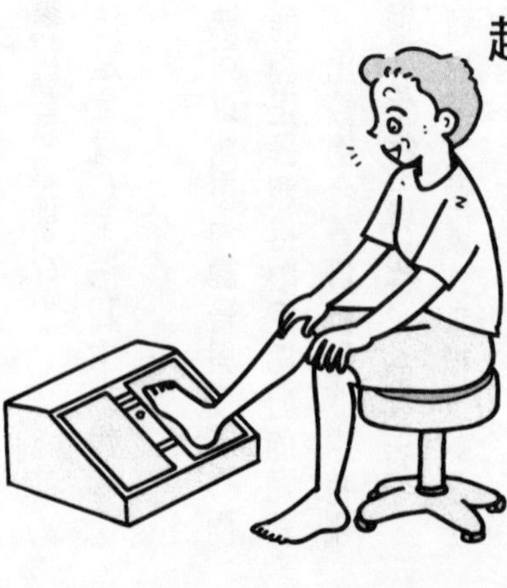

DEXA法

仰躺在台上，移動上方的裝置，利用X光攝影背骨和股骨。不需脫掉衣服，但必須拿掉身上的金屬。測定五～六分鐘內就能結束。十分鐘後出現結果。

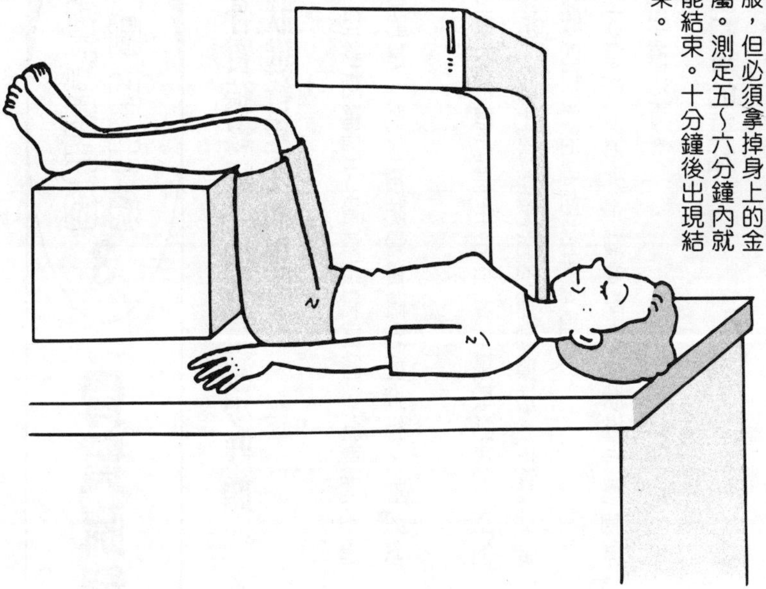

利用DEXA法測得的骨量

利用電腦進行結果判定。
本人的骨量以＋表示。左測是骨量減少較大的骨質疏鬆症患者。

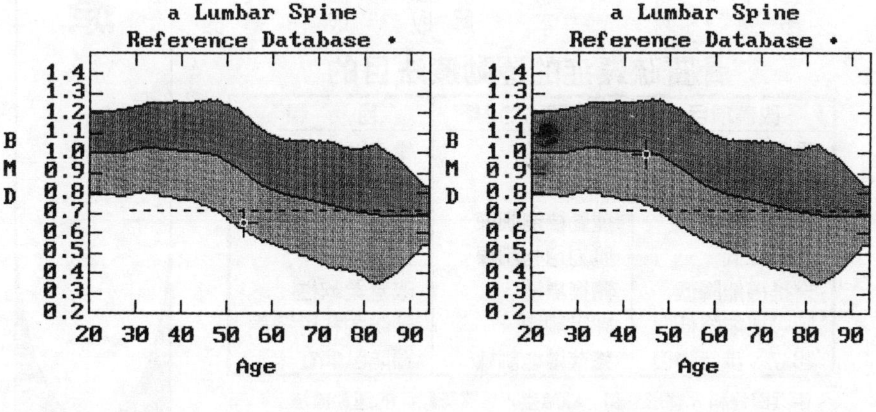

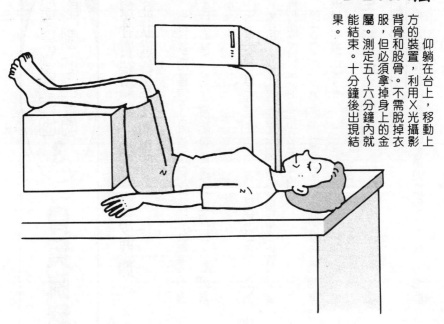

骨質疏鬆症的診斷與治療 3

骨質疏鬆症的治療

治療骨質疏鬆症，依骨量減少狀態與症狀進行程度而異

一旦診斷罹患了骨質疏鬆症時，就要開始治療。目的是，為了預防骨質疏鬆症進行，並改善症狀。

治療內容首先是生活指導。攝取鈣質為主的食物療法、防止骨骼脆弱的運動療法，以及促進鈣質吸收的日光浴等都是主要項目。

除了這些指導外，還要配合症狀進行藥物療法或理學療法等。

●生活指導的重點

1 食物療法

充分攝取鈣質含量豐富的食品。同時，也要攝取促進鈣質吸收的維他命D，以及製造身體的重要成分蛋白質。每天一定要攝取這些營養。

有關鈣質的攝取法，請參看本書的解說。

料理則請參考本書介紹的食譜。

2 運動療法

運動給予骨骼刺激，促進血液循環，使骨骼強健。在不勉強的範圍內儘可能多活動身體。

骨質疏鬆症的運動療法目的

改善項目	運動療法的內容	目　標
骨密度降低	運動負荷	骨密度增加 預防骨折
運動機能降低	運動機能訓練	預防跌倒
肌力降低	肌力增強訓練	預防骨折
脊椎機能降低	體操療法	改善柔軟性
呼吸機能降低	呼吸訓練	預防內科併發症
起立、步行障礙	殘存機能訓練	預防臥病在床

引用兵庫醫科大整形外科　楊鴻生「骨質疏鬆症的運動療法」

依年齡與疼痛症狀不同，運動內容也不同。最好在醫生的指導下進行不會造成負荷的運動。

如果沒有骨折，最簡單的運動就是一天持續走路三十分鐘到一小時、積極做家事等，這些也是運動。

此外，也可以參考一六二頁介紹的體操。

3 日光浴

維他命D對於保持骨骼的健康而言是非常重要的成分。不僅食物中含有維他命，藉由曬太陽就能在體內製造出來。

晴朗的日子儘可能外出，充分接受陽光照射。

●治療重點

1 藥物療法

複合投予鈣劑或激素製劑等藥劑，是一般的藥物療法。但有時會出現副作用，因此一定要遵從醫生的指示。

藥物的處方依患者年齡與體質不同而異。經由醫生說明，了解服用的藥物並好好遵守處方的規定。為避免症狀惡化，絕對不可以自行判斷。

本書也將詳細解說各式藥物的效果，供各位參考。

（骨質疏鬆症藥物項目請參照一五二頁）

2 理學療法

出現疼痛或骨折時，必須配合症狀進行治療。包括溫熱療法與裝具療法等。理學療法必須配合藥物療法一併進行。詳細內容在理學療法項目中加以解說，請各位參考。

（骨折治療項目請參照一五六頁）

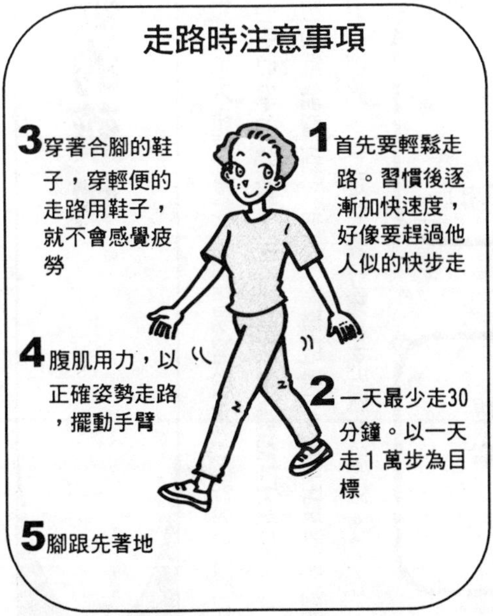
走路時注意事項
1 首先要輕鬆走路。習慣後逐漸加快速度，好像要趕過他人似的快步走
2 一天最少走30分鐘。以一天走1萬步為目標
3 穿著合腳的鞋子，穿輕便的走路用鞋子，就不會感覺疲勞
4 腹肌用力，以正確姿勢走路，擺動手臂
5 腳跟先著地

骨質疏鬆症的診斷與治療 4

骨質疏鬆症的藥物

了解醫生開的藥物，並正確服用

目前醫療者開的骨質疏鬆症治療藥，大致分為七種。

通常配合患者的症狀組合使用。

服用時一定要遵守醫生指示。此外，藥物包括作用與副作用。產生副作用時，必須立刻詳細告訴醫生狀態，不可以自行判斷。

以下敘述醫生開立的藥物，供各位參考。

●●●鈣劑●●●

基本上最好經由食物吸收鈣質，但是有些人無法喝牛乳或乳製品，或因為胃腸較弱、壓力等而無法充分攝取食物的人，只好藉由藥物補充。

鈣劑是將蛋殼或貝殼磨成粉，或用牛骨粉、魚骨粉等製造。使用新鮮牡蠣殼製造的活性吸收型鈣劑也不錯。這些都是易溶於水，能夠提高在體內吸收率的物質。可以當成營養補助食品，一般藥局就能買到。但是，攝取過多會出現許多副作用。因此，一定要遵守醫生的處方服用。

主要種類

乳酸鈣（粉末）
愈創木酚磺酸鈣（粉末、注射）
鹼性鈣（粉末）
磷酸氫鈣（粉末）
天門冬氨酸鈣（錠劑、注射）
活性吸收型鈣（錠劑、注射、粉末）

主要副作用

胃腸障礙、便秘、結石、血液中的鈣質量增加過多、因為高鈣血症造成食慾不振等

雌激素製劑

在歐美當成女性骨質疏鬆症與更年期障礙的治療藥。

主要是為了補充缺乏的雌激素的激素療法，成為主流。最近也將其當成有效方法，採用此法的醫療機構增加了。

雌激素製劑能夠保持女性的狀態，同時能製造骨骼，抑制鈣質從骨骼流失。

但是經由動物實驗發現，可能會造成乳癌與子宮體癌發生的機率提高。為了預防這種情形，必須合併服用黃體激素（黃體酮）。

服用時，一定要定期接受乳癌檢查。此外，出現併發症的人有時無法使用這種處方。一定要先對醫生說明病歷，再接受醫生的處方。

下述種類中，作用最強的是雌甾二醇，標準的是Premarin，作用較弱的則是雌甾三醇。

主要副作用

性器出血、乳房痛、白帶增加、腹部膨脹等
※罹患子宮體癌或乳癌的人症狀可能會惡化，最好不要使用。

主要種類

雌甾二醇（錠劑、陰道錠劑、注射）
Premarin（錠劑、陰道錠劑、注射）
雌甾三醇（錠劑、陰道錠劑、注射）

活性型維他命D劑

幫助腸吸收食物中的鈣質，使骨的新陳代謝旺盛。對於鈣質與維他命D缺乏的人較有效。尤其高齡者內臟機能較弱，腸內的鈣吸收力降低，藉著活性型維他命D劑，能夠促進鈣質吸收，增加鈣質對於骨的供給量。利用維他命D劑使骨量稍微增加，就能降低骨折率。

但也因人而異各有不同，還是要遵從醫生的指導服用。

已經購買鈣質服用的人，一定要向醫生說明，接受醫生指導。

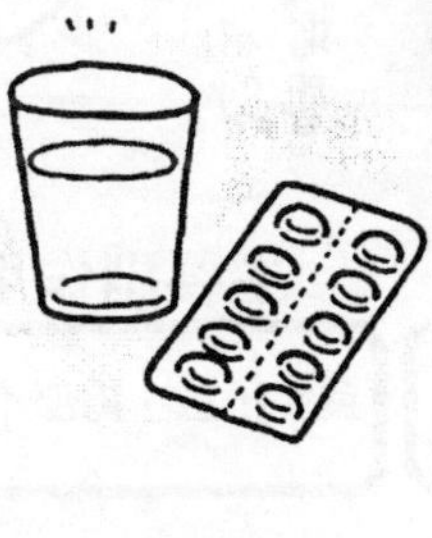

主要種類

One Alpha（錠劑、液體）
Alpharol（膠囊、液體、散）
Rocardorol（膠囊）

主要副作用

血液中的鈣量增加過多、因為高鈣血症引起食慾不振等

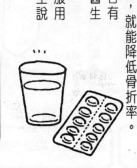

降鈣素劑

是一種激素製劑，防止鈣質由骨骼中流出。也就是說，具有抑制破骨細胞功能的作用。

降鈣素劑具有鎮痛效果，對於因為骨質疏鬆症引起的腰與背部疼痛，具有止痛的速效性。

降鈣素劑是由鰻魚或鮭魚等自然生物的甲狀腺分泌的激素中抽出製成的製劑。可以利用肌肉注射方式送入體內，一週看門診1～2次接受注射。無法看門診的人就無法使用。目前正在研發更方便使用的點鼻藥。

主要種類

Carcital（注射）
Ercitonin（注射）
Thermotonin（注射）
Carcitolan（注射）

主要副作用

噁心、血氣上衝、顏面潮紅、食慾不振、肝臟障礙等

紫花牽牛黃酮製劑

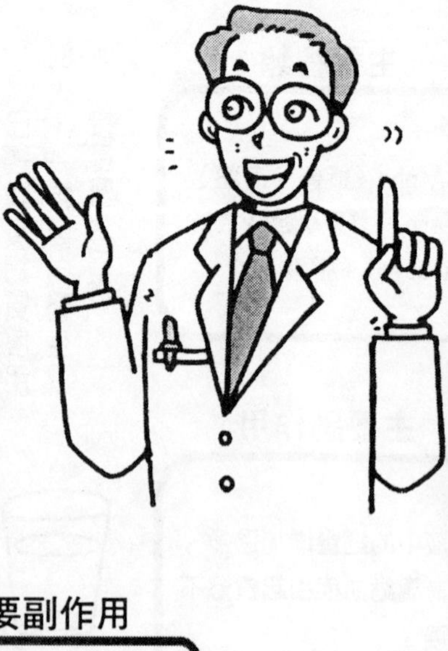

與過去的藥物相比屬於較新的藥物，可抑制鈣質溶出，具有增加骨量的效果。

紫花牽牛黃酮是由苜蓿抽出的藥物，屬於內服藥。因此，無法定期看門診注射降鈣素劑的人可以使用。此外，因為子宮體癌或乳癌等無法接受激素製劑療法或雌激素劑副作用太強的人也可以使用。

不過，大都會出現消化器官症狀，使用時必須注意。

主要種類

Ostein（骨膠原錠劑）

主要副作用

食慾不振、胃部不適等

二磷酸製劑

政府已經許可使用的新藥，具有比降鈣素劑更好的抑制骨吸收作用。今後可期待具有治療骨質疏鬆症的效果。

使用骨質疏鬆症治療藥的主要目的是增加骨量、防止骨折。這種製劑一旦吸收到破骨細胞中，就具有抑制骨吸收的作用。

三個月內內服兩週，不僅骨的鈣質量增加，同時確認具有降低骨折率的效果。

食物中的鈣質與這個藥物結合時，會變成容易吸收的形態，因此，兩餐間內服此藥。

主要種類

Didrhol（錠劑）

主要副作用

胃部不適、下痢、胃灼熱、食慾不振等

維他命K劑

維他命K劑也是骨質疏鬆症藥物。將納豆中所含的維他命K製成藥物使用。

先前敘述過，骨是由鈣質沈著於膠原蛋白形成的。維他命K劑能使鈣的沈著旺盛、促進骨生成，同時具有抑制骨吸收的作用。

此外，還具有使氨基酸活性化的作用。因此，非常適合骨代謝降低時使用。但是，使用華法令藥物的人不可以使用。

納豆中含有豐富維他命K，經由檢診得知骨量較低時，必須積極攝取納豆。

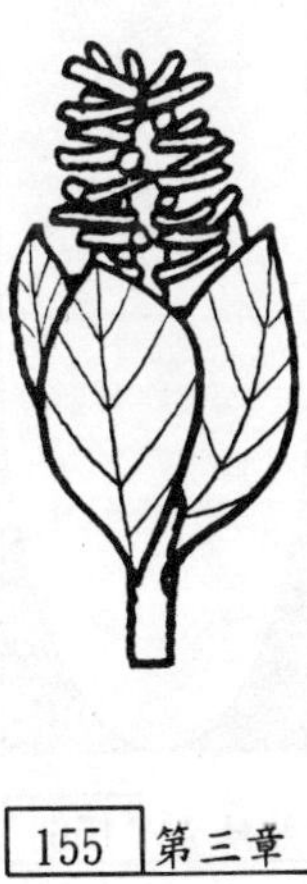

主要副作用

胃部不適、發疹、頭痛、肝障礙、腎障礙等

主要種類

Graca（膠囊）
Cartial（注射）

骨質疏鬆症的診斷與治療 5

骨折的治療

配合骨折部位進行處置，利用復健恢復機能

骨折雖然不會直接危及生命，卻會使得身體機能降低。因此，儘早治療與日後的復健非常重要。只要逐漸活動身體，則即使高齡者也能慢慢恢復機能。

活動身體不僅能恢復患部機能，同時也能促進血液循環，使內臟功能旺盛，這點非常重要。

利用X光片詳細診斷骨折，決定治療法

治療包括去除疼痛的藥物療法，以及配合骨折部分進行整復、固定（打石膏、使用護具）的理學療法。

拿掉石膏後充分溫熱身體，儘量活動身體。接受理學療法師指導，進行適當的復健。

●手腕骨折

跌倒、手肘扶地時會造成骨折，利用牽引等方法治好變形後，必須上石膏進行治療。大約一個月後就能去除石膏。

●手臂根部骨折

跌倒、手肘撐地時會造成骨折。從手臂到手腕都要打上石膏，藉著石膏的重量進行牽引、固定。即使手腕與手的根部骨折會有點疼痛感，還是要持續看門診、接受治療較好。

●大腿根部骨折

跌倒、膝或臀部撞到地面，或是扭傷時引起。骨折部位要打鋼釘或用人工骨代替，必須住院動手術。手術後根據運動療法師指導，好好活動

身體、經常翻身、坐著、站著、拄拐杖、走路等，積極復健才能迅速恢復機能。

●脊椎骨折

脊椎壓迫骨折帶，疼痛時利用藥物去除疼痛。為了預防脊椎變形，必須穿著護具。依護具軟、硬形態或穿著部位不同，找出適合的形態。

依狀況不同，穿戴時間也不同，一定要在醫生的指導下使用。

手腕骨折

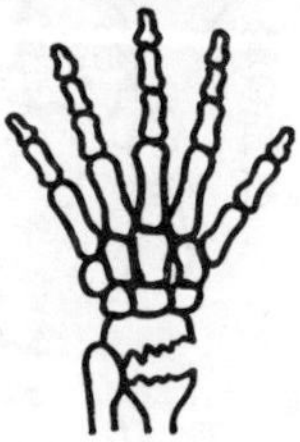

手臂根部骨折

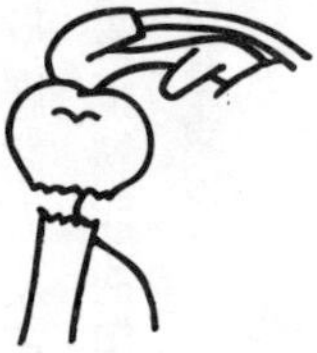

大腿根部骨折

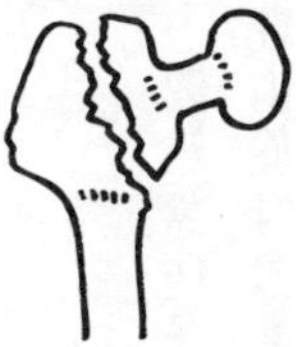

脊椎骨折

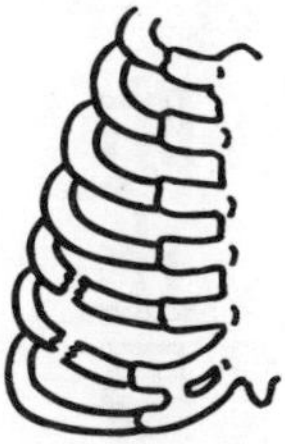

骨折時的注意事項

手或腿部骨折會產生劇痛感，骨折部腫脹或變形。尚未接受診治前儘可能固定患部、不要移動，就能減輕疼痛。

大腿部骨折時無法走路，因此，周圍的人靜靜抱住患者，或讓患者坐在輪椅上，避免下肢造成負擔，然後送往醫院。

使用超音波治療或熱敷墊溫熱療法，能促進血液循環、促進新陳代謝、緩和肌肉疼痛。不僅對於骨折後的復健，對於骨質疏鬆症的疼痛也有效。

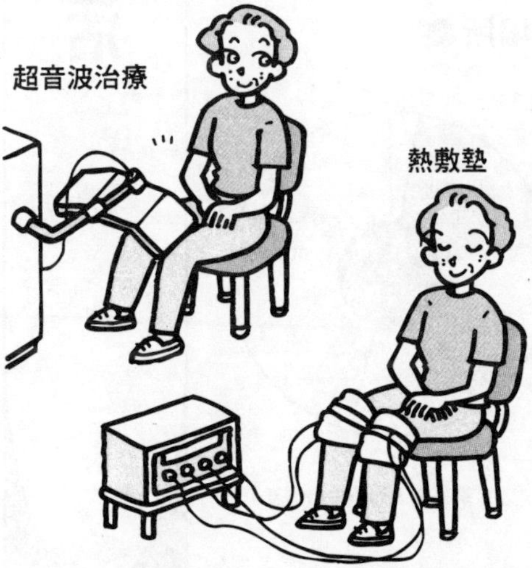

骨質疏鬆症的診斷與治療 6

防止骨折的生活

本人多注意，配合家人的協助，花點工夫過著「不會骨折的生活」

高齡者骨折是僅次於腦中風，成為臥病在床原因的第二主要原因。先前敘述過，高齡女性由於雌激素減少，無論任何人都容易罹患骨質疏鬆症。一旦骨脆弱時，稍微跌倒就容易骨折。

不僅如此，高齡者的視力、反應能力及注意力降低，所以容易受傷、跌倒。即使沒有骨質疏鬆症的自覺，覺得自己很有元氣，還是要避免跌倒以維持健康。

與高齡者生活的家人必須注意這一點。協助老人創造一個不容易跌倒的環境，就能預防將近一半的骨折。

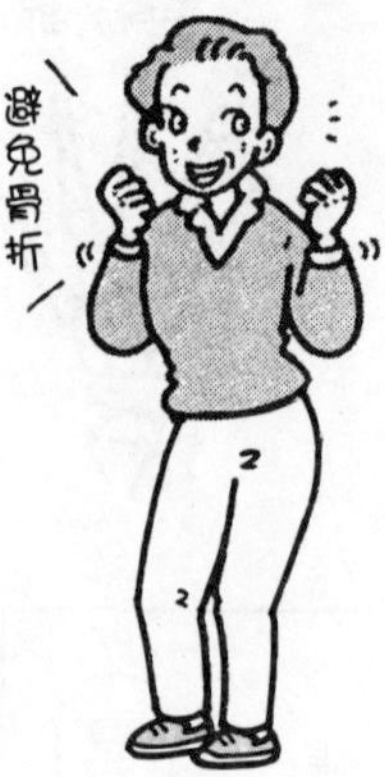

●容易骨折的場所●

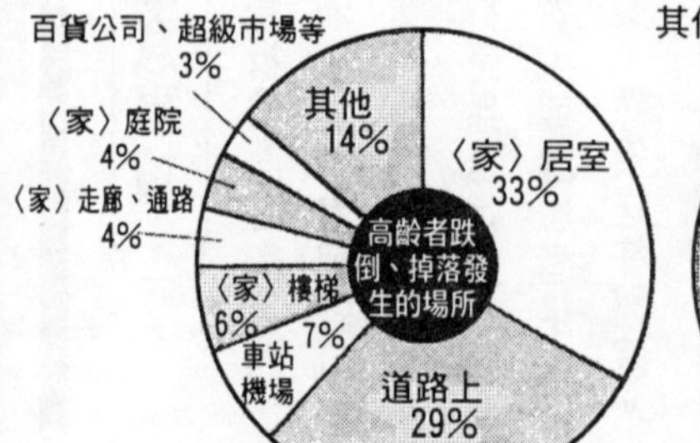

（「從災害與防災看高齡者的實態」東京消防廳）

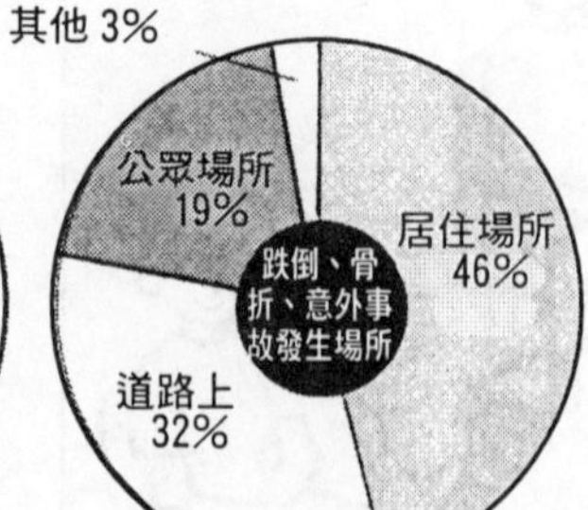

（東京都老人醫療中心調查）

●從早到晚都要注意

晚上十點到黎明時的睡眠時間帶，或早上起床時容易發生跌倒事故。這是因為早上起床或夜晚起床上廁所時容易跌倒。

此外，百分之七十跌倒事故都是因為站不穩、滑倒或絆到東西等，因為一些小原因而引起。因此，高齡者的臥房最好接近廁所或廚房。

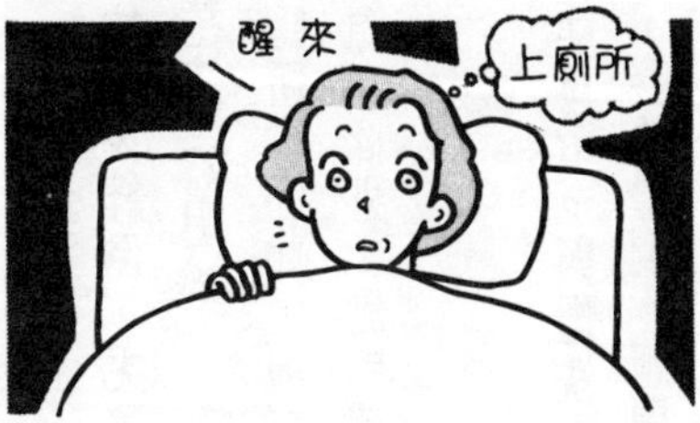

●注意樓梯或溝渠

除了跌倒或掉落外，骨折幾乎都是因為幾公分的階梯差而絆倒、跌倒造成的。我國的住宅構造家中的樓梯較多，因此家中發生跌倒的機率很高。

所以，儘可能去除經常前往的廚房或廁所等處的階梯。

注意從外面可以清楚看到下方的階梯，以及高低差不明顯的階梯，小心謹慎慢慢走。

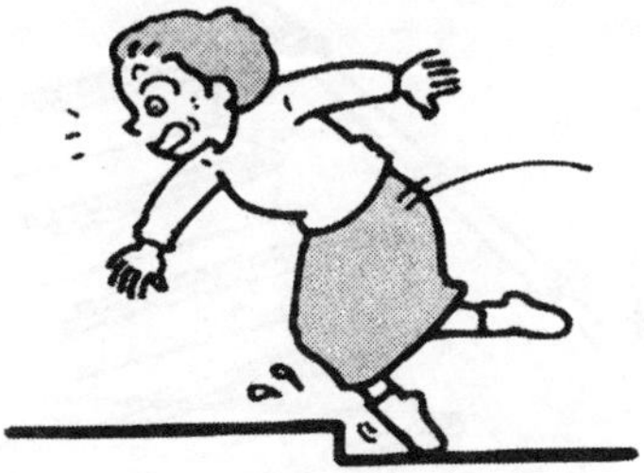

●穿著容易活動的服裝

穿衣服的習慣不可能輕易改變。由於我們在日常生活中必須經常活動，如果穿著下襬較長的衣服，容易被下襬絆倒。最好穿著手腳容易活動、輕鬆的服裝。

此外，拖鞋等也可能使腳絆倒，因此，必須避免穿著這類鞋子。

穿著鞋跟較高的鞋子或涼鞋也容易絆倒，造成腳脖子骨折。不僅高齡者，年輕女性也容易出現這種骨折。

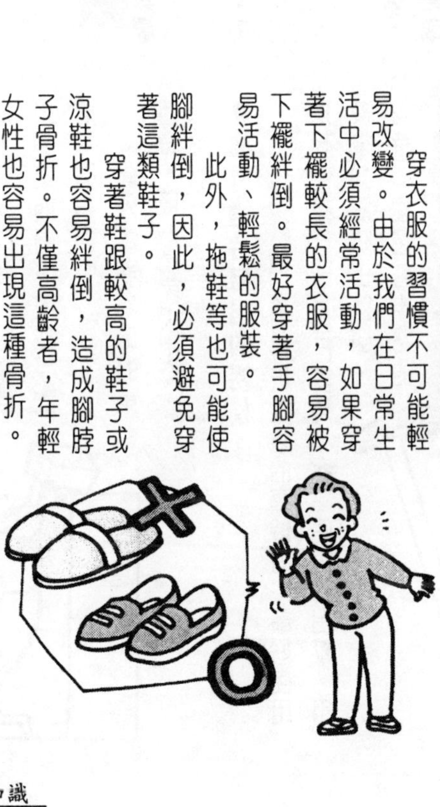

●整理家中

在家中跌倒不僅因為階梯，也可能因為地板上零亂放置的東西而造成。可能因為踩到攤在地板上的報紙而滑倒、被電線絆倒，或踩到玩具等而跌倒。

因此，房間一定要收拾乾淨。經常走動的地方絕對不要擺多餘的東西。

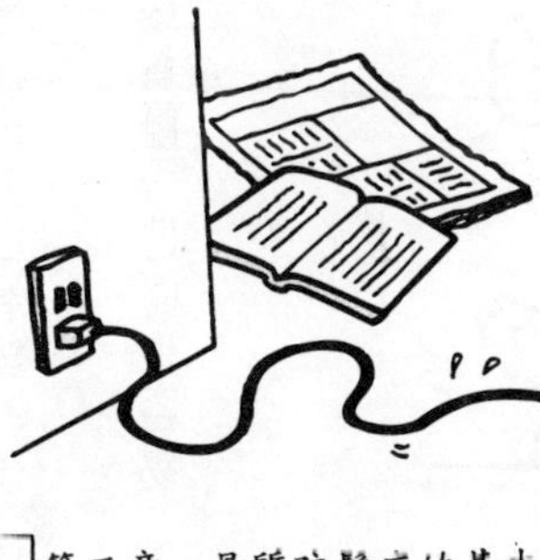

●使用止滑墊或扶手

地面上可以鋪大型地毯，但是，鋪上地毯後一點點小階梯都容易絆到腳。走路時不要使用拖鞋，慢慢走，階梯一定要安裝止滑條。

東西較多的走廊或浴室、走起來腳步比較不穩的玄關或廁所都要安裝扶手，隨時小心。

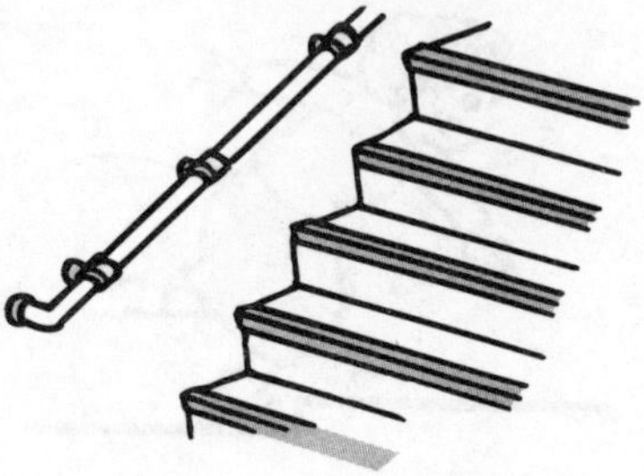

●注意照明

微暗處一點點階梯都可能使人絆倒，尤其像玄關等有階梯的地方，一定要注意照明。

高齡者晚上容易起來上廁所，因此，最好在旁邊安裝可以立刻打開的電源。此外，房間或走廊應該設有小照明燈。

●擦掉地板上的水，特別注意浴室與盥洗室

磁磚地面一旦沾上水時，容易滑倒。廚房或盥洗室的地面儘量不要沾到水。家人也要多注意，經常擦拭。使用水的浴室最好鋪上止滑墊。在浴室裏要特別小心，慢慢行動。

此外，百貨公司的廁所或餐廳等地面也容易沾到水，因此要多注意。

●拿高處的東西時要注意

拿取放在高架上的東西時，可能從踏台上掉下來。因此，經常使用的東西最好放在手能構著的範圍內。

此外，拿高處的東西時，最好請家人忙。

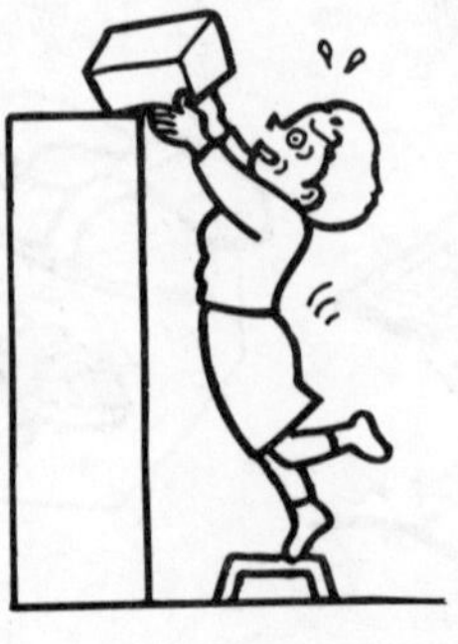

●擁有適合自己的拐杖

容易跌倒或有骨折經驗的高齡者，最好使用拐杖。選擇配合自己身高、容易使用的拐杖。用慣後就能防止跌倒，同時積極過著走路的生活。

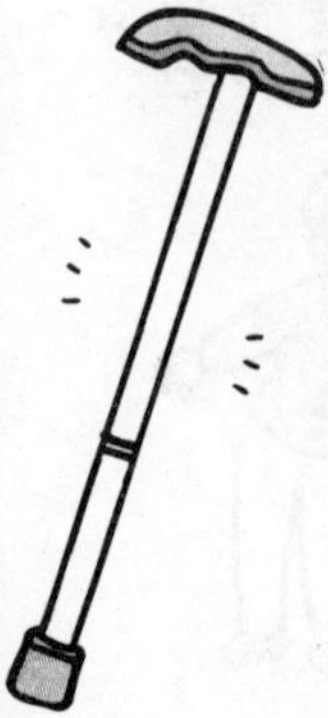

●適度運動創造肌力

高齡者足腰較弱，容易跌倒，可以藉由散步等適度運動，防止足、腰肌力衰退。走路時挺直背部，以較快的速度走路較有效。如果膝的屈伸能迅速進行，就不容易跌倒。

散步或從事輕微運動時穿著的鞋子，最好選擇輕便的運動鞋。

●發燒或使用藥物時，小心站立不穩

稍微發燒或睡眠不足時，突然站起來容易站立不穩。此外，服用感冒藥、鎮痛劑、降壓劑與安眠藥等藥物時，可能造成站立不穩。站立不穩就容易跌倒，所以此時要多注意。

尤其因為藥物而想睡、頭暈、站立不穩時，一定要和主治醫生或藥劑師商量。

此外，視力、聽力衰退也容易造成跌倒或站立不穩。接受定期檢查，借助眼鏡或助聽器矯正視力、聽力，才能過著安全的日常生活。

●容易跌倒的疾病

因為高齡造成的平衡障礙、帕金森氏病、腦中風或精神活動性降低狀態等，都是容易跌倒的疾病。罹患容易跌倒的疾病時，患者本身要注意容易跌倒的傾向以及站立不穩的問題，家人也要多注意。

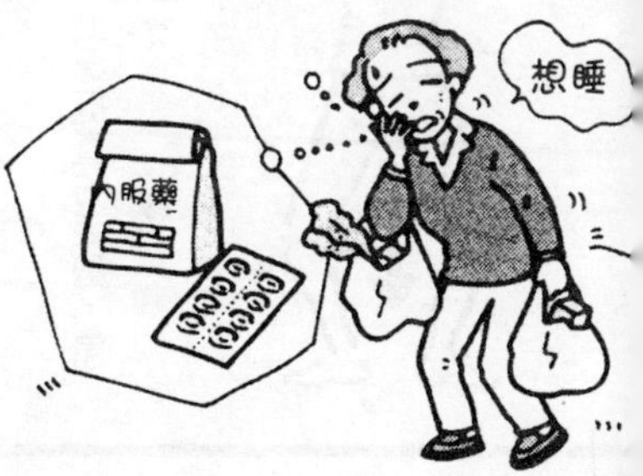

防止骨折的室內工夫

★使用不同顏色的階梯
稍微有階梯的地方，地毯的顏色最好有深淺之別。

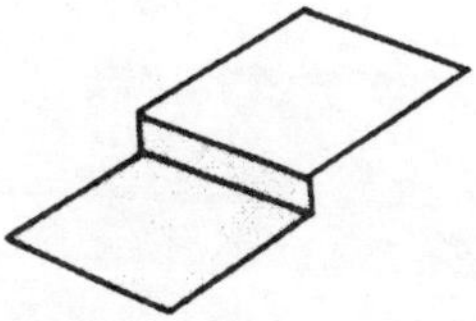

★去除階梯
門檻等有階梯的地方，最好變成斜面。

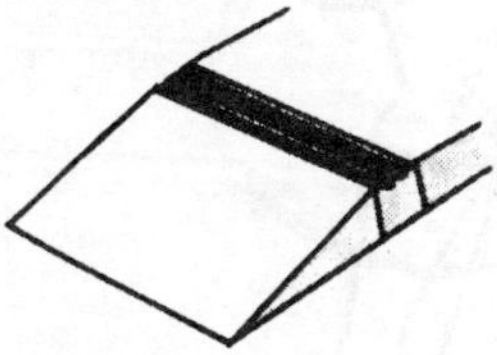

★固定電線
用膠帶固定電器製品或電話等的電線，避免移動。

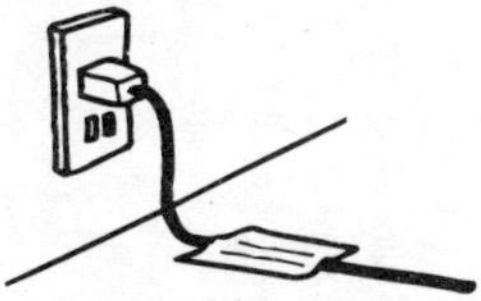

★西式馬桶
以站起來、坐下都非常方便的西式馬桶取代蹲式廁所。

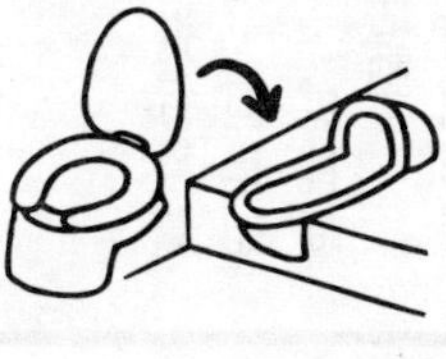

保護骨骼、創造肌力的簡單體操

體操課程

雖然在室內進行輕鬆體操運動量不夠，但是如果每天持續進行，就能使身體柔軟、容易活動。不受天候或時間影響，隨時可以進行。不喜歡運動的人可以由室內體操開始。在不勉強的情況下開始進行，儘可能每天都做。配合能力選擇體操，儘量多做一些。

1.站立

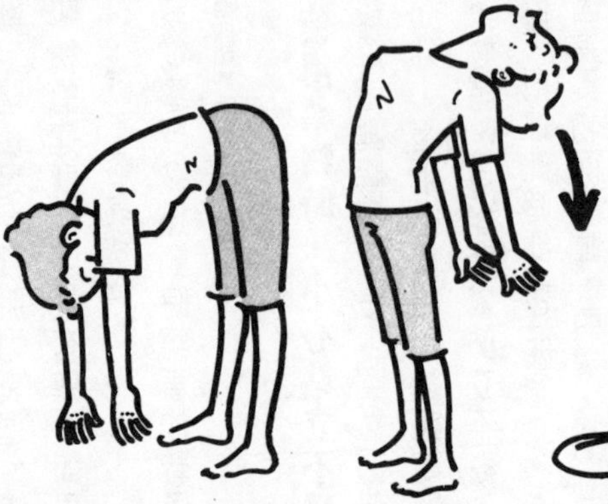

1 慢慢朝前後左右各彎曲5次，雙腳張開如肩寬進行。

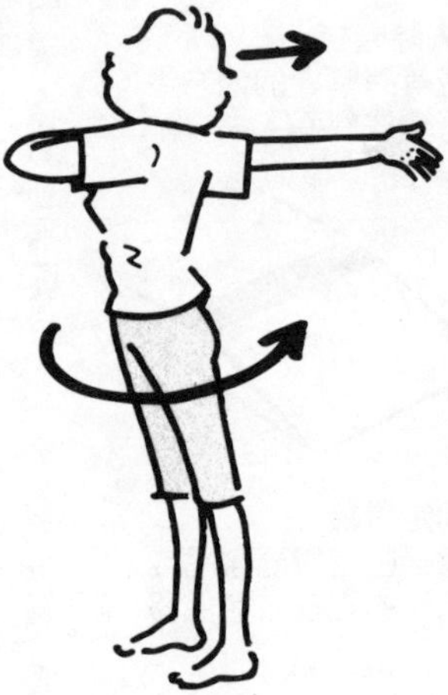

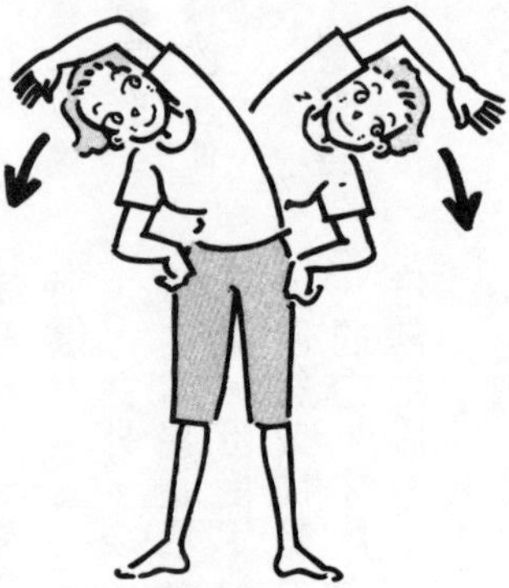

2 好像拉扯手臂似的伸直手臂，左右各進行5次。

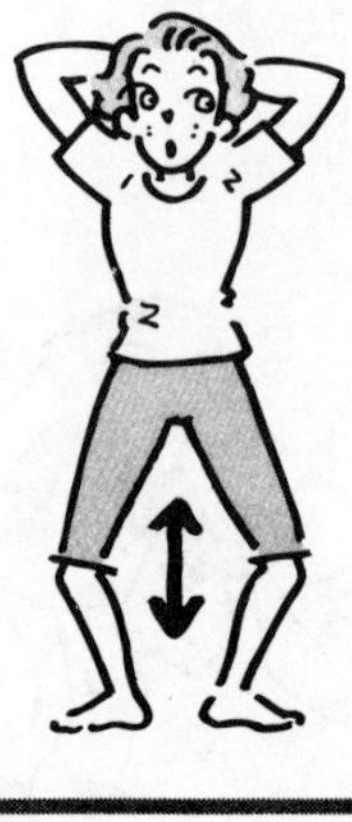

3 保持上身挺直的姿勢，屈伸腿。

2. 坐著→躺著

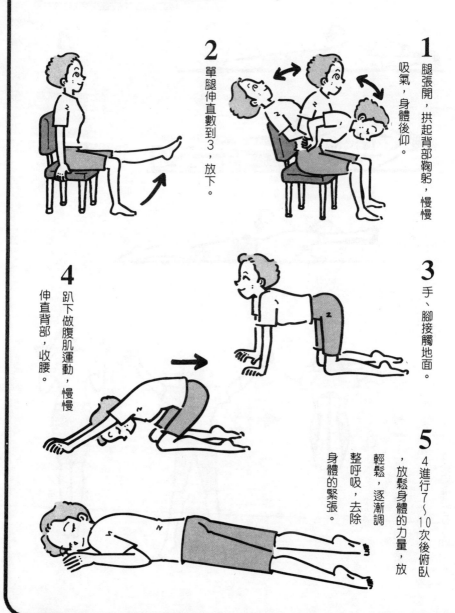

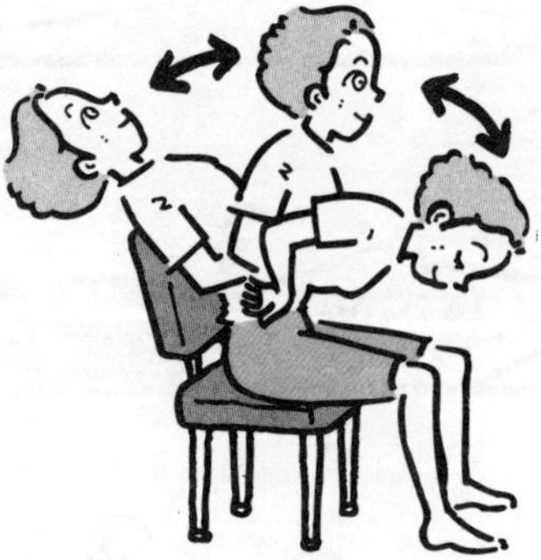

1 腿張開，拱起背部鞠躬，慢慢吸氣，身體後仰。

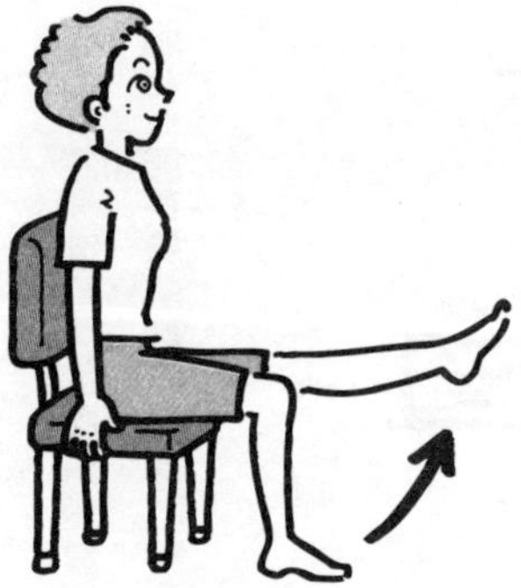

2 單腿伸直數到3，放下。

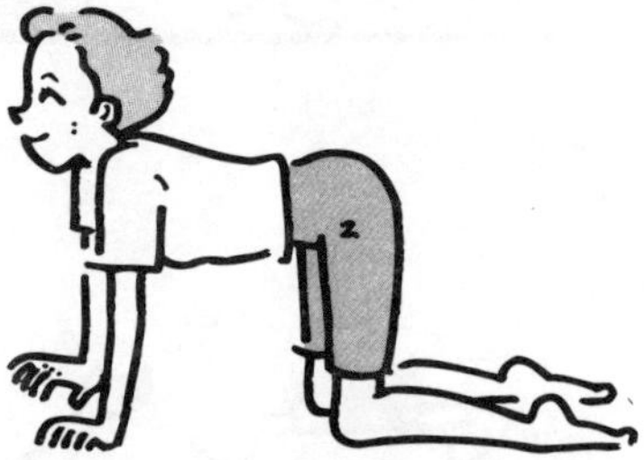

3 手、腳接觸地面。

4 趴下做腹肌運動，慢慢伸直背部，收腰。

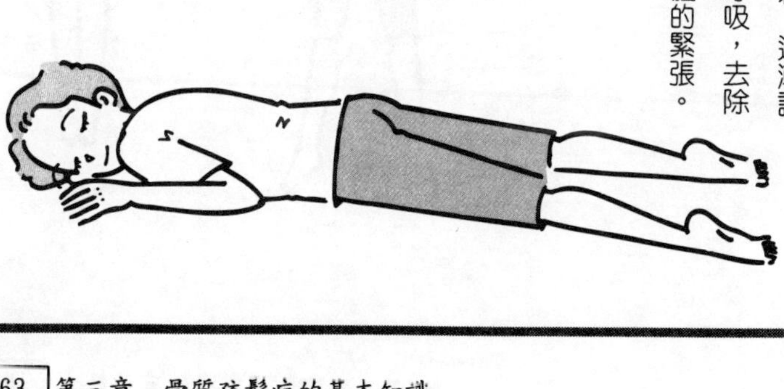

5 4進行7～10次後俯臥，放鬆身體的力量，放輕鬆，逐漸調整呼吸，去除身體的緊張。

3. 躺著進行

體操課程

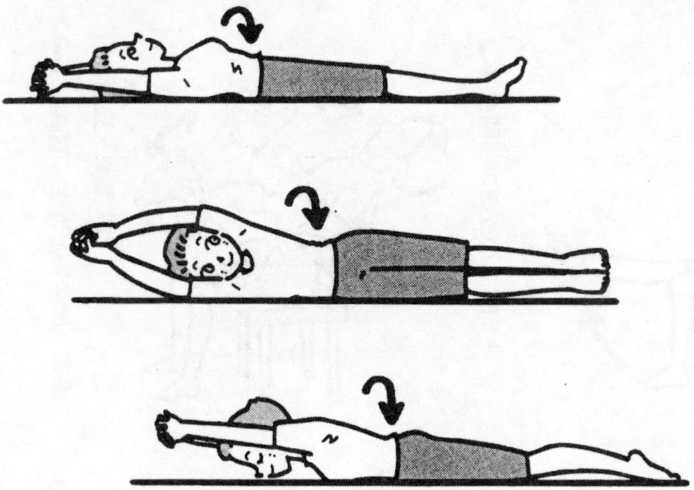

1 蠕動身體，進行強化腹肌與背肌和伸展背骨的輕鬆體操。

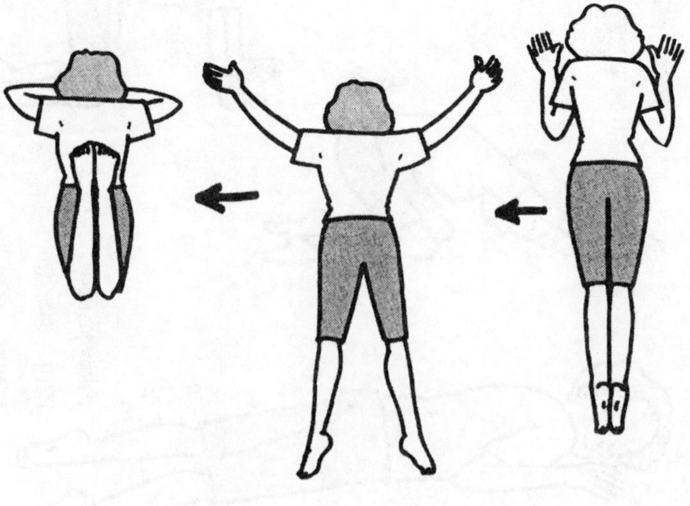

2 1做得很好後，如右圖所示，加入仰式的動作。1、2搭配進行5～10次。

4. 仰躺進行

1

背骨緊貼地面，腿輕微彎曲，手抬起頭，儘可能長時間往上抬，再靜靜放下。

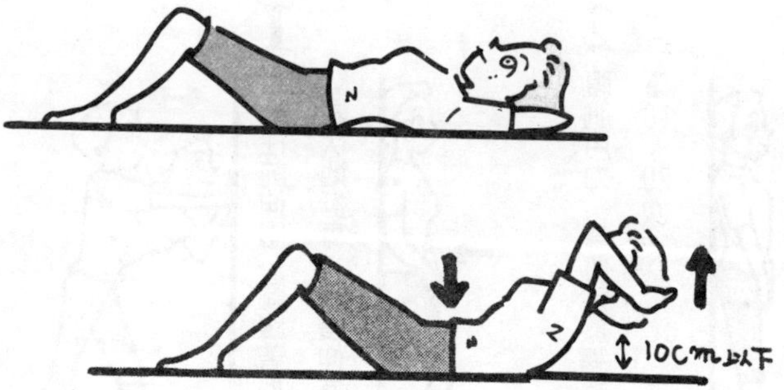

反覆5～10次。

2

利用手臂舉起身體，再慢慢放下。

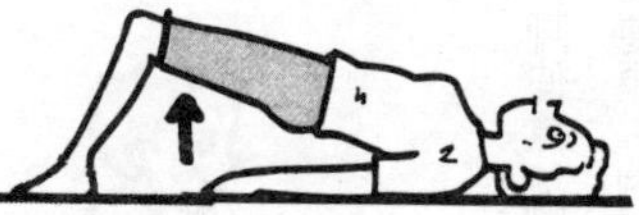

3

感覺大腿貼於胸部似的抬腿。

左、右各進行5次。

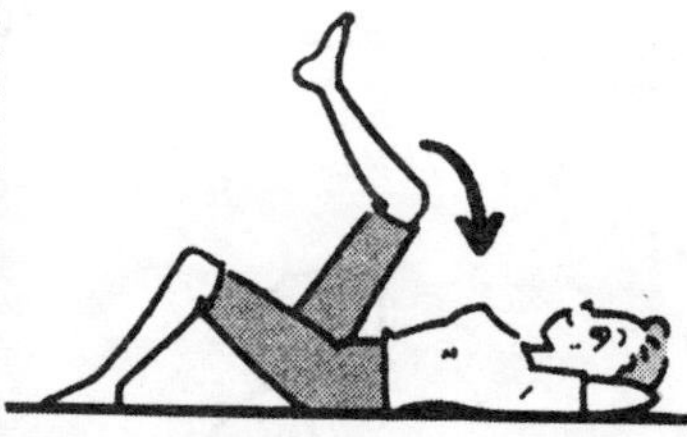

4

放鬆身體的力量、放輕鬆。調整呼吸，去除身體的緊張。

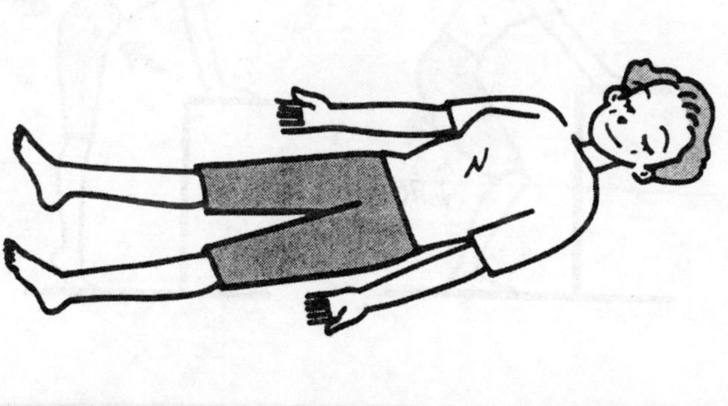

5. 使用牆壁或檯子 體操課程

1 單腳往前伸出，腳跟著地，面對牆壁做伏地挺身，慢慢伸展跟腱。

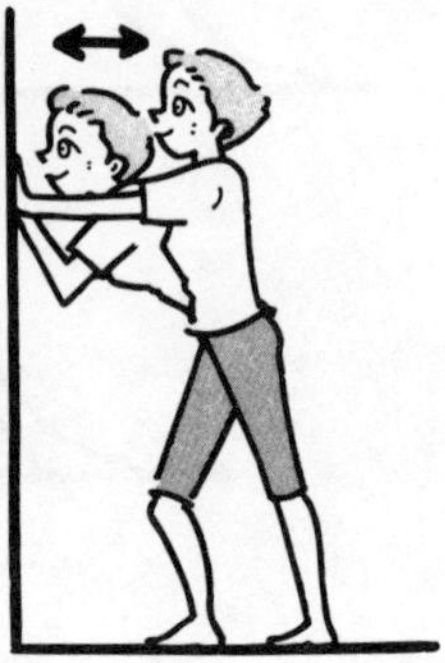

2 腹肌用力，背肌貼於牆壁。反覆10～20次。

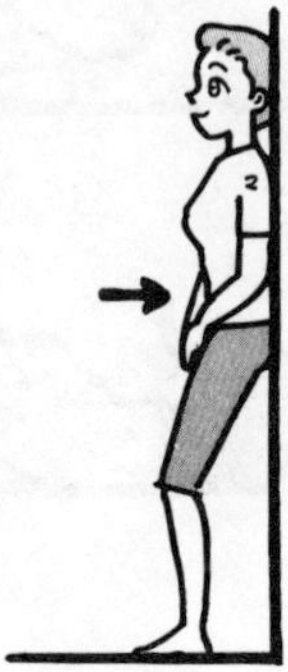

3 放鬆身體的力量，靠在牆上。

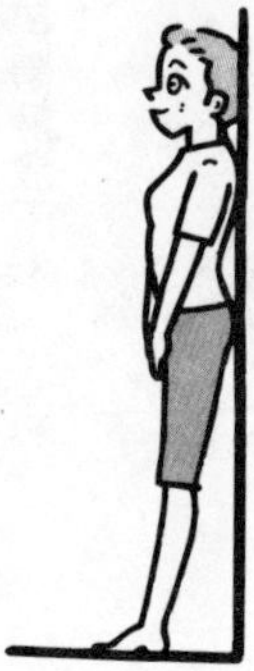

4 腳伸直，腳尖直立，腹肌、臀部用力，輕微前傾。腳跟著地蹲下，膝的角度停止在90度以上，反覆進行20～50次。

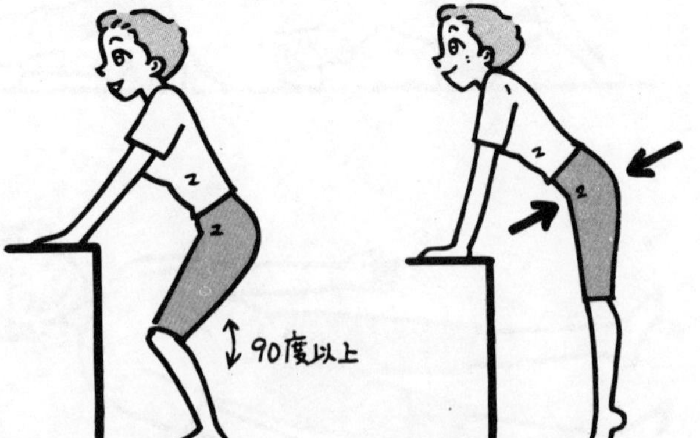

骨質疏鬆症問題Q&A

本題
基問

Q1 骨質疏鬆症會痛嗎？

A

有時疼痛、有時不痛。骨質疏鬆症本身不會疼痛，但是當背骨被擠壓或骨折時非常疼痛，有時必須動手術。

Q2 骨質疏鬆症會造成死亡嗎？

A

不會。但是高齡者因為骨折而無法動彈，或因此而臥病在床，剝奪以往活動性的生活，即使沒有死亡，也會失去生存的樂趣。

Q3 男性不需擔心骨質疏鬆症嗎？

A

不。隨著年齡增長，男性的骨量也會減少。但男性與女性相比，原本骨骼就比較粗大、骨量較多，因此不像女性的危險性那麼高。不過，男性到了六十歲後危險率也會增高；八十歲以上時，許多男性罹患骨質疏鬆症。

Q4 牙齒較弱，骨骼也會脆弱嗎？

A

是的。牙齒也是骨骼的一部分，牙齒不好，稍微咬硬東西時容易折斷，表示骨骼也比較脆弱。

Q5 治療骨質疏鬆症該看哪一科呢？

A

醫療人員診斷高齡者時，無論哪一科的醫生，若缺乏骨質疏鬆症正確知識和正確治療法，當然無法辦到。

實際上，進入高齡化社會，許多內科醫生為了因應需要，都必須學習這方面的知識。因此，大都在內科接受治療。

此外，診治女性更年期障礙的婦科也進行骨質疏鬆症治療。也有許多人因為足腰疼痛而前往整形外科看門診，接受這種治療。

只要看門診就能進行治療。最重要的就是找一位無話不談的醫生診治。

主要問題在於設備。沒有X光攝影裝置就無法進行診斷。此外，備有測量骨密度的裝置就更好了。如果只探討檢查問題，則地區大型醫院或診療科目上記載骨檢查、骨綜合檢查等的醫院都可以前去詢問。

Q6 骨骼檢查適用保險嗎？

A

不適用。和身體檢查同樣的，檢診時如果健康無異常，就需自費負擔。但是，如果足、腰有些疼痛，或是感覺有些徵兆而接受檢查，因為當成疾病治療的一環，因此適用保險範圍。

Q7 治療時間很長嗎？

A

是的。從早期的預防期間開始，必須花費長時間進行治療。光是骨量檢查大約半年或一年進行一次。這段期間內避免骨折非常重要。此外，因藥物不同，有時可以三個月看一次門診，與其他疾病相比，看門診的負擔較輕。相反的，因為沒什麼症狀，有時可能中斷治療。骨質疏鬆症屬於要用一生和它好好相處的疾病。

Q8 醫生說我的骨量太少，這算是一種疾病嗎？

A

是的。雖然依想法不同，有些醫生認為這不是疾病，但我們卻認為是。骨質疏鬆症之前的骨量減少狀態，意味以後骨會持續減少。例如，你是否罹患高血壓或動脈硬化等疾病呢？如果沒有出現腦中風或心肌梗塞當然不必擔心、害怕。

但是，將骨折前的骨量減少狀態視為一種疾病，已經是國際性常識。

食物問題

Q1 早、中、晚隨時都可以攝取鈣質嗎？

A

是的。鈣質在體內直到被吸收為止，需要花較長的時間，所以吃的時間與吸收率沒什麼關係。反而是容易吸收與不容易吸收的鈣質才會造成影響。關於這些內容，請參照本書一三四頁的敘述。

Q2 據說焦躁時鈣質不足，骨骼也會脆弱嗎？

A

不能一概而論。體內鈣質百分之九十九蓄積在骨骼，剩下的百分之一則存在於血液或體液中。這些在身體機能中具有重要的作用。尤其血液中鈣濃度隨時保持穩定，一旦血液中的鈣缺乏之時，骨骼中的鈣就會流出。而焦躁、易怒的確是血液中鈣缺乏造成的。如果長期持續焦躁，表示蓄積的鈣不足，骨骼的確比較脆弱。應該重新評估飲食生活、多攝取鈣質。

Q3 大量攝取鈣質對身體好不好？

A

應該沒問題。有人說鈣質攝取太多會造成主動脈鈣化，但這是錯誤的。軟部組織鈣化，並非因為鈣質攝取過多，而是因為鈣質缺乏，由於骨吸收（骨鹽流出）而造成的。一定量的鈣質被吸收後會排出體外，所以與其一次攝取很多，不如每餐都攝取比較有效。

Q4 喝牛乳會下痢，是否有較好的飲用法？

A

有。喝牛乳下痢的原因，是因為腸內分解牛乳中所含乳糖的酵素較少。因此，慢慢喝熱牛乳，每天養成習慣較好。此外，除了依賴牛乳外，也可以攝取優格或乳酪等代替牛乳吸收鈣質。

Q5 吃到體內的鈣質會貯存嗎？

A

並非如此。雖說骨是鈣質的貯藏庫，但當體內的鈣質足夠時，多餘的鈣質無法累積。由於鈣容易缺乏，所以應該不會發生這種問題。因此，與其一次大量攝取，不如每天攝取必要量，才是聰明的做法。

生活問題

Q1 房間中可以進行日光浴嗎？

A

不行。因為皮膚製造維他命D需要的是紫外線。由於紫外線無法隔著玻璃窗射進來，因此，在室內進行日光浴無效。

生活問題

Q2 聽說過度運動會罹患骨質疏鬆症，是嗎？

A 是的。像女子馬拉松選手等每天的練習量較多，造成雌激素平衡失調，引起身體不順。這時與停經同樣的，體內出現骨量減少的現象。但是一般而言，只是享受運動的程度就完全不用擔心。

Q3 想散步。可以每天散步嗎？

A 可以。每天散步三十分鐘，以計步器計算，走一萬步以上最理想。採用快步疾走的方式，穿著容易活動的服裝，選擇輕便的慢跑鞋最理想。最初走平坦的路，身上帶著計步器，由不勉強的部分開始進行，逐漸增加運動量。

Q4 害怕骨折，應該進行何種程度的運動？

A 骨質疏鬆症對策需要的運動並非劇烈運動。最初走十五分鐘，然後進行室內體操就足夠了。

Q5 請告知開始運動的注意點

A 估計自己的運動能力後開始運動。尤其過去沒有運動經驗的五十歲以上的人，開始運動時，運動前必須先進行醫學檢查。調查高血壓、糖尿病、高膽固醇血症等的有無，在醫生的指導下決定運動方針。

Q6 不想曬傷，曬太陽應該進行到何程度？

A

這裏所說的日光浴並不是讓人曬傷的日光浴。不要躲在家中，只要積極外出就夠了。紫外線能穿透罩衫等纖維，因此不需要直接露出肌膚。

Q7 身體感覺疼痛時可以活動嗎？

A

不。充分活動雖然很重要，但是感覺疼痛時，首先要找出疼痛原因並進行治療。疼痛去除後，在不勉強的情況下開始活動身體。如果不能走路，可以坐著或躺著活動手腳。

Q8 聽說光是提水桶就會骨折，真的嗎？

A

是的。骨折不僅出現於跌倒時，提東西或回個頭，背部和腰部都可能出現骨折。有些人劇烈咳嗽時也會發生肋骨骨折。對於骨質疏鬆症患者而言，以往若無其事的動作都必須注意。

檢查與治療的問題

Q1 普通X光無法檢查骨質疏鬆症嗎？

A

可以。初期的骨質疏鬆症用X光看不出來，但是，骨量減少到相當嚴重的地步時就看得出來。骨質疏鬆症的診斷，利用X光確認有無骨折或調查骨密度，進行骨量測定，就能正確掌握狀態。

檢查與治療的問題

Q2 因為治療花粉症而使用類固醇劑，會造成骨骼脆弱嗎？

A

不能這麼說。許多情形都使用類固醇劑，雖然不能說對骨骼沒有影響，但是暫時使用不會造成影響，持續使用好幾年則可能造成影響。尤其在骨的成長期長期使用，一定要接受一次骨量測定。

Q3 骨質疏鬆症只要治療就能痊癒嗎？

A

不能這麼說。重點是目前的狀態。如果出現骨折或疼痛時，先利用治療改善。但是，脆弱的骨骼很難使其增強，因此，許多人認為骨質疏鬆症治療藥無效。然而，藉由服用進步的藥物的確可以減少骨折率。此外，想增加減少的骨量也需要藥物幫助。藉著留意日常生活，即使骨骼脆弱也能平安無事度過。

Q4 激素療法對身體不好嗎？

A

不是的。昔日女性激素補充療法會使子宮體癌增加，因此有些人認為不應該使用激素療法。但是，持續的研究發現，女性激素療法並不等於罹患癌症的要因。使用激素療法反而較能過著比較像女性的生活，優點大於缺點。

不過，使用雌激素藥物時，一定要定期接受癌症檢查，乳癌患者則不可以使用。接受使用的優缺點說明後再導出結論較好。如果醫生無法說明，最好換個醫生。骨質疏鬆症需要長年治療，找尋值得信賴的醫生非常重要。

檢查與治療的問題

Q5 曾經聽說骨標記檢查，是何種檢查呢？

A

骨代謝標記研究不斷進行，現在已經使用這種檢查方法。但遺憾的是，治療方面並不適用保險範圍，因此不像其他檢查法一樣普及。

Q6 透過超音波檢查發現骨質疏鬆症，應該複診嗎？

A

是的。測定手臂和腳跟可以得知骨量大致的標準，但差距很大，對於治療效果沒有幫助。

測量手臂和腳跟發現骨量較低時，必須測定現在成為標準的「腰的骨量」。前往有這種裝置的醫院再次檢查較好。

Q7 因為疼痛而無法穿戴護具，應該忍耐嗎？

A

不需要忍耐。因為醫療人員對於護具效果也不敢抱持太大的期待。筆者前些日子聽患者訴說穿戴護具覺得疼痛，因此詢問護具製造商，請他們重新調整這位患者使用的護具，更換貼住身體的金屬部分的位置。後來患者表示已經不再疼痛了，由於護具相當適合而感到高興。因此，感到疼痛時一定要告訴醫生，醫生應該努力為患者減少痛苦。

Q8 有類似骨質疏鬆症的疾病嗎？

A

有的。容易罹患骨質疏鬆症的高齡者，背部和腿腰疼痛是無可奈何之事。但是，這麼想可能會忽略真正的疾病。前往醫院時，關於哪個部位、什麼時候感覺疼痛、疼痛前過著什麼樣的生活等，都要好好說明。關於容易誤認為骨質疏鬆症的疾病，請參考一七五頁內容。

骨質疏鬆症的診斷與治療 7

類似骨質疏鬆症的疾病

即使症狀相同，可能是其他疾病

出現腰部疼痛、駝背、容易骨折等症狀，不見得就是骨質疏鬆症，可能是其他疾病。包括骨軟化症、椎間盤突出症、變形性腰椎症、上皮小體（甲狀旁腺）機能亢進症、骨髓瘤、癌的脊椎轉移等疾病，也會出現同樣症狀。外行人不要自行判斷，一定要接受專門醫生診治。

骨軟化症

骨是鈣質沈著於膠質而形成。鈣沈著不足時，骨無法變硬，且容易彎曲，也可能出現裂痕。因為維他命D缺乏而引起。

椎間盤突出症

椎骨與椎骨間的椎間盤軟骨受傷而朝後方突出，壓迫神經，腰部到下肢產生劇痛。所謂閃腰就是這個疾病。

變形性腰椎症

腰椎變形造成的疾病，以高齡者較常見。起床或開始活動時腰部疼痛。

上皮小體機能亢進症

上皮小體激素使骨吸收旺盛、抑制骨生成。上皮小體機能過度亢進時，激素大量分泌，因此骨吸收增加而抑制骨生成，致使骨的鈣質減少，出現骨變形或疼痛現象，也稱為全身性纖維性骨炎。

癌的脊椎轉移

特徵是夜間背部和腰部出現頑固疼痛。

骨髓瘤

中、高年齡層發生的骨的惡性腫瘤。

容易罹患骨質疏鬆症的疾病

出現其他疾病時，一定要在醫生的指導下進行預防對策並接受治療

本書敘述因為年齡增加所引起的一般性骨質疏鬆症，稱為「原發性骨質疏鬆症」，深入介紹其預防及對策。

另一方面，因為某些疾病造成鈣質缺乏、骨量減少時，則會形成「續發性骨質疏鬆症」。

代表性病例就是長期治療、內服腎上腺皮質激素（類固醇激素）的風濕及膠原病患者，因藥物副作用而形成骨質疏鬆症因子，或上皮小體（甲狀旁腺）、甲狀腺激素異常、糖尿病等疾病，都會造成骨質疏鬆症。

具有以下疾病的人，都屬於容易罹患骨質疏鬆症的人。由於原發疾病也要接受治療，因此有關骨質疏鬆症的預防及治療方法，和「原發性骨質疏鬆症」不同。所以，一定要在主治醫生的指導下進行預防及治療。

此外，目前因為某種疾病接受治療或服用藥物的人，如果骨量減少，或經醫生診斷罹患骨質疏鬆症時，一定要將這些事項告訴醫療者，或將醫生開立的藥物帶給相關醫生看。

任何人都可能因為鈣質缺乏而引起骨質疏鬆症這種疾病。但是，罹患其他疾病的人更容易因而罹患骨質疏鬆症。

一定要認識這一點，與主治醫生或骨科專門醫生攜手合作，進行適當的治療。

使用腎上腺皮質激素的人（類固醇激素）

如果長期使用類固醇激素藥劑，或大量使用的疾病（腎變病症候群、氣喘、慢性關節風濕、膠原病），都可能造成骨質疏鬆症。

類固醇激素會抑制成骨細胞的機能、抑制骨生成。

造成小腸的鈣吸收率降低，尿中鈣排泄增加。此外，續發性性腺機能減退症等，許多危險因子，也與骨質疏鬆症有關。

有些接受類固醇治療的人會立刻出現骨質疏鬆症，有些人則不會。到底什麼原因引起這些個人差異，目前還無法得知。

為了預防骨質疏鬆症，必須儘量減少藥用量或縮短期間。但是疾病的治療還是需要藥物，因此要和主治醫生好好商量，早期注意骨量與骨組織的變化，接受預防指導。

有時醫生可能禁止你做運動或日光浴等，不要自行判斷，一定要接受醫生指示。

甲狀腺機能亢進症

代表性的就是突眼性甲狀腺腫。甲狀腺激素對於骨代謝會造成很大的影響。甲狀腺激素分泌過剩時，骨吸收亢進、骨量降低。只要甲狀腺機能恢復後，就可以改善骨減少現象。所以，不見得因此罹患骨質疏鬆症。

但是，突眼性甲狀腺腫如果拖太久，引起骨折的頻度到底有多少，由於目前資料並不齊全，所以無法判斷。

不過，造成骨量減少的要素之一就是甲狀腺機能。同時，百分之二十甲狀腺機能亢進症患者會出現高鈣血症，可能就是因為甲狀腺激素的促進骨吸收作用造成的。

甲狀旁腺機能亢進症

也稱為上皮小體機能亢進症。甲狀旁腺（上皮小體）激素過剩製造，造成血液中的鈣增加的疾病。

骨的鈣質減少、骨量減少，容易引起骨折。早期進行血液中的鈣測定，就能發現高鈣血症。輕症時接受治療就能預防骨折。中年以上女性則可能被誤以為是骨質疏鬆症，而忽略真正的甲狀旁腺機能亢進症。

腎功能也會降低，因此，當血中的鈣較多時，一定要早期發現原因。

糖尿病

過去曾出現糖尿病性骨減少症的字眼，當成容易引起骨質疏鬆症的疾病處理。不過，成人發症的胰島素非依賴性糖尿病，加上肥胖因子，不見得只有骨量減少的人才會出現。

但是，年輕時發症的胰島素依賴性糖尿病，由於代謝與成長障礙，骨量會降低。

明顯消瘦的患者或血糖控制不良的例子，營養學認為鈣可能會缺乏。高血糖本身就會影響成骨細胞機能。

在此暫不討論胰島素缺乏與骨量減少的因果關係。考慮骨質疏鬆症的危險因子時，因為糖尿病而動脈硬化進行，引起腦中風，就容易引起不動性的骨質疏鬆症、視力障礙與運動機能降低，容易站立不穩、跌倒、骨折，聚集各種加速骨量減少的要因。

因此，由各種意義來看，可以將骨質疏鬆症當成糖尿病的併發症考慮。

性腺機能減退症

曾經施行垂體手術，或罹患垂體機能減退症、希漢症候群（產後出血所致的垂體壞死）等垂體疾病，垂體分泌的激素降低（性腺機能減退）。由於長期生理不順、神經性食慾不振症，或消瘦、過剩運動等，造成無月經時，由於雌激素濃度降低，也容易引起骨量減少現象。因為卵巢癌等摘除卵巢者也會出現相同現象。

骨生成與激素有關，男性在這方面的構造也相同，摘除睪丸的男性，男性激素轉換為女性激素的作用不良，所以骨量會減少。

■■■慢性關節風濕

先前敘述過，腎上腺皮質激素（類固醇激素）會影響骨量。風濕患者容易罹患骨質疏鬆症，也容易引起骨量減少。

骨量減少包括關節周圍或全身性骨量減少。比較關節性骨質疏鬆症患者全身各部位的骨量時，發現四肢的骨量減少較為顯著。全身性方面則以腰椎較常見。

■■■其他疾病

部分摘除胃腸的人，鈣吸收不良。肝臟、腎臟功能較差的人，營養無法充分吸收，因此容易缺乏鈣質，導致容易罹患骨質疏鬆症。

此外，手腳麻痺、臥病在床或身體處於不動狀態的人，由於運動機能降低，也容易罹患骨質疏鬆症。

抗凝固劑是容易引起血栓的人使用的藥物，有時也當成心臟病、高血壓患者預防動脈硬化的藥物使用。然而，長期使用這種藥物會引起骨質疏鬆症。

此外，即使不是直接引起骨質疏鬆症的要因，當成治療藥服用的藥物引起骨量減少時，也會引起骨質疏鬆症。因此，必須遵從醫生或藥劑師的指示用藥。

獅身人面像之謎

「只有一張臉，卻有四隻腳、二隻腳、三隻腳的動物是什麼？」

這就是著名的獅身人面像之謎。答案是「人類」。

人類在孩提時代靠四肢爬行，成長後站立步行，隨著年齡增長必須拄拐杖行進。

只要保持骨的健康，即使年紀大了也不需要拄拐杖，可以過著開朗、活動性的生活。從今天開始重新評估日常生活，一定要靠雙腳過活。

卷末附錄

本書介紹的美味料理…

- 料理材料分量手測表、目測表
- 鈣質較多的食材一覽表
- 調味料換算表
- 所有料理的營養分析別索引

經常使用的食品

每天食用的飯或麵包、經常使用的材料或蔬菜分量標準量，可當成做菜時的參考。

料理材料分量手測表、目測表

蛤仔

10粒80g

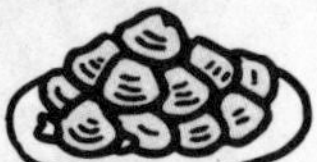

蜆

20粒60g

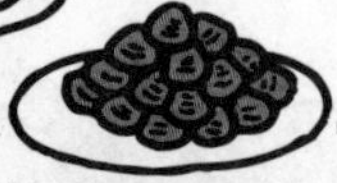

Ca26mg／蛤仔 10粒
Ca38mg／蜆 20粒

蛋

大1個60g
小1個50g

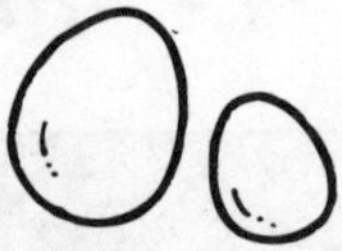

Ca29mg／大

飯1碗份

1碗分165g

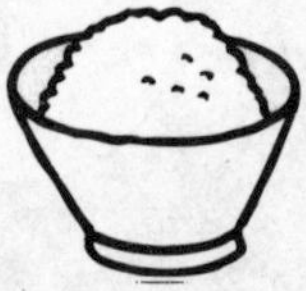

Ca330mg

香腸

短7根100g

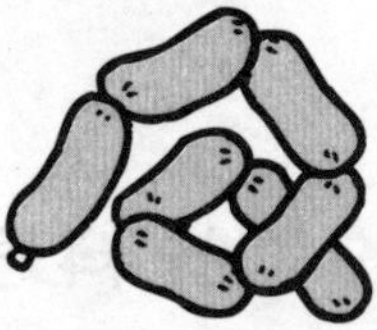

Ca 10mg

麵包

切成6片 60g
切成8片 45g

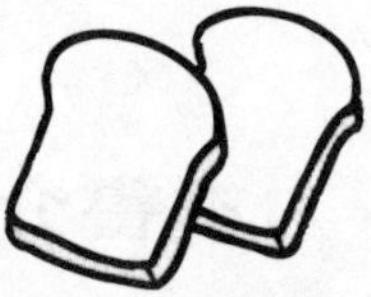

Ca 22mg （切成6片）

火腿

薄片5片 100g

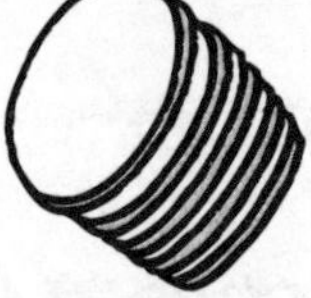

Ca 5mg

義大利麵（乾）

一小把100g

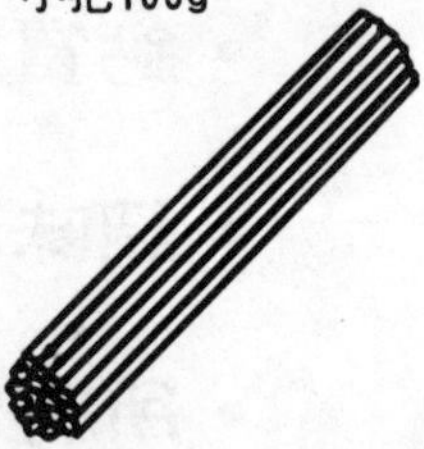

Ca 18mg

豆腐

1大塊 300g

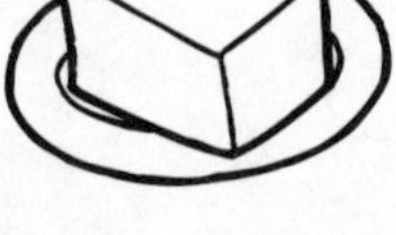

Ca 360mg 傳統豆腐

通心粉

1杯100g

Ca 18mg

強力鈣質輔助食品

在超市可以找到的
輔助食品

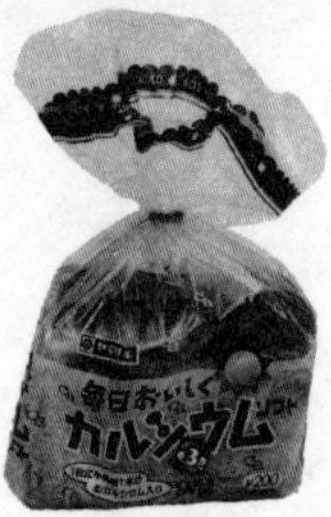

●加鈣吐司麵包一片／200mg
早上只需要這一片和牛乳，就可以攝取400mg鈣質。

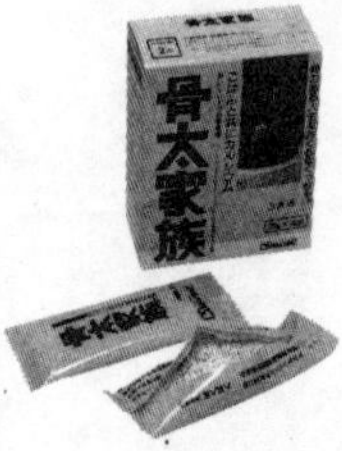

●鈣強化米
3合份25g／200mg
2.5碗份量比普通的飯增加66mg鈣質。

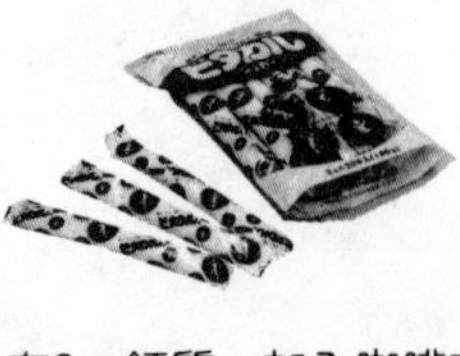

●鈣糖
1條8g含有8mg鈣質。加入咖啡或紅茶中可提升鈣吸收量。

蔬菜的標準量

甘藷（生）中1個 200g	秋葵 1個 5g
芋頭 （生）中1個 50g	茄子 中1個 70g
馬鈴薯 中1個 100g	小黃瓜 中1條 ..... 150～200g
白蘿蔔 中1條 800g	綠蘆筍 25cm 1枝 .... 20～25g
西洋芹 40cm 1條 100g	豆芽菜 1杯 .... 50～60g
洋蔥 大1個 200g	牛蒡 中1條 200g
蔥 中1根 .... 100～140g	香菇（生）1朵 ...... 10～30g
番茄 中1個 ...... 100～150g	蘑菇 小1個 10g
紅蘿蔔 中1條 150g	蘋果 中1個 200g
南瓜 中1個 1.2kg	草莓 （生果）中1個 .. 10～15g
高麗菜 中1個 700g	香蕉 中1條 120g
小油菜 1束 400g	橘子 中1個 300g
油菜花 1束 200g	哈蜜瓜 中1個 ..... 500～600g
高麗菜心 中1個 .... 5～8g	杏 1個 5g
毛豆 1豆莢 .... 2～3g	葡萄乾 1杯 160g
蕪菁根 中1個 80g	醃鹹梅 13g

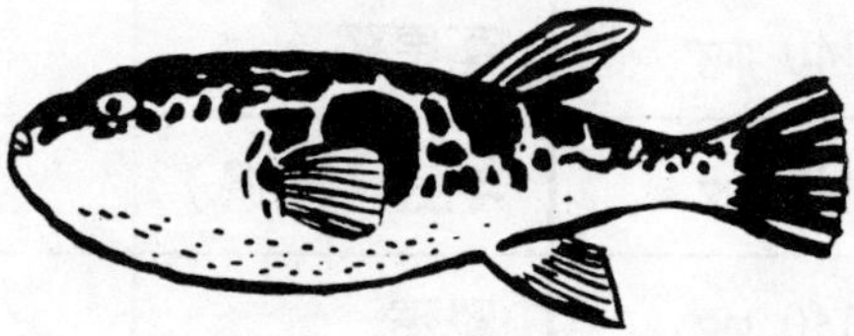

鈣質含量較多的食材一覽表（一〇〇g中）

食品名	鈣量mg／100g	食品名	鈣量mg／100g
鹹沙丁魚乾	220 mg	青江菜	130 mg
紫蘇	220 mg	優格	110～130 mg
蘿蔔葉	210 mg	細香蔥	120 mg
落葵	200 mg	傳統豆腐	120 mg
乾燥豆腐皮	200 mg	熟蟹	120 mg
鹽漬海帶芽	190 mg	大芥菜	110 mg
荷蘭芹	190 mg	牛乳	100 mg
乾燥無花果	170 mg	豆腐渣	100 mg
截果豬毛菜	160 mg	海蘊	100 mg
油菜花	150 mg	納豆	90 mg
水菜	150 mg	茼蒿	90 mg
烤豆腐	150 mg	嫩豆腐	90 mg
榨菜	150 mg	新鮮豆腐皮	90 mg
蒲燒鰻	150 mg	蛤仔肉	80 mg
乾燥薇菜	140 mg	蒸星鰻	70 mg
文蛤	140 mg	毛豆（煮過）	70 mg
野澤菜	140 mg	雞蛋	55 mg

依吃的量不同攝取量也不同，但是可以當成選擇材料的參考。

食品名	鈣量mg／100g	食品名	鈣量mg／100g
蝦米	2300 mg	加工乾酪	630 mg
中骨鮭魚罐頭	2000 mg	凍豆腐	590 mg
乾魚	2200 mg	小魚乾	530 mg
櫻蝦	2000 mg	蘿蔔乾（乾燥）	470 mg
魷魚乾	1400 mg	卡芒貝爾乾酪	460 mg
羊栖菜（乾燥）	1400 mg	柳葉魚	440 mg
乳酪粉	1300 mg	油漬沙丁魚	400 mg
炒芝麻	1200 mg	蜆	320 mg
脫脂奶粉	1100 mg	油豆腐皮	300 mg
鹹豌豆	1000 mg	小油菜	290 mg
乾小沙丁魚片	970 mg	青菜絲油豆腐	270 mg
乾海帶芽	960 mg	香魚	270 mg
泥鰍	880 mg	蒲燒秋刀魚	250 mg
綠紫菜	840 mg	油豆腐	240 mg
若鷺	750 mg	大豆	240 mg
奇達乳酪	740 mg	蕪菁葉	230 mg
佃煮海帶	640 mg	杏仁	230 mg

調味料換算表

調味料名	1小匙（5cc）	1大匙（15cc）	1杯（200cc）
水	5 g	15 g	200 g
醋	5 g	15 g	200 g
酒	5 g	15 g	200 g
葡萄酒	5 g	15 g	200 g
料理米酒	6 g	15 g	230 g
鹽（食鹽）	5 g	15 g	200 g
醬油	6 g	18 g	230 g
味噌	6 g	18 g	230 g
（高級砂糖）	3 g	9 g	130 g
麵粉（低筋）	3 g	9 g	110 g
麵粉（高筋）	3 g	8 g	110 g
太白粉	3 g	9 g	130 g
麵包粉	1 g	4 g	45 g
植物油	4 g	12 g	180 g
奶油、乳瑪琳	4 g	12 g	180 g
豬油	4 g	12 g	170 g
調味醬（英國辣醬油）	6 g	18 g	240 g
調味醬（濃厚）	6 g	15 g	230 g
番茄醬	5 g	15 g	230 g
美乃滋（全蛋型）	4 g	12 g	190 g
沙拉醬	5 g	16 g	200 g
胡椒	1 g	3 g	—

所有料理的營養分析別索引

料理名	頁數	熱量(kcal)	蛋白質(g)	鈣質(mg)	鹽分(g)
大豆小油菜湯	53	94	8.1	117	1.4
大豆飯	29	348	8.5	17	0.5
大豆煮雞翅	86	86	25.5	60	2.0
小油菜豆腐皮湯	31	26	2.9	94	0.9
小油菜南瓜花生沙拉	78	102	3.2	130	0.7
小魚即席壽司	19	391	13.0	141	1.9
小魚乾香鬆	93	182	24.5	825	1.2
山葵拌納豆鮪魚	87	152	15.9	32	1.4
五目煮大豆	50	112	8.4	57	1.4
日式小魚紫蘇義大利麵	23	472	19.0	193	2.0
日式小蝦煎蛋捲	57	239	17.0	204	1.3
日式豆腐蝦堡	20	213	13.6	245	1.6
玉米片核桃牛奶	37	320	8.1	159	—
中式炒豆腐	83	240	14.9	250	1.6
中式菜淋豆腐	56	240	16.4	417	2.3
中式涼拌豆腐	85	129	12.1	248	1.5
中式塌菜炒木耳	77	112	6.0	230	0.9
毛豆飯	24	407	9.7	17	0.6
牛乳味噌湯	18	131	8.3	229	1.5
牛乳南瓜丸	62	481	15.8	177	1.0
牛乳煮南瓜	20	97	2.7	69	0.6
水果優格	22. 41 42. 45	105. 116	3.6・4.0	105. 134	—
生菜沙拉	26. 42	90	3.8	41	0.5
白芝麻拌落葵紅蘿蔔	85	121	8.5	208	0.6
白蘿蔔泥拌魩仔魚	52	28	4.5	70	1.8

參考：飯1.5碗225g 熱量333kcal 蛋白質6g 鈣質5mg 鹽分0g 海帶芽蔥味噌湯1碗 熱量35kcal 蛋白質4g 鈣質35mg 鹽分1.5g

＊頁數表示料理出現的頁數

料理名	頁數	熱量(kcal)	蛋白質(g)	鈣質(mg)	鹽分(g)
白蘿蔔葉炒煮小魚	78	105	6.2	241	1.6
奶油煮青江菜干貝	50	333	28.0	410	1.9
羊栖菜煮蔬菜包	88	149	7.4	147	2.0
羊栖菜飯	32	333	6.8	18	0.5
沙丁魚餅	68	303	21.3	146	1.5
貝格圓圈麵包乳酪三明治	45	320	13.7	277	1.7
芝麻拌小油菜	48.79	56	3.5	310	0.7
芝麻拌小黃瓜與魩仔魚	18	40	4.2	78	1.4
芝麻拌芋頭	24	91	3.8	74	0.7
芝麻海苔炸海蝦	92	120	4.4	87	0.5
芝麻揚出豆腐	80	375	12.9	219	2.0
佃煮櫻蝦牛蒡	95	143	16.9	432	4.6
豆腐海帶芽味噌湯	24	33	3.1	48	0.9
豆腐塊淋白蘿蔔泥	18	163	11.5	255	0.9
豆瓣醬炒羊栖菜絞肉	90	155	8.8	94	0.9
松子通心粉	65	651	17.2	144	1.4
芥末拌油菜花	79	44	4.2	136	0.7
法式吐司	36	318	12.6	100	0.9
油豆腐皮冬蔥烏龍麵	27	323	11.0	92	4.3
油豆腐煮海帶芽	86	122	7.45	128	1.6
青菜豆腐蛋花湯	50	96	8.7	135	0.9
油菜花巢中蛋	40	139	9.5	142	0.7
油炸豆腐皮蕪菁味噌湯	47	67	6.7	91	1.5
咖哩小魚乾泡菜	96	361	17.6	511	2.8
咖哩蛤仔肉	41	491	13.9	81	3.0
花草漬木耳玉蕈	96	71	0.8	15	1.3

香鬆、佃煮、醃醬菜是指做好量之營養價

所有料理的營養分析別索引

料理名	頁數	熱量(kcal)	蛋白質(g)	鈣質(mg)	鹽分(g)
咖啡牛奶	34	118	6.0	202	0.0
奇異果優格	34.36	99	16.9	78	0.0
花椒煮蛤仔	95	190	10.6	87	6.2
乳酪馬鈴薯	67	189	7.2	149	0.5
乳酪蔬菜豬肉捲	52	324	21.0	180	1.3
味噌烤茄子	67	143	2.7	83	0.5
味噌煮蛤仔青菜	68	143	8.9	293	1.9
味噌醬油豆腐塊	80	192	12.6	269	1.0
炒豬肉蔬菜淋白蘿蔔泥	24	288	16.6	65	1.8
柳川式星鰻	71	216	16.8	74	1.7
茄子蝦派	64	237	16.7	339	2.0
炸芝麻魚片	47	389	17.9	163	1.2
炸乳酪茄子包	48	191	13.0	134	0.7
香炸青蝦	70	84	7.6	64	0.8
炸納豆包	57.84	84	6.3	45	0.6
炸核桃小蝦	59	231	9.2	184	2.2
香菇芝麻香鬆	93	74	6.9	160	1.3
香菇煮蝦	88	79	15.6	34	1.4
香菇湯	56	5	0.9	1	1.3
香蕉優格	27	157	3.4	87	—
炸櫻蝦甘藷	70	256	8.2	214	1.2
南蠻漬洋蔥柳葉魚	54	183	12.6	132	1.7
南蠻漬若鷺	55	259	11.8	475	1.9
納豆蔥花麵	24	365	19.9	67	4.5
核桃芝麻沙丁魚乾	94	279	24.9	721	3.0
海帶芽玉蕈湯	29	3	0.8	4	0.9

頁數表示料理出現的頁數

料理名	頁數	熱量(kcal)	蛋白質(g)	鈣質(mg)	鹽分(g)
海帶芽湯	39	4	0.8	16	1.0
海帶芽鴨兒芹拌芝麻	90	36	1.8	53	0.6
酒醋漬小竹筴魚	72	203	11.7	49	0.5
蛋奶粥	26	302	14.6	231	—
涼拌芝麻雞絲	58	170	21.9	17	1.4
麻油炒青江菜櫻蝦	32.58	78	5.4	241	1.1
梅味納豆飯	20	400	11.0	38	1.6
焗咖哩油菜花	76	321	17.4	276	3.8
焗乳酪干貝	62	320	24.3	324	1.5
甜煮大豆	87	167	7.5	52	0.7
甜辣鬆軟白乾酪球	65	404	16.3	60	1.7
蛤仔豆腐煮味噌	29	226	16.7	219	2.0
蛤仔味噌湯	55	39	3.9	36	1.5
開式蔬菜乳酪吐司	22	371	8.1	226	1.1
開式鬆軟白乾酪果醬三明治	34	312	14.5	62	0.9
黃豆粉綠茶	26	156	8.5	223	—
菠菜茶碗蒸	49	155	9.0	93	1.0
菠菜義大利麵	66	401	17.0	272	1.9
黃金燒凍豆腐	82	318	13.5	139	1.4
義大利花草香鬆	94	207	11.5	291	1.8
滑子菇黑海帶味噌湯	20	37	4.3	43	1.4
韮菜蛋花湯	32	48	4.0	28	0.4
煎乳酪鮭魚片	53	401	25.0	185	1.1
照燒豆腐蓋飯	31	493	12.0	133	2.7
照燒鮭魚	71	341	23.3	122	1.7
綠色蔬菜乳酪沙拉	37.44	149	65.0	184	0.8

所有料理的營養分析別索引

料理名	頁數	熱量(kcal)	蛋白質(g)	鈣質(mg)	鹽分(g)
漬菜魩仔魚粥	29	132	6.0	57	1.5
辣味炒海帶芽	53.92	27	0.9	32	0.4
截果豬毛菜拌花生醬	29	49	2.3	44	0.5
截果豬毛菜炒煮竹輪	79	74	3.8	123	0.8
蝦九層塔通心粉	42	601	21	300	2.0
熱牛奶雪克	22	223	14.2	229	-
魩仔魚握壽司	40	342	6.0	36	0.9
醃炒大豆海帶	96	112	12.1	99	3.8
醋拌小黃瓜泥魩仔魚	47.59	35	5.7	83	1.8
蔬菜蛋花湯	23	51	3.7	175	1.2
蔬菜鬆軟白乾酪沙拉	67	153	10.5	100	0.6
醃辣蘿蔔乾	91	67	2.1	73	1.3
醋魩仔魚煎蛋	73	128	11.9	198	0.9
醋醬油煮秋刀魚	49	279	22.0	93	2.0
蕪菁玉蕈泡菜	41.97	411	451.8	81	1.0
蕪菁湯	19	17	1.4	87	1.3
蕪菁蛤仔義大利麵	42	590	20.4	230	1.8
蕪菁煮豆腐	55	411	9.4	243	2.0
蕪菁煮雞鬆	74	163	8.0	135	1.4
鮭魚芝麻醬三明治	44	387	26.0	128	4.2
醬菜	32	7	0.5	15	0.5
檸檬味海蘊	92	15	1.9	42	0.9
檸檬鮭魚乳酪捲	73	170	12.4	167	2.6
蠔油蛤仔青江菜	74	93	6.9	182	1.8
櫻蝦烏龍炒麵	39	445	21.3	372	2.8
蘿蔔乾芝麻沙拉	91	125	3.1	119	0.5

板橋　明

醫學博士。日本埼玉醫科大學醫學部附屬醫院中央檢查部教授。1974年畢業於東京大學醫學部。1982年前往科羅拉多大學內科留學。1991年擔任埼玉醫科大學附屬醫院第4內科副教授。1995年開始擔任現職。進行內科、內分泌代謝病學、骨質疏鬆症治療藥之開發、研究。為日本內科學會會員、日本內分泌學會評議員、日本骨代謝學會理事、日本骨質疏鬆症學會評議員、美國骨代謝學會會員。

著有許多關於骨質疏鬆症的學術論文。為骨質疏鬆症的預防與治療研究會負責人。

坪井　實

醫學博士。東京藥科大學名譽教授、醫療法人•社團晴幸會診所院長。1950年畢業於東京慈惠會醫科大學，為該大學講師(生理學)。1960年擔任東京都立大學副教授。1965年擔任東京藥科大學藥理學教授，然後擔任現職。進行各種新藥之臨床實驗(尤其是骨質疏鬆症)。為日本生理學會、日本藥理學會、日本體力醫學會等評議員。

出版許多有關生理學、藥理學書籍。為骨質疏鬆症的預防與治療研究會負責人。

小山律子

料理研究家、營養師。1958年畢業於日本兵庫營養專門學校營養師科。除了擔任烹飪講師外，也從事食品開發製作。

著書包括「糖尿病食完美食譜」、「蔬果店神秘料理」及其他。

大展出版社有限公司 品冠文化出版社	圖書目錄
地址：台北市北投區(石牌) 致遠一路二段12巷1號 郵撥：0166955～1	電話：(02)28236031 28236033 傳真：(02)28272069

·生活廣場·品冠編號61

1. 366天誕生星　李芳黛譯　280元
2. 366天誕生花與誕生石　李芳黛譯　280元
3. 科學命相　淺野八郎著　220元
4. 已知的他界科學　陳蒼杰譯　220元
5. 開拓未來的他界科學　陳蒼杰譯　220元
6. 世紀末變態心理犯罪檔案　沈永嘉譯　240元
7. 366天開運年鑑　林廷宇編著　230元
8. 色彩學與你　野村順一著　230元
9. 科學手相　淺野八郎著　230元
10. 你也能成為戀愛高手　柯富陽編著　220元
11. 血型與十二星座　許淑瑛編著　230元
12. 動物測驗—人性現形　淺野八郎著　200元
13. 愛情、幸福完全自測　淺野八郎著　200元
14. 輕鬆攻佔女性　趙奕世編著　230元
15. 解讀命運密碼　郭宗德著　200元

·女醫師系列·品冠編號62

1. 子宮內膜症　國府田清子著　200元
2. 子宮肌瘤　黑島淳子著　200元
3. 上班女性的壓力症候群　池下育子著　200元
4. 漏尿、尿失禁　中田真木著　200元
5. 高齡生產　大鷹美子著　200元
6. 子宮癌　上坊敏子著　200元
7. 避孕　早乙女智子著　200元
8. 不孕症　中村春根著　200元
9. 生理痛與生理不順　堀口雅子著　200元
10. 更年期　野末悅子著　200元

·傳統民俗療法·品冠編號63

1. 神奇刀療法　潘文雄著　200元

2.	神奇拍打療法	安在峰著	200 元
3.	神奇拔罐療法	安在峰著	200 元
4.	神奇艾灸療法	安在峰著	200 元
5.	神奇貼敷療法	安在峰著	200 元
6.	神奇薰洗療法	安在峰著	200 元
7.	神奇耳穴療法	安在峰著	200 元
8.	神奇指針療法	安在峰著	200 元
9.	神奇藥酒療法	安在峰著	200 元
10.	神奇藥茶療法	安在峰著	200 元

・彩色圖解保健・品冠編號 64

1.	瘦身	主婦之友社	300 元
2.	腰痛	主婦之友社	300 元
3.	肩膀痠痛	主婦之友社	300 元
4.	腰、膝、腳的疼痛	主婦之友社	300 元
5.	壓力、精神疲勞	主婦之友社	300 元
6.	眼睛疲勞、視力減退	主婦之友社	300 元

・心 想 事 成・品冠編號 65

1.	魔法愛情點心	結城莫拉著	120 元
2.	可愛手工飾品	結城莫拉著	120 元
3.	可愛打扮&髮型	結城莫拉著	120 元
4.	撲克牌算命	結城莫拉著	120 元

・法律專欄連載・大展編號 58

台大法學院　法律學系／策劃
　　　　　　法律服務社／編著

1.	別讓您的權利睡著了(1)	200 元
2.	別讓您的權利睡著了(2)	200 元

・武 術 特 輯・大展編號 10

1.	陳式太極拳入門	馮志強編著	180 元
2.	武式太極拳	郝少如編著	200 元
3.	練功十八法入門	蕭京凌編著	120 元
4.	教門長拳	蕭京凌編著	150 元
5.	跆拳道	蕭京凌編譯	180 元
6.	正傳合氣道	程曉鈴譯	200 元
7.	圖解雙節棍	陳銘遠著	150 元
8.	格鬥空手道	鄭旭旭編著	200 元

9.	實用跆拳道	陳國榮編著	200 元
10.	武術初學指南	李文英、解守德編著	250 元
11.	泰國拳	陳國榮著	180 元
12.	中國式摔跤	黃　斌編著	180 元
13.	太極劍入門	李德印編著	180 元
14.	太極拳運動	運動司編	250 元
15.	太極拳譜	清・王宗岳等著	280 元
16.	散手初學	冷　峰編著	200 元
17.	南拳	朱瑞琪編著	180 元
18.	吳式太極劍	王培生著	200 元
19.	太極拳健身與技擊	王培生著	250 元
20.	秘傳武當八卦掌	狄兆龍著	250 元
21.	太極拳論譚	沈　壽著	250 元
22.	陳式太極拳技擊法	馬　虹著	250 元
23.	二十四式/三十二式 太極 拳/劍	闞桂香著	180 元
24.	楊式秘傳 129 式太極長拳	張楚全著	280 元
25.	楊式太極拳架詳解	林炳堯著	280 元
26.	華佗五禽劍	劉時榮著	180 元
27.	太極拳基礎講座：基本功與簡化 24 式	李德印著	250 元
28.	武式太極拳精華	薛乃印著	200 元
29.	陳式太極拳拳理闡微	馬　虹著	350 元
30.	陳式太極拳體用全書	馬　虹著	400 元
31.	張三豐太極拳	陳占奎著	200 元
32.	中國太極推手	張　山主編	300 元
33.	48 式太極拳入門	門惠豐編著	220 元
34.	太極拳奇人奇功	嚴翰秀編著	250 元
35.	心意門秘籍	李新民編著	220 元
36.	三才門乾坤戊己功	王培生編著	220 元
37.	武式太極劍精華 +VCD	薛乃印編著	350 元
38.	楊式太極拳	傅鐘文演述	200 元
39.	陳式太極拳、劍 36 式	闞桂香編著	250 元

・原地太極拳系列・大展編號 11

1.	原地綜合太極拳 24 式	胡啟賢創編	220 元
2.	原地活步太極拳 42 式	胡啟賢創編	200 元
3.	原地簡化太極拳 24 式	胡啟賢創編	200 元
4.	原地太極拳 12 式	胡啟賢創編	200 元

・名師出高徒・大展編號 111

1.	武術基本功與基本動作	劉玉萍編著	200 元
2.	長拳入門與精進	吳彬　等著	220 元

3. 劍術刀術入門與精進	楊柏龍等著	元
4. 棍術、槍術入門與精進	邱丕相編著	元
5. 南拳入門與精進	朱瑞琪編著	元
6. 散手入門與精進	張　山等著	元
7. 太極拳入門與精進	李德印編著	元
8. 太極推手入門與精進	田金龍編著	元

・道學文化・大展編號 12

1. 道在養生：道教長壽術	郝　勤等著	250 元
2. 龍虎丹道：道教內丹術	郝　勤著	300 元
3. 天上人間：道教神仙譜系	黃德海著	250 元
4. 步罡踏斗：道教祭禮儀典	張澤洪著	250 元
5. 道醫窺秘：道教醫學康復術	王慶餘等著	250 元
6. 勸善成仙：道教生命倫理	李　剛著	250 元
7. 洞天福地：道教宮觀勝境	沙銘壽著	250 元
8. 青詞碧簫：道教文學藝術	楊光文等著	250 元
9. 沈博絕麗：道教格言精粹	朱耕發等著	250 元

・易學智慧・大展編號 122

1. 易學與管理	余敦康主編	250 元
2. 易學與養生	劉長林等著	300 元
3. 易學與美學	劉綱紀等著	300 元
4. 易學與科技	董光壁　著	元
5. 易學與建築	韓增祿　著	元
6. 易學源流	鄭萬耕　著	元
7. 易學的思維	傅雲龍等著	元
8. 周易與易圖	李　申　著	元

・神算大師・大展編號 123

1. 劉伯溫神算兵法	應　涵編著	280 元
2. 姜太公神算兵法	應　涵編著	元
3. 鬼谷子神算兵法	應　涵編著	元
4. 諸葛亮神算兵法	應　涵編著	元

・秘傳占卜系列・大展編號 14

1. 手相術	淺野八郎著	180 元
2. 人相術	淺野八郎著	180 元
3. 西洋占星術	淺野八郎著	180 元
4. 中國神奇占卜	淺野八郎著	150 元

5.	夢判斷	淺野八郎著	150 元
6.	前世、來世占卜	淺野八郎著	150 元
7.	法國式血型學	淺野八郎著	150 元
8.	靈感、符咒學	淺野八郎著	150 元
9.	紙牌占卜術	淺野八郎著	150 元
10.	ESP 超能力占卜	淺野八郎著	150 元
11.	猶太數的秘術	淺野八郎著	150 元
12.	新心理測驗	淺野八郎著	160 元
13.	塔羅牌預言秘法	淺野八郎著	200 元

・趣味心理講座・大展編號 15

1.	性格測驗① 探索男與女	淺野八郎著	140 元
2.	性格測驗② 透視人心奧秘	淺野八郎著	140 元
3.	性格測驗③ 發現陌生的自己	淺野八郎著	140 元
4.	性格測驗④ 發現你的真面目	淺野八郎著	140 元
5.	性格測驗⑤ 讓你們吃驚	淺野八郎著	140 元
6.	性格測驗⑥ 洞穿心理盲點	淺野八郎著	140 元
7.	性格測驗⑦ 探索對方心理	淺野八郎著	140 元
8.	性格測驗⑧ 由吃認識自己	淺野八郎著	160 元
9.	性格測驗⑨ 戀愛知多少	淺野八郎著	160 元
10.	性格測驗⑩ 由裝扮瞭解人心	淺野八郎著	160 元
11.	性格測驗⑪ 敲開內心玄機	淺野八郎著	140 元
12.	性格測驗⑫ 透視你的未來	淺野八郎著	160 元
13.	血型與你的一生	淺野八郎著	160 元
14.	趣味推理遊戲	淺野八郎著	160 元
15.	行為語言解析	淺野八郎著	160 元

・婦 幼 天 地・大展編號 16

1.	八萬人減肥成果	黃靜香譯	180 元
2.	三分鐘減肥體操	楊鴻儒譯	150 元
3.	窈窕淑女美髮秘訣	柯素娥譯	130 元
4.	使妳更迷人	成　玉譯	130 元
5.	女性的更年期	官舒妍編譯	160 元
6.	胎內育兒法	李玉瓊編譯	150 元
7.	早產兒袋鼠式護理	唐岱蘭譯	200 元
8.	初次懷孕與生產	婦幼天地編譯組	180 元
9.	初次育兒 12 個月	婦幼天地編譯組	180 元
10.	斷乳食與幼兒食	婦幼天地編譯組	180 元
11.	培養幼兒能力與性向	婦幼天地編譯組	180 元
12.	培養幼兒創造力的玩具與遊戲	婦幼天地編譯組	180 元
13.	幼兒的症狀與疾病	婦幼天地編譯組	180 元

14.	腿部苗條健美法	婦幼天地編譯組	180 元
15.	女性腰痛別忽視	婦幼天地編譯組	150 元
16.	舒展身心體操術	李玉瓊編譯	130 元
17.	三分鐘臉部體操	趙薇妮著	160 元
18.	生動的笑容表情術	趙薇妮著	160 元
19.	心曠神怡減肥法	川津祐介著	130 元
20.	內衣使妳更美麗	陳玄茹譯	130 元
21.	瑜伽美姿美容	黃靜香編著	180 元
22.	高雅女性裝扮學	陳珮玲譯	180 元
23.	蠶糞肌膚美顏法	坂梨秀子著	160 元
24.	認識妳的身體	李玉瓊譯	160 元
25.	產後恢復苗條體態	居理安・芙萊喬著	200 元
26.	正確護髮美容法	山崎伊久江著	180 元
27.	安琪拉美姿養生學	安琪拉蘭斯博瑞著	180 元
28.	女體性醫學剖析	增田豐著	220 元
29.	懷孕與生產剖析	岡部綾子著	180 元
30.	斷奶後的健康育兒	東城百合子著	220 元
31.	引出孩子幹勁的責罵藝術	多湖輝著	170 元
32.	培養孩子獨立的藝術	多湖輝著	170 元
33.	子宮肌瘤與卵巢囊腫	陳秀琳編著	180 元
34.	下半身減肥法	納他夏・史達賓著	180 元
35.	女性自然美容法	吳雅菁編著	180 元
36.	再也不發胖	池園悅太郎著	170 元
37.	生男生女控制術	中垣勝裕著	220 元
38.	使妳的肌膚更亮麗	楊　皓編著	170 元
39.	臉部輪廓變美	芝崎義夫著	180 元
40.	斑點、皺紋自己治療	高須克彌著	180 元
41.	面皰自己治療	伊藤雄康著	180 元
42.	隨心所欲瘦身冥想法	原久子著	180 元
43.	胎兒革命	鈴木丈織著	180 元
44.	NS 磁氣平衡法塑造窈窕奇蹟	古屋和江著	180 元
45.	享瘦從腳開始	山田陽子著	180 元
46.	小改變瘦 4 公斤	宮本裕子著	180 元
47.	軟管減肥瘦身	高橋輝男著	180 元
48.	海藻精神秘美容法	劉名揚編著	180 元
49.	肌膚保養與脫毛	鈴木真理著	180 元
50.	10 天減肥 3 公斤	彤雲編輯組	180 元
51.	穿出自己的品味	西村玲子著	280 元
52.	小孩髮型設計	李芳黛譯	250 元

・青 春 天 地・大展編號 17

1.	A 血型與星座	柯素娥編譯	160 元
2.	B 血型與星座	柯素娥編譯	160 元

3.	O 血型與星座	柯素娥編譯	160 元
4.	AB 血型與星座	柯素娥編譯	120 元
5.	青春期性教室	呂貴嵐編譯	130 元
7.	難解數學破題	宋釗宜編譯	130 元
9.	小論文寫作秘訣	林顯茂編譯	120 元
11.	中學生野外遊戲	熊谷康編著	120 元
12.	恐怖極短篇	柯素娥編譯	130 元
13.	恐怖夜話	小毛驢編譯	130 元
14.	恐怖幽默短篇	小毛驢編譯	120 元
15.	黑色幽默短篇	小毛驢編譯	120 元
16.	靈異怪談	小毛驢編譯	130 元
17.	錯覺遊戲	小毛驢編著	130 元
18.	整人遊戲	小毛驢編著	150 元
19.	有趣的超常識	柯素娥編譯	130 元
20.	哦！原來如此	林慶旺編譯	130 元
21.	趣味競賽 100 種	劉名揚編譯	120 元
22.	數學謎題入門	宋釗宜編譯	150 元
23.	數學謎題解析	宋釗宜編譯	150 元
24.	透視男女心理	林慶旺編譯	120 元
25.	少女情懷的自白	李桂蘭編譯	120 元
26.	由兄弟姊妹看命運	李玉瓊編譯	130 元
27.	趣味的科學魔術	林慶旺編譯	150 元
28.	趣味的心理實驗室	李燕玲編譯	150 元
29.	愛與性心理測驗	小毛驢編譯	130 元
30.	刑案推理解謎	小毛驢編譯	180 元
31.	偵探常識推理	小毛驢編譯	180 元
32.	偵探常識解謎	小毛驢編譯	130 元
33.	偵探推理遊戲	小毛驢編譯	180 元
34.	趣味的超魔術	廖玉山編著	150 元
35.	趣味的珍奇發明	柯素娥編著	150 元
36.	登山用具與技巧	陳瑞菊編著	150 元
37.	性的漫談	蘇燕謀編著	180 元
38.	無的漫談	蘇燕謀編著	180 元
39.	黑色漫談	蘇燕謀編著	180 元
40.	白色漫談	蘇燕謀編著	180 元

・健 康 天 地・大展編號 18

1.	壓力的預防與治療	柯素娥編譯	130 元
2.	超科學氣的魔力	柯素娥編譯	130 元
3.	尿療法治病的神奇	中尾良一著	130 元
4.	鐵證如山的尿療法奇蹟	廖玉山譯	120 元
5.	一日斷食健康法	葉慈容編譯	150 元
6.	胃部強健法	陳炳崑譯	120 元

7. 癌症早期檢查法　廖松濤譯　160元
8. 老人痴呆症防止法　柯素娥編譯　170元
9. 松葉汁健康飲料　陳麗芬編譯　150元
10. 揉肚臍健康法　永井秋夫著　150元
11. 過勞死、猝死的預防　卓秀貞編譯　130元
12. 高血壓治療與飲食　藤山順豐著　180元
13. 老人看護指南　柯素娥編譯　150元
14. 美容外科淺談　楊啟宏著　150元
15. 美容外科新境界　楊啟宏著　150元
16. 鹽是天然的醫生　西英司郎著　140元
17. 年輕十歲不是夢　梁瑞麟譯　200元
18. 茶料理治百病　桑野和民著　180元
19. 綠茶治病寶典　桑野和民著　150元
20. 杜仲茶養顏減肥法　西田博著　170元
21. 蜂膠驚人療效　瀨長良三郎著　180元
22. 蜂膠治百病　瀨長良三郎著　180元
23. 醫藥與生活㈠　鄭炳全著　180元
24. 鈣長生寶典　落合敏著　180元
25. 大蒜長生寶典　木下繁太郎著　160元
26. 居家自我健康檢查　石川恭三著　160元
27. 永恆的健康人生　李秀鈴譯　200元
28. 大豆卵磷脂長生寶典　劉雪卿譯　150元
29. 芳香療法　梁艾琳譯　160元
30. 醋長生寶典　柯素娥譯　180元
31. 從星座透視健康　席拉・吉蒂斯著　180元
32. 愉悅自在保健學　野本二士夫著　160元
33. 裸睡健康法　丸山淳士等著　160元
34. 糖尿病預防與治療　藤山順豐著　180元
35. 維他命長生寶典　菅原明子著　180元
36. 維他命C新效果　鐘文訓編　150元
37. 手、腳病理按摩　堤芳朗著　160元
38. AIDS瞭解與預防　彼得塔歇爾著　180元
39. 甲殼質殼聚糖健康法　沈永嘉譯　160元
40. 神經痛預防與治療　木下真男著　160元
41. 室內身體鍛鍊法　陳炳崑編著　160元
42. 吃出健康藥膳　劉大器編著　180元
43. 自我指壓術　蘇燕謀編著　160元
44. 紅蘿蔔汁斷食療法　李玉瓊編著　150元
45. 洗心術健康秘法　竺翠萍編譯　170元
46. 枇杷葉健康療法　柯素娥編譯　180元
47. 抗衰血癒　楊啟宏著　180元
48. 與癌搏鬥記　逸見政孝著　180元
49. 冬蟲夏草長生寶典　高橋義博著　170元
50. 痔瘡・大腸疾病先端療法　宮島伸宜著　180元

51. 膠布治癒頑固慢性病	加瀨建造著	180 元
52. 芝麻神奇健康法	小林貞作著	170 元
53. 香煙能防止癡呆？	高田明和著	180 元
54. 穀菜食治癌療法	佐藤成志著	180 元
55. 貼藥健康法	松原英多著	180 元
56. 克服癌症調和道呼吸法	帶津良一著	180 元
57. B 型肝炎預防與治療	野村喜重郎著	180 元
58. 青春永駐養生導引術	早島正雄著	180 元
59. 改變呼吸法創造健康	原久子著	180 元
60. 荷爾蒙平衡養生秘訣	出村博著	180 元
61. 水美肌健康法	井戶勝富著	170 元
62. 認識食物掌握健康	廖梅珠編著	170 元
63. 痛風劇痛消除法	鈴木吉彥著	180 元
64. 酸莖菌驚人療效	上田明彥著	180 元
65. 大豆卵磷脂治現代病	神津健一著	200 元
66. 時辰療法—危險時刻凌晨 4 時	呂建強等著	180 元
67. 自然治癒力提升法	帶津良一著	180 元
68. 巧妙的氣保健法	藤平墨子著	180 元
69. 治癒 C 型肝炎	熊田博光著	180 元
70. 肝臟病預防與治療	劉名揚編著	180 元
71. 腰痛平衡療法	荒井政信著	180 元
72. 根治多汗症、狐臭	稻葉益巳著	220 元
73. 40 歲以後的骨質疏鬆症	沈永嘉譯	180 元
74. 認識中藥	松下一成著	180 元
75. 認識氣的科學	佐佐木茂美著	180 元
76. 我戰勝了癌症	安田伸著	180 元
77. 斑點是身心的危險信號	中野進著	180 元
78. 艾波拉病毒大震撼	玉川重德著	180 元
79. 重新還我黑髮	桑名隆一郎著	180 元
80. 身體節律與健康	林博史著	180 元
81. 生薑治萬病	石原結實著	180 元
82. 靈芝治百病	陳瑞東著	180 元
83. 木炭驚人的威力	大槻彰著	200 元
84. 認識活性氧	井土貴司著	180 元
85. 深海鮫治百病	廖玉山編著	180 元
86. 神奇的蜂王乳	井上丹治著	180 元
87. 卡拉 OK 健腦法	東潔著	180 元
88. 卡拉 OK 健康法	福田伴男著	180 元
89. 醫藥與生活㈡	鄭炳全著	200 元
90. 洋蔥治百病	宮尾興平著	180 元
91. 年輕 10 歲快步健康法	石塚忠雄著	180 元
92. 石榴的驚人神效	岡本順子著	180 元
93. 飲料健康法	白鳥早奈英著	180 元
94. 健康棒體操	劉名揚編譯	180 元

95. 催眠健康法　蕭京凌編著　180 元
96. 鬱金（美王）治百病　水野修一著　180 元
97. 醫藥與生活㈢　鄭炳全著　200 元

・實用女性學講座・大展編號 19

1. 解讀女性內心世界　島田一男著　150 元
2. 塑造成熟的女性　島田一男著　150 元
3. 女性整體裝扮學　黃靜香編著　180 元
4. 女性應對禮儀　黃靜香編著　180 元
5. 女性婚前必修　小野十傳著　200 元
6. 徹底瞭解女人　田口二州著　180 元
7. 拆穿女性謊言 88 招　島田一男著　200 元
8. 解讀女人心　島田一男著　200 元
9. 俘獲女性絕招　志賀貢著　200 元
10. 愛情的壓力解套　中村理英子著　200 元
11. 妳是人見人愛的女孩　廖松濤編著　200 元

・校園系列・大展編號 20

1. 讀書集中術　多湖輝著　180 元
2. 應考的訣竅　多湖輝著　150 元
3. 輕鬆讀書贏得聯考　多湖輝著　180 元
4. 讀書記憶秘訣　多湖輝著　180 元
5. 視力恢復！超速讀術　江錦雲譯　180 元
6. 讀書 36 計　黃柏松編著　180 元
7. 驚人的速讀術　鐘文訓編著　170 元
8. 學生課業輔導良方　多湖輝著　180 元
9. 超速讀超記憶法　廖松濤編著　180 元
10. 速算解題技巧　宋釗宜編著　200 元
11. 看圖學英文　陳炳崑編著　200 元
12. 讓孩子最喜歡數學　沈永嘉譯　180 元
13. 催眠記憶術　林碧清譯　180 元
14. 催眠速讀術　林碧清譯　180 元
15. 數學式思考學習法　劉淑錦譯　200 元
16. 考試憑要領　劉孝暉著　180 元
17. 事半功倍讀書法　王毅希著　200 元
18. 超金榜題名術　陳蒼杰譯　200 元
19. 靈活記憶術　林耀慶編著　180 元
20. 數學增強要領　江修楨編著　180 元

・實用心理學講座・大展編號 21

1. 拆穿欺騙伎倆	多湖輝著	140元
2. 創造好構想	多湖輝著	140元
3. 面對面心理術	多湖輝著	160元
4. 偽裝心理術	多湖輝著	140元
5. 透視人性弱點	多湖輝著	180元
6. 自我表現術	多湖輝著	180元
7. 不可思議的人性心理	多湖輝著	180元
8. 催眠術入門	多湖輝著	150元
9. 責罵部屬的藝術	多湖輝著	150元
10. 精神力	多湖輝著	150元
11. 厚黑說服術	多湖輝著	150元
12. 集中力	多湖輝著	150元
13. 構想力	多湖輝著	150元
14. 深層心理術	多湖輝著	160元
15. 深層語言術	多湖輝著	160元
16. 深層說服術	多湖輝著	180元
17. 掌握潛在心理	多湖輝著	160元
18. 洞悉心理陷阱	多湖輝著	180元
19. 解讀金錢心理	多湖輝著	180元
20. 拆穿語言圈套	多湖輝著	180元
21. 語言的內心玄機	多湖輝著	180元
22. 積極力	多湖輝著	180元

・超現實心理講座・大展編號 22

1. 超意識覺醒法	詹蔚芬編譯	130元
2. 護摩秘法與人生	劉名揚編譯	130元
3. 秘法！超級仙術入門	陸明譯	150元
4. 給地球人的訊息	柯素娥編著	150元
5. 密教的神通力	劉名揚編著	130元
6. 神秘奇妙的世界	平川陽一著	200元
7. 地球文明的超革命	吳秋嬌譯	200元
8. 力量石的秘密	吳秋嬌譯	180元
9. 超能力的靈異世界	馬小莉譯	200元
10. 逃離地球毀滅的命運	吳秋嬌譯	200元
11. 宇宙與地球終結之謎	南山宏著	200元
12. 驚世奇功揭秘	傅起鳳著	200元
13. 啟發身心潛力心象訓練法	栗田昌裕著	180元
14. 仙道術遁甲法	高藤聰一郎著	220元
15. 神通力的秘密	中岡俊哉著	180元
16. 仙人成仙術	高藤聰一郎著	200元

17. 仙道符咒氣功法	高藤聰一郎著	220 元
18. 仙道風水術尋龍法	高藤聰一郎著	200 元
19. 仙道奇蹟超幻像	高藤聰一郎著	200 元
20. 仙道鍊金術房中法	高藤聰一郎著	200 元
21. 奇蹟超醫療治癒難病	深野一幸著	220 元
22. 揭開月球的神秘力量	超科學研究會	180 元
23. 西藏密教奧義	高藤聰一郎著	250 元
24. 改變你的夢術入門	高藤聰一郎著	250 元
25. 21 世紀拯救地球超技術	深野一幸著	250 元

·養 生 保 健· 大展編號 23

1. 醫療養生氣功	黃孝寬著	250 元
2. 中國氣功圖譜	余功保著	250 元
3. 少林醫療氣功精粹	井玉蘭著	250 元
4. 龍形實用氣功	吳大才等著	220 元
5. 魚戲增視強身氣功	宮 嬰著	220 元
6. 嚴新氣功	前新培金著	250 元
7. 道家玄牝氣功	張 章著	200 元
8. 仙家秘傳祛病功	李遠國著	160 元
9. 少林十大健身功	秦慶豐著	180 元
10. 中國自控氣功	張明武著	250 元
11. 醫療防癌氣功	黃孝寬著	250 元
12. 醫療強身氣功	黃孝寬著	250 元
13. 醫療點穴氣功	黃孝寬著	250 元
14. 中國八卦如意功	趙維漢著	180 元
15. 正宗馬禮堂養氣功	馬禮堂著	420 元
16. 秘傳道家筋經內丹功	王慶餘著	300 元
17. 三元開慧功	辛桂林著	250 元
18. 防癌治癌新氣功	郭 林著	180 元
19. 禪定與佛家氣功修煉	劉天君著	200 元
20. 顛倒之術	梅自強著	360 元
21. 簡明氣功辭典	吳家駿編	360 元
22. 八卦三合功	張全亮著	230 元
23. 朱砂掌健身養生功	楊永著	250 元
24. 抗老功	陳九鶴著	230 元
25. 意氣按穴排濁自療法	黃啟運編著	250 元
26. 陳式太極拳養生功	陳正雷著	200 元
27. 健身祛病小功法	王培生著	200 元
28. 張式太極混元功	張春銘著	250 元
29. 中國璇密功	羅琴編著	250 元
30. 中國少林禪密功	齊飛龍著	200 元
31. 郭林新氣功	郭林新氣功研究所	400 元

・社會人智囊・大展編號 24

1.	糾紛談判術	清水增三著	160 元
2.	創造關鍵術	淺野八郎著	150 元
3.	觀人術	淺野八郎著	200 元
4.	應急詭辯術	廖英迪編著	160 元
5.	天才家學習術	木原武一著	160 元
6.	貓型狗式鑑人術	淺野八郎著	180 元
7.	逆轉運掌握術	淺野八郎著	180 元
8.	人際圓融術	澀谷昌三著	160 元
9.	解讀人心術	淺野八郎著	180 元
10.	與上司水乳交融術	秋元隆司著	180 元
11.	男女心態定律	小田晉著	180 元
12.	幽默說話術	林振輝編著	200 元
13.	人能信賴幾分	淺野八郎著	180 元
14.	我一定能成功	李玉瓊譯	180 元
15.	獻給青年的嘉言	陳蒼杰譯	180 元
16.	知人、知面、知其心	林振輝編著	180 元
17.	塑造堅強的個性	坂上肇著	180 元
18.	為自己而活	佐藤綾子著	180 元
19.	未來十年與愉快生活有約	船井幸雄著	180 元
20.	超級銷售話術	杜秀卿譯	180 元
21.	感性培育術	黃靜香編著	180 元
22.	公司新鮮人的禮儀規範	蔡媛惠譯	180 元
23.	傑出職員鍛鍊術	佐佐木正著	180 元
24.	面談獲勝戰略	李芳黛譯	180 元
25.	金玉良言撼人心	森純大著	180 元
26.	男女幽默趣典	劉華亭編著	180 元
27.	機智說話術	劉華亭編著	180 元
28.	心理諮商室	柯素娥譯	180 元
29.	如何在公司崢嶸頭角	佐佐木正著	180 元
30.	機智應對術	李玉瓊編著	200 元
31.	克服低潮良方	坂野雄二著	180 元
32.	智慧型說話技巧	沈永嘉編著	180 元
33.	記憶力、集中力增進術	廖松濤編著	180 元
34.	女職員培育術	林慶旺編著	180 元
35.	自我介紹與社交禮儀	柯素娥編著	180 元
36.	積極生活創幸福	田中真澄著	180 元
37.	妙點子超構想	多湖輝著	180 元
38.	說 NO 的技巧	廖玉山編著	180 元
39.	一流說服力	李玉瓊編著	180 元
40.	般若心經成功哲學	陳鴻蘭編著	180 元
41.	訪問推銷術	黃靜香編著	180 元

42. 男性成功秘訣　陳蒼杰編著　180 元
43. 笑容、人際智商　宮川澄子著　180 元
44. 多湖輝的構想工作室　多湖輝著　200 元
45. 名人名語啟示錄　喬家楓著　180 元
46. 口才必勝術　黃柏松編著　220 元
47. 能言善道的說話秘訣　章智冠編著　180 元
48. 改變人心成為贏家　多湖輝著　200 元
49. 說服的ＩＱ　沈永嘉譯　200 元
50. 提升腦力超速讀術　齊藤英治著　200 元
51. 操控對手百戰百勝　多湖輝著　200 元
52. 面試成功戰略　柯素娥編著　200 元
53. 摸透男人心　劉華亭編著　180 元
54. 撼動人心優勢口才　龔伯牧編著　180 元
55. 如何使對方說 yes　程　羲編著　200 元
56. 小道理・美好生活　林政峰編著　180 元
57. 拿破崙智慧箴言　柯素娥編著　200 元
58. 解開第六感之謎　匠英一編著　200 元
59. 讀心術入門　王嘉成編著　180 元
60. 這趟人生怎麼走　李亦盛編著　200 元
61. 人生之路樂逍遙　李亦盛編著　200 元

・精 選 系 列・大展編號 25

1. 毛澤東與鄧小平　渡邊利夫等著　280 元
2. 中國大崩裂　江戶介雄著　180 元
3. 台灣・亞洲奇蹟　上村幸治著　220 元
4. 7-ELEVEN 高盈收策略　國友隆一著　180 元
5. 台灣獨立（新・中國日本戰爭一）　森詠著　200 元
6. 迷失中國的末路　江戶雄介著　220 元
7. 2000 年 5 月全世界毀滅　紫藤甲子男著　180 元
8. 失去鄧小平的中國　小島朋之著　220 元
9. 世界史爭議性異人傳　桐生操著　200 元
10. 淨化心靈享人生　松濤弘道著　220 元
11. 人生心情診斷　賴藤和寬著　220 元
12. 中美大決戰　檜山良昭著　220 元
13. 黃昏帝國美國　莊雯琳譯　220 元
14. 兩岸衝突（新・中國日本戰爭二）　森詠著　220 元
15. 封鎖台灣（新・中國日本戰爭三）　森詠著　220 元
16. 中國分裂（新・中國日本戰爭四）　森詠著　220 元
17. 由女變男的我　虎井正衛著　200 元
18. 佛學的安心立命　松濤弘道著　220 元
19. 世界喪禮大觀　松濤弘道著　280 元
20. 中國內戰（新・中國日本戰爭五）　森詠著　220 元

21. 台灣內亂（新・中國日本戰爭六） 森詠著 220 元
22. 琉球戰爭 ①（新・中國日本戰爭七） 森詠著 220 元
23. 琉球戰爭 ②（新・中國日本戰爭八） 森詠著 220 元
24. 台海戰爭（新・中國日本戰爭九） 森詠著 220 元
25. 美中開戰（新・中國日本戰爭十） 森詠著 元

・運動遊戲・大展編號 26

1. 雙人運動 李玉瓊譯 160 元
2. 愉快的跳繩運動 廖玉山譯 180 元
3. 運動會項目精選 王佑京譯 150 元
4. 肋木運動 廖玉山譯 150 元
5. 測力運動 王佑宗譯 150 元
6. 游泳入門 唐桂萍編著 200 元
7. 帆板衝浪 王勝利譯 300 元
8. 蛙泳七日通 溫仲華編著 180 元

・休閒娛樂・大展編號 27

1. 海水魚飼養法 田中智浩著 300 元
2. 金魚飼養法 曾雪玫譯 250 元
3. 熱門海水魚 毛利匡明著 480 元
4. 愛犬的教養與訓練 池田好雄著 250 元
5. 狗教養與疾病 杉浦哲著 220 元
6. 小動物養育技巧 三上昇著 300 元
7. 水草選擇、培育、消遣 安齊裕司著 300 元
8. 四季釣魚法 釣朋會著 200 元
9. 簡易釣魚入門 張果馨譯 200 元
10. 防波堤釣入門 張果馨譯 220 元
11. 透析愛犬習性 沈永嘉譯 200 元
20. 園藝植物管理 船越亮二著 220 元
21. 實用家庭菜園ＤＩＹ 孔翔儀著 200 元
30. 汽車急救ＤＩＹ 陳瑞雄編著 200 元
31. 巴士旅行遊戲 陳羲編著 180 元
32. 測驗你的ＩＱ 蕭京凌編著 180 元
33. 益智數字遊戲 廖玉山編著 180 元
40. 撲克牌遊戲與贏牌秘訣 林振輝編著 180 元
41. 撲克牌魔術、算命、遊戲 林振輝編著 180 元
42. 撲克占卜入門 王家成編著 180 元
50. 兩性幽默 幽默選集編輯組 180 元
51. 異色幽默 幽默選集編輯組 180 元
52. 幽默魔法鏡 玄虛叟編著 180 元

國家圖書館出版品預行編目資料

骨質疏鬆症有效的飲食／板橋明、坪井實共著；
劉小惠譯－初版－臺北市，大展，民 90
192 面；21 公分－（飲食保健；19）
譯自：骨粗鬆症を治す食事と献立
ISBN 957-468-076-2（平裝）
1. 骨骼－疾病 2. 食譜 3. 食物治療
416.252 90006692

KOTSUSOSHOSHO WO NAOSU SHOKUJI TO KONDATE

骨質疏鬆症有效的飲食

ISBN 957-468-076-2

著　者／板橋明、坪井實
料　理／小山律子
譯　者／劉小惠
發行人／蔡森明
出版者／大展出版社有限公司
社　址／台北市北投區（石牌）致遠一路 2 段 12 巷 1 號
電　話／(02) 28236031・28236033・28233123
傳　真／(02) 28272069
郵政劃撥／01669551
E-mail／dah-jaan@ms9.tisnet.net.tw
登記證／局版臺業字第 2171 號
承印者／國順圖書印刷公司
裝　訂／嶸興裝訂有限公司
排版者／千兵企業有限公司
初版 1 刷／2001 年（民 90 年） 7 月
初版發行／2001 年（民 90 年） 9 月

定　價／300 元

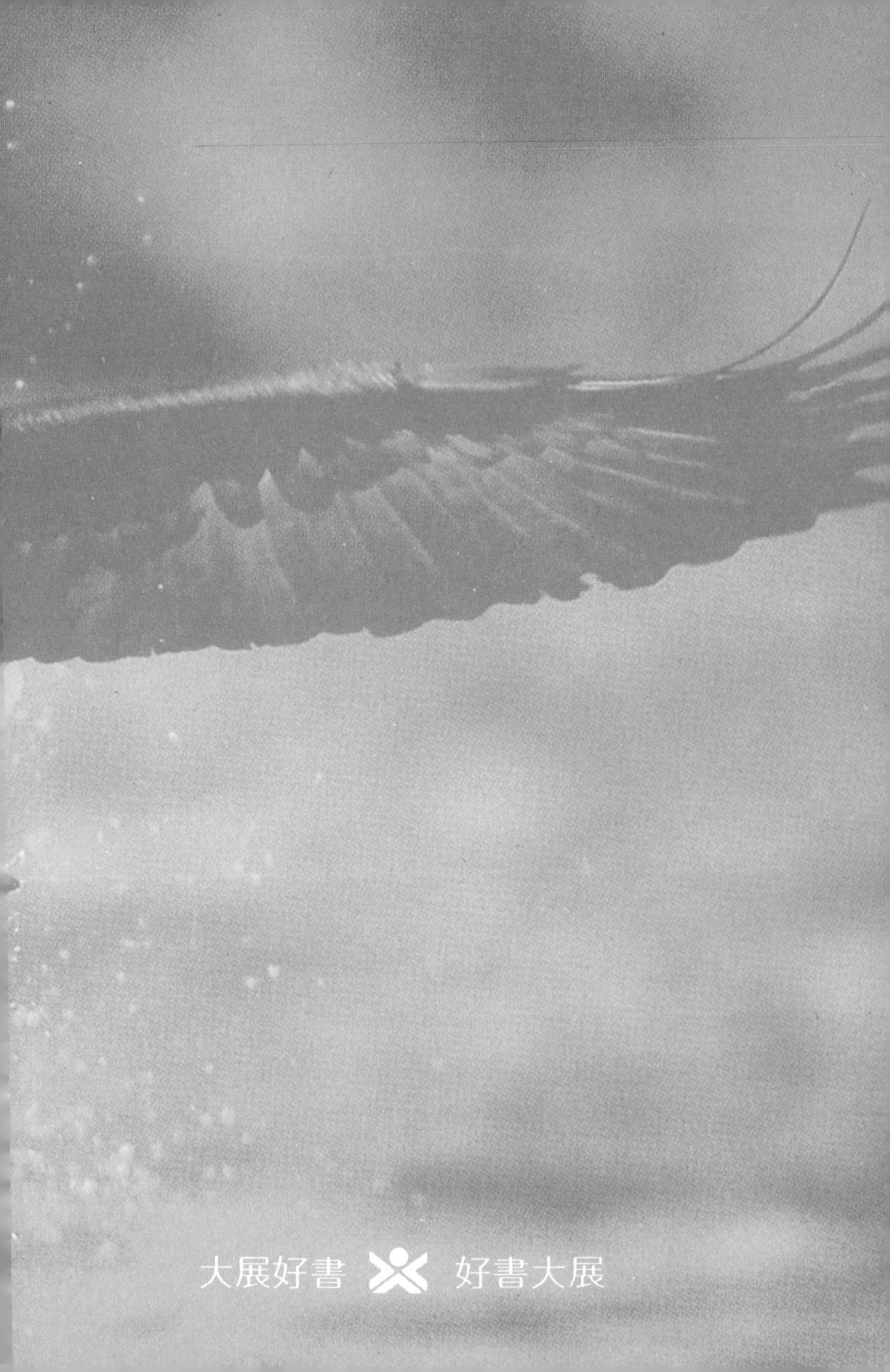
大展好書 好書大展

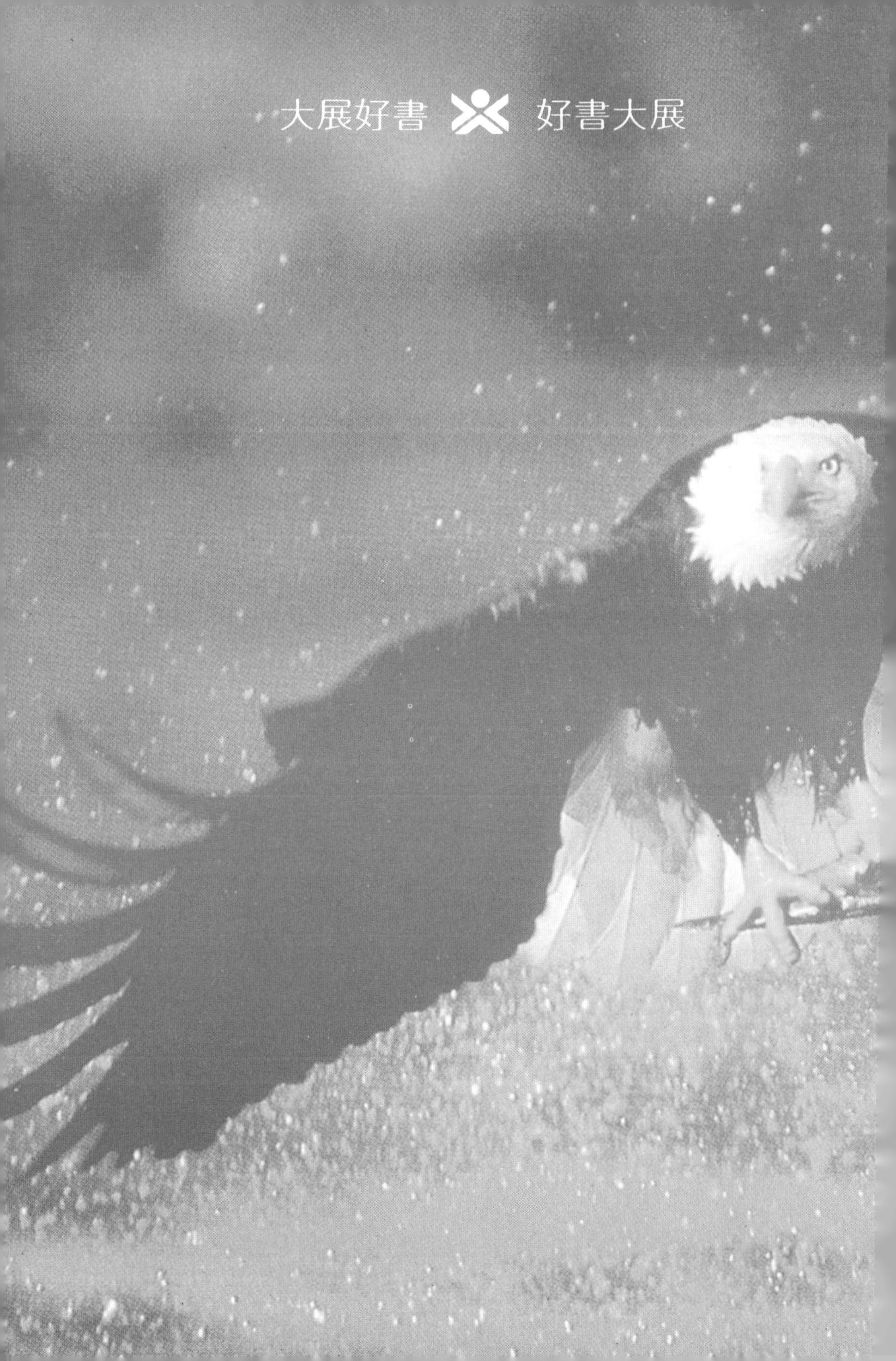
大展好書 好書大展